Practical Guidelines for Clinical Retrospective Studies

临床回顾性研究实用指南

主　审　赵晓菁

主　编　王　擎　张宇峰

中国科学技术出版社

·北　京·

图书在版编目（CIP）数据

临床回顾性研究实用指南 / 王擎，张宇峰主编．—北京：中国科学技术出版社，2022.6（2024.3 重印）

ISBN 978-7-5046-9545-1

Ⅰ．①临… Ⅱ．①王… ②张… Ⅲ．①临床医学—研究 Ⅳ．① R4

中国版本图书馆 CIP 数据核字 (2022) 第 057709 号

策划编辑 刘 阳
责任编辑 史慧勤
装帧设计 佳木水轩
责任印制 李晓霖

出　　版 中国科学技术出版社
发　　行 中国科学技术出版社有限公司发行部
地　　址 北京市海淀区中关村南大街 16 号
邮　　编 100081
发行电话 010-62173865
传　　真 010-62179148
网　　址 http://www.cspbooks.com.cn

开　　本 787mm × 1092mm　1/16
字　　数 342 千字
印　　张 18
版　　次 2022 年 6 月第 1 版
印　　次 2024 年 3 月第 3 次印刷
印　　刷 北京盛通印刷股份有限公司
书　　号 ISBN 978-7-5046-9545-1/ R · 2885
定　　价 88.00 元

内容提要

本书基于丁香公开课全平台的热门课程《零基础发表临床回顾性SCI》内容，按照完整的临床回顾性研究的流程进行编写，分为三篇16章。第一篇为临床回顾性研究的概论，主要介绍了临床回顾性研究的相关概念、选题、架构及数据收集；第二篇主要介绍了医学统计学的一些基本概念、混杂因素的控制方法，以及临床回顾性研究中常用的统计方法；第三篇为临床回顾性研究的论文撰写与投稿，主要介绍如何根据分析结果撰写SCI论文，并进行选刊、投稿、修回及见刊的过程。本书结构清晰、内容逻辑性强、注重实用、图文并茂，非常适合临床科研人员和医学生阅读，对于想要了解临床回顾性研究的全流程方法，掌握撰写和发表临床科研论文技巧的读者，本书将是一部不可多得的参考书。

编著者名单

主　审　赵晓菁　上海交通大学医学院附属仁济医院

主　编　王　擎　上海市胸科医院

　　　　张宇峰　中国人民解放军海军军医大学第二附属医院

副主编　郭铁斌　中国人民解放军海军军医大学

　　　　王春晖　中国人民解放军海军第九〇五医院

　　　　闵　捷　中国人民解放军海军军医大学

编　者　（以姓氏笔画为序）

　　　　王　擎　上海市胸科医院

　　　　王苏豫　中国人民解放军海军军医大学第二附属医院

　　　　王春晖　中国人民解放军海军第九〇五医院

　　　　仇霁亭　上海交通大学医学院附属瑞金医院

　　　　申　华　中国人民解放军总医院

　　　　朱开鑫　中国人民解放军南部战区海军第一医院

　　　　闵　捷　中国人民解放军海军军医大学

　　　　张叶磊　中国人民解放军海军军医大学第二附属医院

　　　　张宇峰　中国人民解放军海军军医大学第二附属医院

　　　　郭　威　中国人民解放军海军军医大学

　　　　郭铁斌　中国人民解放军海军军医大学

主编简介

王　擎　胸心外科博士，丁香公开课金牌讲师，丁香医生签约作者。博士毕业于第二军医大学（现中国人民解放军海军军医大学），美国爱荷华大学联合培养博士研究生。现任上海市胸科医院胸外科医师。以第一作者发表SCI论文17篇，累计影响因子超60分，并担任SCI期刊*BMC Pulmonary Medicine*编委。主讲丁香公开课《零基础发表临床回顾性研究SCI》，累计指导学员超5万人。同时主编完成国内第一部临床回顾性研究专业著作《临床回顾性研究实用指南》。长期致力于医学科普，个人公众号粉丝12万，累计撰写医学科普文章百余篇，全网阅读量数百万。

张宇峰　副教授。从事胸心外科临床工作近20年，主要专业方向为心血管疾病的微创外科治疗、肺癌、食管癌及纵隔肿瘤的外科治疗，在瓣膜病、冠心病、肺癌、食管癌及纵隔疾病的微创治疗方面积累了较为丰富的临床经验。入选“军队高层次创新人才青年科技英才”，中华医学会“厄尔巴肯奖学金”、军队医学科技青年培育计划、海军军医大学“远航”人才培养计划等。获得军队科技进步一等奖1项，军队教学成果奖一等奖1项。以第一申请人承担国家自然科学基金2项，上海市卫计委项目1项，军队高层次创新人才计划、医学科技青年培育计划各1项，校院各级课题共13项。承担校级教改课题共3项，指导本科生、研究生、八年制学员发表论文及专著20余篇。参编专著、教材 9部，发表科研论文30余篇，以第一作者或通讯作者发表SCI论文19篇，单篇最高影响因子10分，单篇最高被引频次130余次。

前　言

两年前，由于个人原因，我没有选择学校分配，而是直接走向社会。在等待转变身份的一年时间里，我拥有了大量自由支配的时间，得以在家中思考如何度过这段时间。

回首研究生学习的这5年，虽然没有什么特别突出的成就，但也尽自己的努力，发表了一些回顾性研究的SCI论文。那么，为什么不把自己的这些经验总结一下，做一门公开课呢？于是就有了丁香公开课《零基础发表临床回顾性SCI》这门课程。

没想到，这门课程获得了空前的成功，首次直播就有5万多人报名，一度导致丁香园服务器崩溃，直播回放也有2万多人观看。在接近2年的时间里，《零基础发表临床回顾性SCI》正课一共售出4000多份，是丁香公开课全平台排名第二的课程，也是近1年内销量最好的课程。接近4.8分的高分评价和课程评论区大量的好评，也证明了这门课程的质量。

然而，我时常思考，真的是我个人的原因导致这门课程的成功吗？我想，答案是否定的，这是广大医学生、医疗工作者对临床科研的根本需求。无论是外界环境的要求，还是个人的主观选择，临床科研已成为一个优秀医疗工作者的必备技能。我常常思考，与其他国家相比，中国医生搞科研的最大优势是什么？那就是我们有庞大的患者群体和海量的数据；其实，这才是隐藏在我们身边的巨大宝藏，而这又被忽视了多少年。临床科研的基础技能，正是我们挖掘这些宝藏的工具。

大型医院、科研机构只是少数人拥有的平台，大部分医生都是像我一样的普通人，没有很好的资源，甚至没有很好的科研基础。那么，作为一个普通的医学生或医生，我们又该如何开展科研活动呢？

基础科研的门槛太高，前瞻性研究的成本又太高，这些研究对一般人而言很难开展。然而，临床回顾性研究由于其门槛相对较低，已成为临床医生进行科研活动的最佳手段之一。尽管与前瞻性研究相比，回顾性研究要求不高，只需收集数据即可，但想要成功发表回顾性研究报告，也需要设计严谨、数据完整、分析正确、写作认真，这也正是《零基础发表临床回顾性SCI》这门课程的主要内容。我希望通过这门课程的教学，不说空话和套话，逐步引导学员完善临床回顾性研究和论文写作，最终能够发表属于他们的SCI论文。

由于上线课程比较匆忙，内容难免有所遗漏和疏忽，在后期回答问题的过程中，很多学员提出了比较细节的问题。于是，我萌生了编写一本书的想法，在《零基础发表临床回顾性SCI》这门课程的基础上，参考大量专业图书和文献，邀请各个领域的专家，为想要学习临床回顾性研究的医务工作者提供了更加详细的参考和帮助。

历时整整一年，这部包含三十余万字和百余幅插图的书稿终于完成了。笔者团队主要完成第一篇的内容，包括临床回顾性研究的导论、选题、架构和数据收集等比较基础性的内容。卫生统计学专业的郭铁斌博士及其团队，主要完成第二篇的内容，详细讲解了临床回顾性研究常用统计学方法和SPSS的实现。临床科研的专家王春晖博士及其团队，主要完成第三篇的内容，包括SCI论文撰写和投稿的内容。通过这三篇内容的学习，相信各位读者能够掌握临床回顾性研究的基本技能，也能够完成自己的回顾性研究。

最后，临床科研道路永无止境，本书只提供了一些基本的方法和技能，希望本书能成为您临床科研道路上的引路人。书中疏漏及不足之处，敬请读者不吝指正。

王　擎

目　录

第一篇　概　论

第二篇　临床回顾性研究常用统计学方法

第三篇　临床回顾性研究的论文撰写与投稿

第一篇　概　论

第1章　临床回顾性研究导论

一、临床回顾性研究的定义

临床回顾性研究（clinical retrospective study）是指通过回顾性的方法收集临床数据并进一步进行分析的临床研究。回顾性研究与前瞻性研究相对应，其关键区别在于实验设计与数据来源的时间关系（图1–1）。

回顾性英文为“retrospective”，由“retro-”和“-spective”两个词根构成，“retro-”的含义是“往回看、往后看”及“过去”的意思，“-spective”的含义是“立场、视角”，因此“retrospective”的含义是“站在现在的位置往回看”，而回顾性研究（retrospective study）是进行实验设计后往回收集已经存在的临床数据并进行数据分

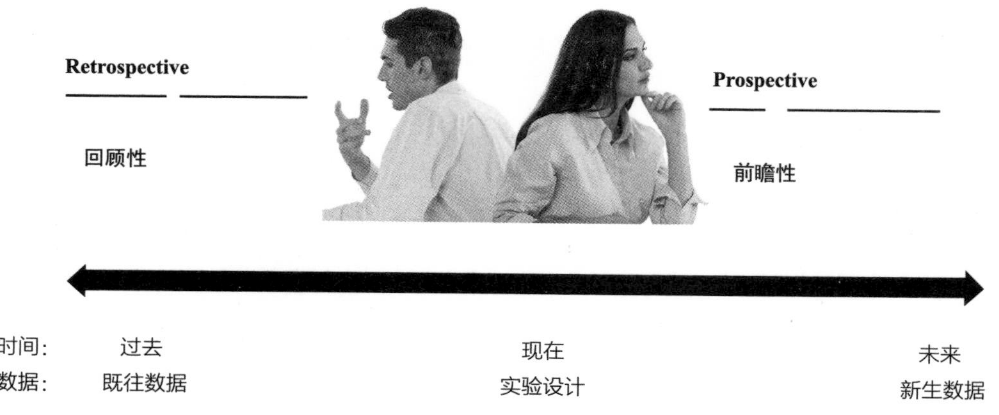

▲ 图 1–1　前瞻性研究和回顾性研究的时间线

析，此时的结局事件已经发生。

前瞻性英文为“prospective”，由“pro-”和“-spective”两个词根构成，“pro-”的含义是“向前看”及“未来”的意思，因此“prospective”的含义是“站在现在的位置往未来看”，而前瞻性研究（prospective study）是进行实验设计后再纳入患者、收集数据再进行数据分析，此时的结局事件尚未发生。

回顾性研究数据来源通常是研究人员通过收集医院临床数据库、患者就医记录，或者采访已就诊或者已知自己疾病的患者，以获得研究数据，此时临床结局事件已经发生。由于临床回顾性研究具有疾病已知的特点，因此回顾性研究在结局事件发生率较低、罕见病、少见不良反应等情况下具有一定的优势。由于回顾性研究不需要等待临床结局事件发生，分析时间较短，也可用于疾病病因识别、诊断和治疗方法选择的初步分析。

前瞻性研究数据来源通常是研究人员通过纳入患者后进行干预、观察、随访等获得研究数据，此时临床结局事件尚未发生。前瞻性研究由于可以通过严格的实验设计减少或者消除研究偏倚（bias），包括观察者偏倚、受试者偏倚和选择偏倚，因此前瞻性研究的证据等级相对较高。但前瞻性研究由于需要纳入一定数量的受试者或患者，需要严格的干预或观察，通常还需要一定时间的随访，因此与回顾性研究相比成本较高，不适合结局事件发生率较低的疾病、罕见病、少见不良反应的研究（表1–1）。

表 1–1　前瞻性研究和回顾性研究的比较

项　目	回顾性研究	前瞻性研究
设计时间	设计在结局前	设计在结局后
数据来源	已有数据	新生数据
随机设计	不可随机化，但可事后随机化	可随机化，也可不随机化
设置对照	可设置对照	可设置对照
盲法设置	不可设置盲法	可设置盲法
偏倚	偏倚相对较大	偏倚相对较小
证据等级	相对较低	相对较高
研究成本	相对较低	相对较高
优势方向	疾病的初步分析，结局事件发生率较低、罕见病、少见不良反应等	可同时暴露与多个结局的关联，若为临床试验设计，可进行确证性研究

二、临床回顾性研究的分类

临床回顾性研究本身并无专门的分类，而是不同的临床研究设计可以使用回顾性研究的方法收集数据进行分析；因此，我们首先要了解临床研究设计和分类，以及这些研究类型和回顾性研究的关系（图1–2）。

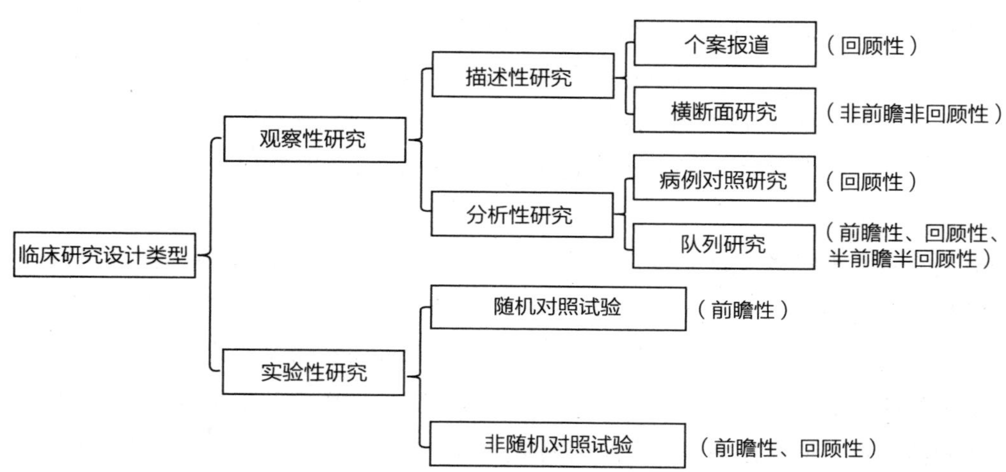

▲ **图 1–2　流行病学方法学条件下的临床研究设计类型**

（一）根据临床流行病学的方法学特征分类

根据是否对研究对象进行干预，临床研究设计类型首先可分为观察性研究和实验性研究。

1. 观察性研究（observational study）

不对研究对象进行人为干预，仅仅观测研究对象的特征和临床结局。观察性研究根据研究方法不同又可进一步分为描述性研究和分析性研究。

(1) 描述性研究（descriptive study）：只描述人群的疾病或健康状况，以及暴露因素的分布情况，目的是了解预测因素和结局在人群中的分布。描述性研究是流行病学研究中最基本的研究类型，目的是为提出病因假设，为进一步的研究提供参考，也是分析性研究的基础。描述性研究通常包括个案报道和横断面研究。

① 个案报道（case report）：又称病例报告，即报道临床实践中发现的一个或多个特殊病例。个案报道所被报告的病例常是临床上罕见的、特殊的，或是认识不清的新近发现的病例。通过对一两个生动的病例进行记录和描述，试图在疾病的表现、病理生理机制及诊断治疗等方面提供第一手感性资料的医学报告，内容通常包括患者症状、诊

断、治疗及预后等信息，还包括文献检索汇总相似病例进行探讨。个案报道的延伸为个案系列研究（case series study），报道的病例数较多，但仍为罕见的、特殊的或新近发现的病例，并能进行简单的统计、分析和总结，为进一步研究提供基础。个案报道均为回顾性研究，临床数据已经产生，病例的结局事件已经发生。

② 横断面研究（cross-sectional study）：横断面研究在某一特定时间对目标人群进行调查，获得人群的健康信息，或者某种疾病的发病、患病情况。横断面研究仅能获得某一时间点某一疾病的患病人数，该信息只能用来估计该病的患病率（prevalence）。横断面研究是某个时间点疾病的分布情况，因此既不属于前瞻性研究，也不属于回顾性研究。

(2) 分析性研究（analytical study）：除了描述人群的疾病、健康和暴露因素的分布之外，还分析这些疾病、健康状态和暴露因素之间的关联。分析性研究通常包括病例对照研究和队列研究。

① 病例对照研究（case-control study）：病例对照研究是通过比较病例和对照，来探讨某种暴露因素和疾病之间是否存在因果关系。病例对照研究均属于回顾性研究，因此是由“果”到“因”的研究，即从已经发生的疾病入手，探讨可能导致疾病发生的暴露因素。例如比较肺癌患者和健康人的生活习惯，发现吸烟这一暴露因素在肺癌患者中的比例较高，因此可能是导致肺癌发生的原因之一。

② 队列研究（cohort study）：队列研究是根据是否暴露于某因素分为暴露组和非暴露组，经过一段时间的随访观察，比较两组人群健康状况或疾病发生情况，因此队列研究是由“因”到“果”的研究。例如根据是否吸烟将人群分为吸烟组（暴露组）和不吸烟组（非暴露组），再经过一段时间比较两组人群肺癌的发生情况，发现吸烟组肺癌发病率更高，因此得出吸烟可能是肺癌的病因之一这一结论。队列研究绝大多数都是前瞻性研究，也可设计为回顾性队列研究。回顾性队列研究队列的募集、基线测量及随访均发生在过去，通过追溯人群的既往资料，根据是否有暴露因素分为暴露组和非暴露组，再比较两组人群的疾病发生情况。

2. 实验性研究（experimental study）

实验性研究则通过对研究对象设定人工干预因素，观察不同群体之间反应的差别，从而得出结论。实验性研究通常设置对照组，根据是否进行随机化分为随机对照试验和非随机对照试验。

(1) 随机对照试验（randomized controlled trial，RCT）：随机对照试验通过随机化的方法使研究对象随机分配到试验组和对照组，分别接受试验治疗措施、对照治疗措施（常规治疗、安慰剂治疗），经过一段治疗时间和随访事件，在相同条件下评估两组的临床结局事件及不良事件发生情况，比较两组之间的差别。随机对照试验因为需要经过随机化，并经过一定时间的随访，所以均为前瞻性研究。

(2) 非随机对照试验（non-randomized controlled trial）：非随机对照试验没有经过随机分组，或者通过前后对照的方法，比较试验治疗措施与对照治疗措施之间的差异。与随机对照试验相比，非随机对照结果偏倚较大，证据等级相对较低。但非随机对照试验应用范围较广，对于某些疾病而言，采用随机化的方法伦理上可能无法通过。另外，非随机对照试验可以为回顾性研究。

综上所述，临床回顾性研究通常包括个案报道、病例对照研究、回顾性队列研究和回顾性非随机对照研究等。

（二）根据临床研究目的进行分类

实际上，临床研究的种类非常多，不仅仅局限于上述流行病学的临床设计类型。临床上，对于一个疾病的诊疗经过通常包括发病、诊断、治疗、预后观测，临床研究根据研究目的不同，可分为病因类研究、诊断类研究、治疗类研究和预后评估类研究。上述四种研究类型既可以采用前瞻性研究设计，也可以采用回顾性研究设计，还可以采用半前瞻半回顾性研究设计。

1. 病因类研究

病因类的研究是指通过回顾性分析患者的临床资料，通过各种统计学方法分析患者疾病发生、并发症发生或预后不良的原因。其研究目的在于确定某些疾病、并发症，或者预后不良的高危因素和保护因素。例如，研究肺癌根治术后持续胸腔漏气的高危因素。

2. 诊断类研究

诊断类的研究是指研究不同诊断方法对于疾病诊断的价值。其研究目的在于评估新的诊断模型、诊断靶标、诊断方法对于疾病诊断的准确性。例如，研究某一种新的分子Chromogranin-A表达水平作为结肠癌早期诊断的价值。

3. 治疗类研究

治疗类的研究是指研究不同治疗方法（药物、手术、操作、理疗等）对于疾病、并发症的治疗效果。其研究目的通常是评估新的治疗方法的疗效和安全性。例如，比较单孔胸腔镜和双孔胸腔镜对于纵隔肿瘤的治疗效果。

4. 预后类研究

所谓预后类的研究是指研究不同预后模型、分子靶标对于判断疾病预后的价值。其研究目的在于评估新的预后模型、分子靶标对于预后判断和危险分层的准确性。例如，评估Adipsin这一新型分子靶标在冠心病预后判断中的价值。

三、临床回顾性研究的优劣势

临床回顾性研究作为一种研究设计类型，与前瞻性研究相比，其具备独特的优势，也有不可回避的劣势。在实际操作过程中，应当利用现有的资源条件，充分发挥回顾性研究的优势，利用一些方法回避或减少其劣势，从而达到理想的研究目的。

（一）优势

1. 时间、经济、人力成本较低

前瞻性研究需要进行研究设计后招募患者或研究对象，然后再进行治疗随访，因此整个研究周期较长，时间成本较高。患者和研究对象的经济补偿、患者的治疗费用、研究者的报酬都导致前瞻性研究经济和人力成本高昂。回顾性研究往往不需要这些成本，只需要对已经产生的数据进行筛选、归纳、分析即可，其成本较低；因此，临床回顾性研究门槛低，这也给普通研究者进行临床研究的机会。

2. 临床数据量大

由于前瞻性研究成本高昂，每多纳入一个患者，就会增加一定的成本；因此前瞻性研究往往需要严格计算样本量，使样本量能够达到统计学效能。然而，回顾性研究对于样本量没有成本的考虑，凡是符合纳入标准的患者均可作为研究对象，这就可以带来很大的样本量和数据量，统计效能也更高。对于罕见病或发生率很低的并发症，要达到基本的统计效能就需要巨大的样本量，进行前瞻性研究成本巨大，而回顾性研究则能够回避这一问题，因而更加适合用来研究这些罕见病。

3. 与真实世界更为接近

前瞻性研究设计非常严格，入组标准繁多，需要严格筛选入组对象，从而使基线较为均一，但这也导致了这些基线一致的患者与真实世界的患者有一定的区别，前瞻性研究所得出的结论不一定适用于真实世界的所有患者。回顾性研究的数据全部来源于真实世界里的诊疗经过，能够更加全面地反映真实世界里患者的情况。

（二）劣势

1. 偏倚较大

这是回顾性研究不可回避的最大问题，由于回顾性研究没有对患者进行筛选和随机化，不同处理、不同组别之间的患者，基线资料差别很大。基线资料的差异可能会导致结果的不可信。

2. 证据等级较低

由于临床回顾性研究无法进行随机化，并且无法设置盲法，基线资料的差异和治疗

过程中的偏倚都会导致结论的可信度较低，也导致其循证医学的证据等级比较低。与前瞻性研究相比，临床回顾性研究也很难发表在顶级刊物上。

3. 无法应用于临床前研究

由于临床回顾性研究只能分析已经产生的临床数据，即治疗过程已经完成，所以所有回顾性研究必然都是已经在临床上应用的治疗方法，对于一些新的药物，只能进行前瞻性临床试验。

四、临床回顾性研究降低混杂偏倚的方法

虽然临床回顾性研究偏倚较大，患者基线资料不均衡、不可比，但我们可以采用一定的统计学方法减少不同组别间基线资料的差异，从而减少偏倚，使得临床结局事件的可比性更强，研究结论可信度更高，论文也更容易发表。最常用的减少回顾性研究偏倚的方法主要包括倾向性评分匹配（propensity score match，PSM）和逆概率加权（inverse probability of treatment weighting，IPTW）。

1. 倾向性评分匹配

倾向性评分匹配是倾向性评分法应用的一种技术，指通过一定的统计学方法对试验组和对照组进行筛选，使筛选出来的对象在某些重要临床特征方面具有可比性。PSM的原理是以分组变量为因变量，以可能影响结果的混杂因素为协变量构建模型，求得每个观测的多个协变量的倾向性非暴露分，再按照就近原则进行匹配。通过PSM可以使得匹配后两组对象基线协变量均衡可比，从而控制混杂效应对处理效应估计的偏倚（图1–3）。PSM的详细讲解及实操见“第9章　混杂因素的控制方法”。

例如，某回顾性研究比较了冠状动脉旁路移植术（coronary artery bypass graft，CABG）和冠状动脉介入手术（percutaneous coronary intervention，PCI）治疗三支血管病变冠状动脉粥样硬化性心脏病患者的临床疗效，在PSM前，CABG组和PCI组在年龄（age）、吸烟（current smoker）、周围血管疾病（peripheral arterial disease）等基线资料方面均有显著性差异，经过PSM处理后，两者基线资料变得均衡可比（图1–4）。

2. 逆概率加权

逆概率加权（IPTW）是处理多组观察性数据间混杂变量的重要方法，其核心的思路是，通过加权改变研究对象中具有不同协变量特征的亚组人群的比例，使得不同的亚组人群具有接近的暴露方式的构成比。这可以理解为通过IPTW的方法产生一个虚拟的人群，在这个人群中，暴露对结局的效应与原研究人群相同，但这个虚拟的人群中不存在时依性混杂因素。PSM相当于通过一些倾向性非暴露分匹配的方法，将基线资料接近

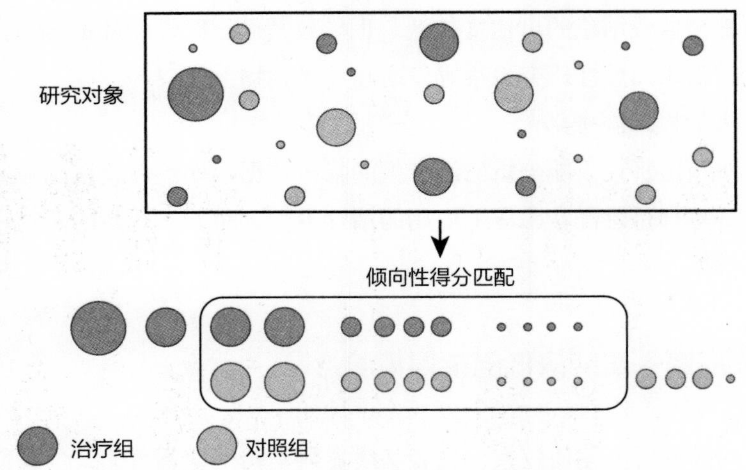

▲ **图 1–3　PSM 通过评分、配对和筛选减少混杂因素**

不均衡不可比

	Before propensity matching		
	CABG $n = 239$	PCI with 2nd DES $n = 298$	P–value
Age (year)	68.5 ± 9.4	71.1 ± 11.4	0.005
Male (%)	80%	73%	0.052
Diabetes mellitus	55%	46%	0.083
Hypertension	84%	80%	0.257
Hyperlipidemia	73%	71%	0.536
Current smoker	9.6%	4.0%	0.009
Haemodialysis	9.2%	6.7%	0.285
eGFR	54.8 ± 27.2	60.2 ± 26.1	0.02
Previous MI	41%	38%	0.517
Previous stroke	17%	13%	0.178
Peripheral arterial disease	22%	7%	< 0.001
Low EF (< 40%)	23%	9%	< 0.001
SYNTAX score	28.7 ± 8.3	28.3 ± 9.4	0.571
EuroSCOREI	5.5 ± 7.2	5.5 ± 3.1	0.976
Emergency	18.0%	26.5%	0.019
Follow–up period (months)	32 ± 18	35 ± 18	0.074

PSM

因变量：分组变量，CABG vs. PCI
协变量：混杂因素，age，sex，diabetes mellitus, hypertension, hyperlipidemia, current smoker, haemodialysis, estimated glomerular filtration rate, previous MI, previous stroke, peripheral arterial disease, low ejection fraction (< 40%), SYNTAX score, EuroSCORE I and emergency procedure
匹配方法：1 : 1 greedy nearest neighbor matching within one–quarter of the standard deviation of the estimated propensity

均衡可比

After propensity matching		
CABG $n = 168$	PCI with 2nd DES $n = 168$	P–value
68.8 ± 10	69.3 ± 12	0.680
79%	78%	1.000
56%	60%	0.505
82%	88%	0.174
69%	75%	0.245
6.5%	4.8%	0.549
5.4%	8.3%	0.280
58.2 ± 24.8	55.9 ± 26.9	0.398
39%	40%	1.000
16%	16%	1.000
14%	11%	0.210
12%	14%	0.572
28.9 ± 8.6	29.3 ± 9.4	0.700
5.3 ± 6.7	5.2 ± 3.0	0.872
20%	17%	0.480
32 ± 17	34 ± 18	0.283

▲ **图 1–4　经过 PSM 处理后两组基线资料变得均衡可比**

的个体匹配起来，达到消除混杂因素的目的，但在这一过程中，由于筛选的原因，大量未匹配的个体被排除，其数据也不能得到有效利用，并且只能应用于两组之间的匹配。与PSM不同，IPTW通过逆概率增补的方法，增加虚拟人群的数量，从而消除混杂因素的影响（图1–5）。但IPTW不能增加这些虚拟人群的基线资料，一般用于校正生存分析的结果，所以IPTW往往不单独应用，需要与PSM联合应用。IPTW详细讲解及实操见“第9章　混杂因素的控制方法”。

例如，某回顾性研究分析了SEER数据库中早期非小细胞肺癌（肿瘤直径＜2cm）合并胸膜侵犯患者的临床资料，比较亚肺叶切除和肺叶切除的长期生存情况，在IPTW前亚肺叶切除有386例患者，肺叶切除有1000例患者。进行PSM后，两组各有231例患者匹配成功；而进行IPTW后亚肺叶切除有1390例患者，肺叶切除有1377例患者。IPTW后的结论和原始结论、PSM后的结论均一致，即肺叶切除患者生存情况优于亚肺叶切除（图1–6）。

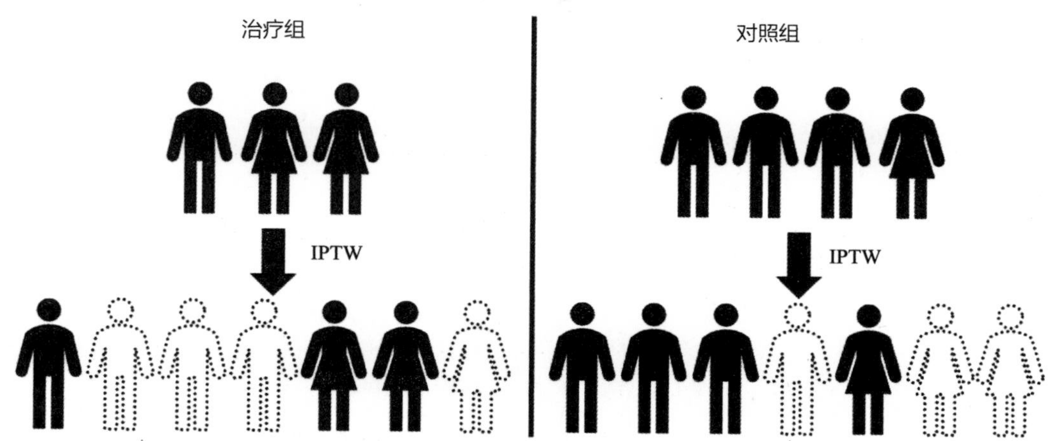

▲ 图 1-5 IPTW 通过创造虚拟人群弥补处理组和对照组性别比例

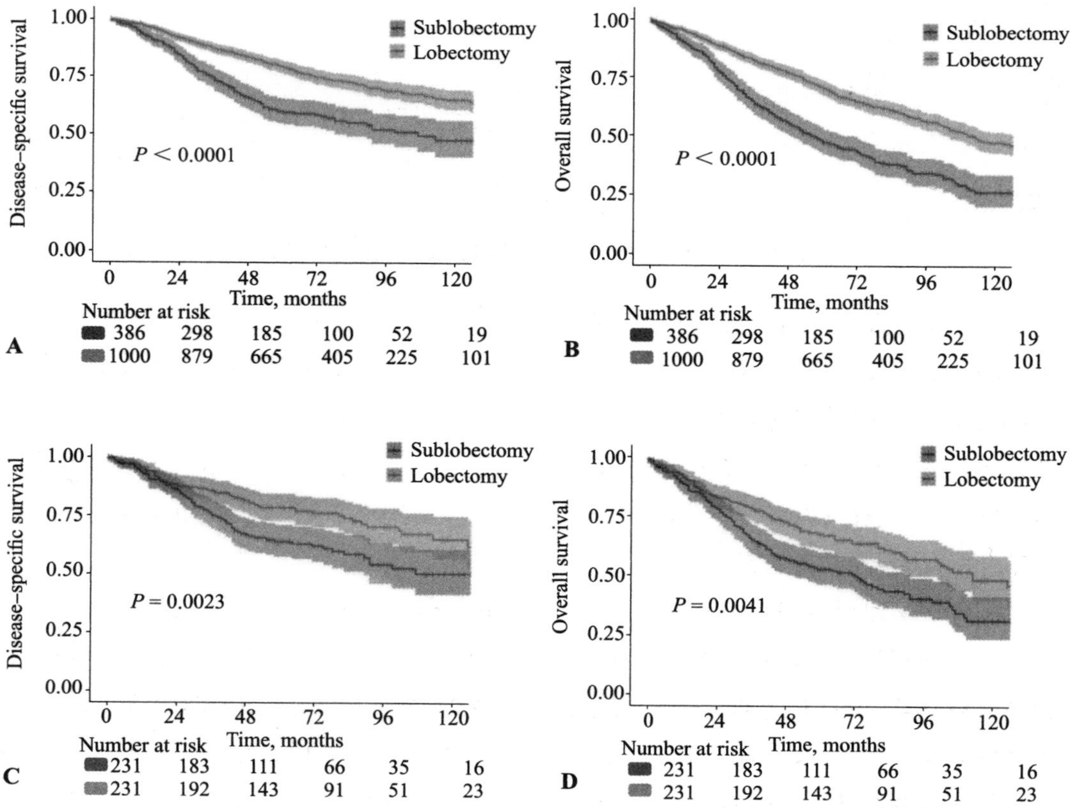

A

Sublobectomy
Lobectomy
Disease-specific survival
1.00
0.75
0.50
0.25
0.00
$P < 0.0001$
0 24 48 72 96 120
Time, months

Number at risk

386	298	185	100	52	19
1000	879	665	405	225	101

B

Sublobectomy
Lobectomy
Overall survival
1.00
0.75
0.50
0.25
0.00
$P < 0.0001$
0 24 48 72 96 120
Time, months

Number at risk

386	298	185	100	52	19
1000	879	665	405	225	101

C

Sublobectomy
Lobectomy
Disease-specific survival
1.00
0.75
0.50
0.25
0.00
$P = 0.0023$
0 24 48 72 96 120
Time, months

Number at risk

231	183	111	66	35	16
231	192	143	91	51	23

D

Sublobectomy
Lobectomy
Overall survival
1.00
0.75
0.50
0.25
0.00
$P = 0.0041$
0 24 48 72 96 120
Time, months

Number at risk

231	183	111	66	35	16
231	192	143	91	51	23

▲ 图 1-6 A 和 B. 原始生存曲线；C 和 D. PSM 后生存曲线

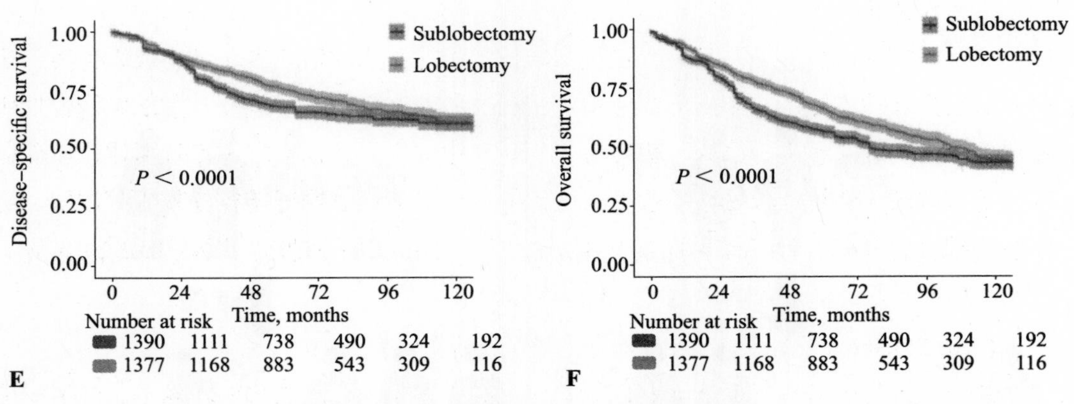

▲ 图 1–6（续） E 和 F. IPTW 后生存曲线

五、临床回顾性研究常规步骤

完成一项临床回顾性研究通常需要以下几个步骤（图1–7）。

1. 选题

选题是进行临床回顾性研究非常关键，也是非常基础的一步。一个好的选题能够保证研究顺利进行，也能够使SCI论文顺利发表。一个好的选题应当具有以下几个方面的特征：新颖性（novelty）、可行性（feasibility）、实用性（applicability）。新颖性在于选题必须具有创新性，可行性是指选题之后研究能够进行，实用性是指研究对临床有一定的指导意义和实用价值。本书第2章详细讲解了选题的重要性、选题的要点、选题的方法、选题的分类和常用选题的工具。

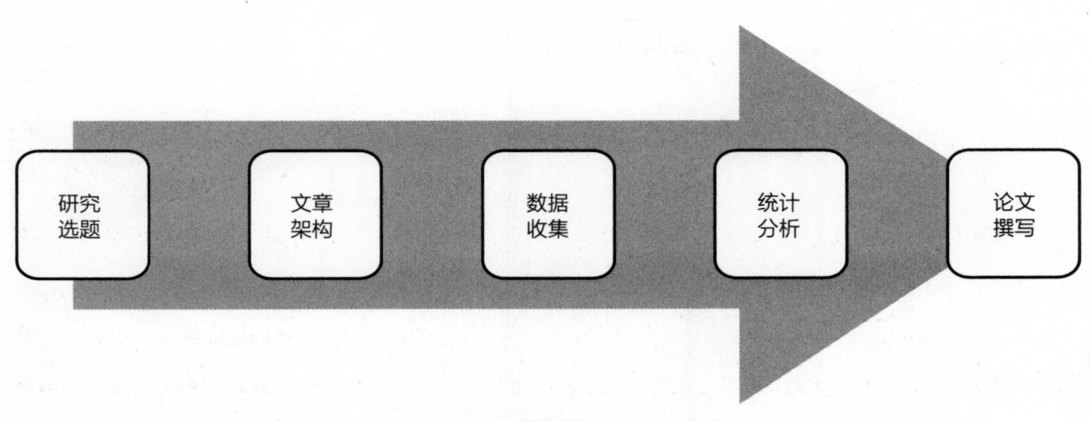

▲ 图 1–7　临床回顾性研究步骤

2. 文章架构

文章架构是指在选题完成后，在进行研究或撰写文章前搭建出文章的核心骨架，从研究对象到评估方法的每个细节都要被考虑，保证整个研究合理规范。文章架构包括研究对象、研究方法（干预措施、靶标检测、评分模型）、评估措施（疗效评估、诊断标准、随访方法）和统计学方法的选择。文章架构的目的在于明确需要收集哪些数据，需要进行哪些统计学分析，需要如何绘制图表。本书第4章详细讲解了文章架构的含义、文章架构的方法、流程图的绘制及三线表的制作。

3. 数据收集

数据收集是回顾性研究的核心，一个完整的、样本量充足的数据才能够制造出一篇优秀的回顾性研究论文，数据的质量决定了研究的质量。数据来源主要包括网上公开数据库、医院公用数据库、科室自有数据库及个人收集数据。本书第5章详细讲解了数据收集的方法、数据收集表的制作，并介绍数据的整理和清洗方法，以及缺失数据的处理。

4. 统计分析

有了临床数据，需要正确的统计方法才能得出正确的结论，统计分析也是临床回顾性研究的重要内容。本书第6～12章将详细讲解常用的统计学方法及实操。

5. 论文撰写及发表

在获得数据分析结果和图表之后，我们需要撰写SCI论文，一篇好的SCI论文应该把回顾性研究讲得非常明白和透彻。SCI论文撰写完成后还需要投稿、修回、校稿等一系列步骤。本书第13～16章详细讲解了SCI论文撰写的要点、选刊的注意事项、投稿修回的方法。

在进行临床回顾性研究的过程中，文献的检索和管理也是非常重要的一个内容，怎么通过文献检索精准地找到自己想要的文章，不遗漏、不多找，是提高研究效率的基础工作。本书第3章详细讲解了文献的检索和管理的方法。

六、临床回顾性研究的伦理问题和研究注册

伦理问题是临床研究必不可少的部分，没有伦理的论文无法通过编辑部的审核，也无法发表。前瞻性研究伦理要求比较高，一般都需要在中国临床试验注册中心（http://www.chictr.org.cn/index.aspx）或北美临床试验注册中心（https://clinicaltrials.gov/）完成预先注册后才能够继续进行，并需要在文中标明注册号，“This study was registered at Clinical Trial Registry（No. ××××××）”。由于临床回顾性研究本身不会对患者的

治疗产生任何影响，仅仅是应用和分析了患者的临床数据，只需要在文章中进行声明即可，临床试验的注册也非必须。文中的声明一般包括三个部分：①本研究已获得本院伦理委员会审核通过，“The Institutional Review Committee of × Hospital/University deemed the study to be nonhuman subject research and therefore approved this study to be exempted research”；②本研究数据为回顾性研究并匿名处理，“The Research Ethics Boards from × Hospital/University approved the study protocol and required neither patient approval nor informed consent for review of patients' images and medical records”；③本研究符合《赫尔辛基宣言》的要求，“This study was conducted in accordance with the declaration of Helsinki”。

（王　擎　张宇峰）

参考文献

[1] Salkind NJ. Encyclopedia of research design (Vols. 1-0) [M]. Thousand Oaks, CA: SAGE Publications, Inc., 2010:1282-1284.
[2] Hulley SB, Cummings SR, Browner WS, et al. Designing clinical research. [M].4th ed. Philadelphia: Lippincott Williams and Wilkins., 2013: 85-97.
[3] Tsuneyoshi H, Komiya T, Kadota K, et al. Coronary artery bypass surgery is superior to second generation drug-eluting stents in three-vessel coronary artery disease: a propensity score matched analysis [J]. European journal of cardio-thoracic surgery : official journal of the European Association for Cardio-thoracic Surgery, 2017, 52(3):462-468.
[4] Yu Y, Huang R, Wang P, et al. Sublobectomy versus lobectomy for long-term survival outcomes of early-stage non-small cell lung cancer with a tumor size ≤ 2 cm accompanied by visceral pleural invasion: a SEER population-based study [J]. Journal of thoracic disease, 2020, 12(3):592-604.
[5] 郭轶斌 . 分类资料全局最优倾向性评分区间匹配的研究与应用 [D]: 上海 : 海军军医大学 , 2019.
[6] 朱敏 . 逆概率加权方法在医学研究中的应用 [D]: 上海 : 复旦大学 , 2012.

第 2 章　临床回顾性研究选题

一、选题的含义及重要性

临床回顾性研究的选题是指在研究开始之前确定研究的主题（topic），即本研究要通过什么研究方法解决什么临床问题。临床研究的最终目的都是为了解决一个临床问题，一个好的临床研究能够解决一个重要的临床问题，在研究的过程中具有很高的可行性，在研究完成后具有很高的可信度，而这一切都依赖于一个好的临床选题（图2–1）。

我们在第1章中提到，研究选题是临床回顾性研究的第一步，是整个研究的基石，也是决定后面研究能否顺利进行、论文能否发表的关键因素；因此，一个好的选题对于研究者而言无比重要。本章将简要介绍选题的标准、选题的方法、选题的步骤及选题的形式。

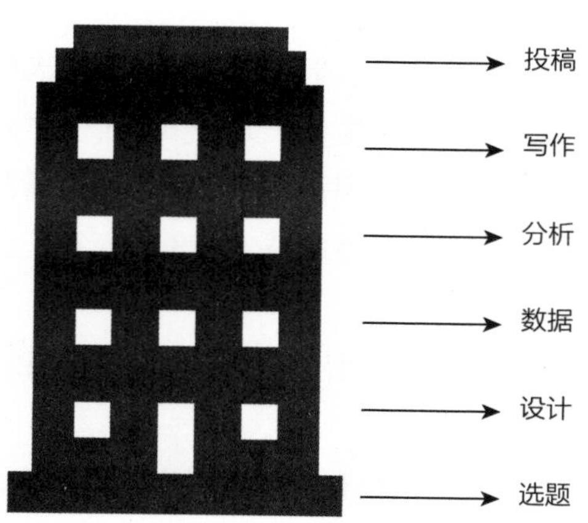

▲ 图 2–1　选题是整个“临床回顾性研究”的地基

二、什么是一个好的选题

我们在选题的时候需要考虑以下因素（图2–2）：①研究是否已经发表，或者是否已经在进行中；②研究是否能够进行，依靠现有的条件能否完成研究；③研究是否能够解决实际的临床问题，是否具有参考价值。

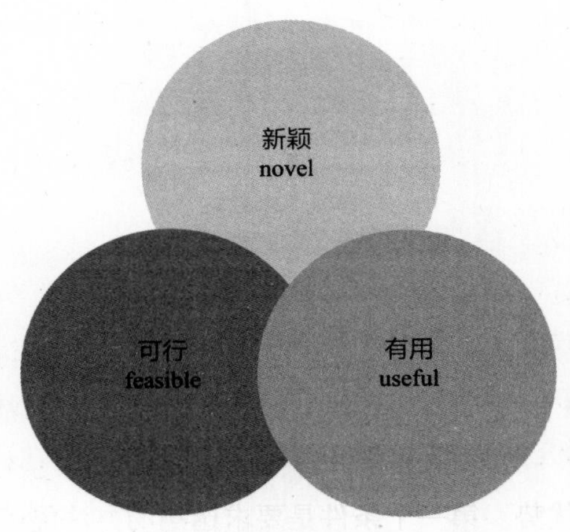

▲ 图 2–2　合格选题的三个方面

（一）第一个问题的核心是新颖性

如果一个研究别人已经进行过，或者正在进行，那么我们再重复这个研究的必要性已经不大。即使研究完成，参考价值也比较低，文章发表的可能性也不大；因此，在选题前和选题后一定要进行题目的科技查新。

新颖性可以体现为三个层次：①研究选题从未有人进行过，是一个完全的新的领域；②研究选题曾经在别的疾病进行过，但在本领域并未有人进行过；③研究选题已经有人完成过，但本研究方法比较新、规模比较大，参考价值更大。

第一个层次的新颖性最强，如新发明了一种手术术式、新开发了一款新药，或者新发现了一种临床的诊断靶标，应用这些新的技术手段诊断和治疗某种疾病，分析这些技术手段的诊断和治疗效果。

第二个层次的新颖性稍差，如已经有研究报道A药物应用于B肿瘤临床效果不错，我们研究A药物治疗C肿瘤的临床疗效。

第三个层次的新颖性较少，如已经有回顾性研究比较了介入治疗（PCI）和冠状动脉旁路移植术（CABG）治疗三支血管病变冠状动脉粥样硬化性心脏病患者的疗效，但本研究采用了新的研究方法（PSM消除基线误差），具有更大规模的临床样本，或者随访时间更长，属于长期预后观察。

（二）第二个问题的核心是可行性

可行性是指研究选题在现有的研究条件下能够顺利进行。对于临床回顾性研究而言，可行性一般体现在临床数据方面。

1. 研究选题条件下，研究者能够获得相应的临床数据。

2. 研究选题条件下，研究具有充足的临床样本量。

3. 研究选题条件下，临床样本的数据完整，能够满足数据分析的要求。

只有具备充足和完整的临床数据，才能进行后续的数据收集和统计分析工作，研究结论才具有一定的可信度。

（三）第三个问题的核心是实用性

实用性是指该临床选题具有一定的临床应用价值，能够切实地解决某一具体的临床问题。对于临床回顾性研究而言，实用性一般体现在两个方面：①研究选题条件下，新的诊断、治疗方法在现有的临床条件下能够实现；②研究选题条件下，新的诊断、治疗方法能够体现出一定的优势。第一个条件是要求选题的方法能够在临床应用，具有一定的临床应用价值。第二个条件是要求选题的方法具有一定的高收益或低成本优势。

三、选题的分类

临床研究的最终目的是为了解决临床问题，而临床问题肯定立足于疾病本身，从疾病本身的病因，到疾病的诊断、治疗、预后，都是临床研究的方向；因此，临床回顾性研究的主题也可以分为病因类、诊断类、治疗类和预后类研究。

1. 病因类研究

疾病真正的病因通常难以确定，病因学上通常把病因归类为内因和外因两部分，内因是个体因素，而外因则是环境因素。对于临床研究而言，往往难以确定疾病的内因，通常研究的是疾病的外因，如导致疾病发生和进展的危险因素。这里的疾病并不仅仅是狭义上疾病的概念，还包括手术并发症、药物不良反应等情况，这些情况也可以通过临床回顾性研究探讨其发生的原因。病因类研究的研究设计通常是病例对照研究、队列研究，常用的统计学方法包括生存分析、回归分析等。

例如，某研究回顾性分析了肺癌患者术后生存情况，建立吸烟组和非吸烟组两个队列，回顾性分析两组的生存情况，通过生存分析发现吸烟和术后的转移复发密切相关，从而得出吸烟可能是转移复发的危险因素这一结论，也可以理解为吸烟是转移复发的“病因”。

2. 诊断类研究

诊断类研究狭义上是指研究疾病诊断方法并评估其应用价值的临床研究，广义上的诊断类研究则可以拓展为对疾病的诊断、危险分层和预后预测进行研究。诊断类研究通常是发现一种新的生物标志物（biomarker），一种新的检验、检查手段，或者设计了一种新的诊断模型（model），来对疾病进行诊断、危险分层和预测预后。诊断类研究常用的统计学方法包括真实性指标、可靠性指标，以及受试者工作特征曲线（receiver operator characteristic curve，ROC曲线）分析。

例如，某回顾性研究分析了结肠癌患者的血检验资料，结果发现平均血小板容积与血小板计数比值（mean platelet volume/platelet count ratio，MPV/PC）对结肠癌诊断有一定价值。

3. 治疗类研究

治疗类研究是指研究某种治疗方法对于疾病的治疗效果。治疗类研究是临床研究最主要也是最重要的研究内容，临床研究的最终目的都是为了更好地治疗疾病，改善患者症状和预后。治疗类研究是随机对照试验（RCT）研究的主要内容，但对于回顾性研究而言，往往只能通过非随机对照试验的方法来判断某一种治疗手段的疗效。由于回顾性研究偏倚较大的缘故，通常需要首先借用倾向性匹配评分（PSM）和逆概率加权（IPTW）的方法减少偏倚，在进一步比较不同治疗手段的疗效。治疗类研究常用的统计学方法主要是PSM、IPTW、假设检验和生存分析等。

例如，某回顾性研究比较了冠状动脉旁路移植术（CABG）与二代洗脱支架（DES）治疗三支血管病变冠心病患者的疗效，通过PSM的方法将两组基线统一，然后比较了两组患者全因死亡及主要心脑血管事件发生情况，结果发现中期CABG组患者生存情况显著优于DES组。

4. 预后类研究

预后类研究是指研究不同预后模型、分子靶标对于判断疾病预后的价值，研究目的在于评估新的预后模型、分子靶标对于预后判断和危险分层的准确性。预后类研究和广义的诊断类研究有一些重叠，但预后研究仅仅关注患者预后。预后研究一般需要建立临床预测模型判断患者预后，一般需要用到二元Logistic回归预测模型、Cox回归预测模型和Nomogram列线图，并计算C-statistics的统计学方法。

例如，某回顾性研究纳入了TCGA数据库1215例浸润性乳腺癌患者的临床资料，根据生存资料确定了三个与预后相关的独立危险因素，即“age”“PgR”“pathologic_ stage”，然后利用三个独立危险因素绘制Nomogram，模型构建完成。之后评估了该模型预测能力，计算了C-statistics，并利用外部数据进行了验证。

四、选题的方法和步骤

严格意义上，选题本身并没有非常统一的方法和步骤，一般情况都是临床医生从临床问题出发，设计选题，并进行相关临床研究。但在选题的过程中，应该遵循前面所述的几个重要的原则，还要结合自己研究工作的实际，最终确定研究的题目。

1. 从临床实际工作出发

在临床工作中，我们通常会碰到一些具体的临床问题，查阅文献和指南会发现并没有相关研究或规范化的诊疗。这时候，我们就可以根据这个临床问题，从实际应用的角度出发，设计一个临床研究。从临床工作出发进行选题，更加贴近实际诊疗过程，具有十分高的临床应用价值。从问题出发进行选题，其优点在于，如果研究设计科学，临床数据丰富可靠，通常很容易就能够发表；缺点在于，绝大多数科室的临床问题都是比较常见的问题，通常指南已经作出相应规范，或者已有研究报道很难发现具有创新性的相关选题。

例如，我们在临床工作中发现胸腔镜肺癌根治术后患者放置比较细的引流管可以替代胸管，查阅文献发现没有相关报道，那就可以做一个胸腔镜肺癌根治术后软质引流管和常规胸管的对比研究，比较两组之间引流量、术后疼痛、皮下气肿发生率等。

2. 从已有的研究出发

通过查阅最新文献，找到一个自己也能够完成的临床选题，然后对临床选题的内容进行一定的修改和更新，从而确定自己的选题。

从已有研究出发进行选题，其优点在于，研究设计、研究方法均可以进行借鉴和模仿，操作难度比较低，一般也能够顺利发表；缺点在于，创新性相对较差，不能够进行更好的创新，一般也难以发表高水平的论文。

例如，别人发表了一篇应用CNS评分（Controlling Nutritional Status Score）预测使用派姆单抗治疗非小细胞肺癌患者预后的研究，那么是否可以考虑使用CNS评分预测派姆单抗治疗乳腺癌患者的预后？

3. 从前期的工作基础出发

对于某些刚刚进入临床科研领域的工作者而言，根据同一个团队前期的研究来选择设计自己的课题是一种更为有效和成熟的选题方法。通过参与别人的研究，其能够快速地学习临床科研的关键技能，在掌握这些技能之后，根据团队前期的工作基础设计自己的临床研究。这一种选题方法的优点在于可行性比较高，能够快速掌握和发表临床研究论文；缺点在于其研究门槛很高，大多数医生无法进入到临床研究团队中，也无法获得相关研究基础。

例如，研究团队前期发表了一篇剑突下单孔胸腔镜治疗胸腺瘤短期临床疗效的临床回顾性研究。经过一段时间病例和数据的积累，可以通过长期预后的随访结果，发表一篇剑突下单孔胸腔镜治疗胸腺瘤长期临床疗效的临床回顾性研究。

4. 从临床应用的新技术出发

一些顶级医院的优势科室可能会有一些比较前沿的新技术手段，如一些新的手术方式，包括机器人胸腔镜技术、经心尖主动脉瓣置换技术和体外膜肺氧合（ECMO）技术等；一些新的诊断方法，如超声造影技术、CT能谱增强技术等；一些新的药物，如PD-1、PD-L1等治疗各种肿瘤的免疫药物。我们可以通过收集这些新技术应用的临床数据，直接发表第一手临床研究内容。从新技术出发进行临床选题，优点在于能够确保研究的新颖性，也能够发表较高水平的学术论文；缺点在于其门槛相对较高，大多数临床医生无法接触到这些最先进的诊疗手段。

例如，采用手术机器人单孔胸腔镜进行肺段切除术，这一技术全国乃至全世界开展的都比较少，我们可以收集手术机器人单孔胸腔镜和常规胸腔镜手术进行肺段切除术患者的临床资料，比较两种手术方式的手术时间、出血量、中转开胸率、在院死亡率和并发症发生情况等指标。

选题的一般步骤通常包括题目的初步拟定、题目查新及最终确定（图2–3）。选题的过程需要不断查阅文献，一方面是从相关研究中获得灵感和研究基础，另一方面是要确保自己的题目没有人发表过。如前文所述，题目的初步拟定通常依靠从临床实际工作出发、从已有的研究出发、从前期的工作基础出发、从临床应用的新技术出发等四个方面进行拟定，题目初步敲定后就要通过关键词检索，查阅是否有类似研究发表。如果没有，再进一步确定这个题目具有一定的可行性和实用性；如果满足选题的三个关键点，那么这个选题就可以进行进一步设计和研究。

五、题目的形式

选题确定之后，就可以进行后续的文章架构、数据收集、统计分析和文章撰写等内容了。初始的文章选题并不需要确定最终的题目，仅需要知道选题的关键词和内容即可。例如研究单孔机器人和单孔胸腔镜进行肺叶切除术的临床疗效，关键词即“单孔机器人肺叶切除术”“单孔胸腔镜肺叶切除术”“临床疗效”。在研究最终完成后需要投

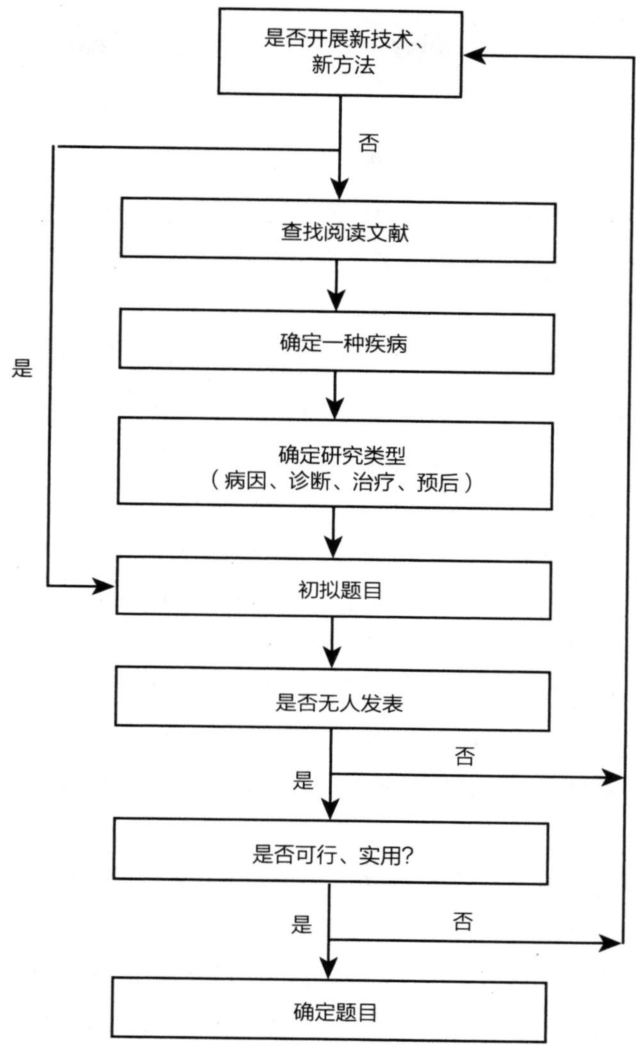

▲ 图 2–3 选题的一般步骤

稿时，需要确定一个最终的正式的题目。这一节内容介绍正式题目的基本形式和确定方法。文章的题目可以有不同的形式。

1.根据题目的句式可以分为陈述句和疑问句

(1) 陈述句：题目是较为常用的形式，一般是客观陈述研究的主要研究内容或文章的主要结论，如“High serum C-reactive protein levels predict survival in patients with treated advanced lung adenocarcinoma”（血清C反应蛋白高水平可预测晚期肺腺癌患者的生存率）。陈述句更加平铺直叙，有利于作者直接获得文章的主要研究内容和结论，更加适合一些比较创新或重要的发现。

(2) 疑问句：一般是提出研究的关键问题，引发读者兴趣，如“Is the size of the lepidic component negligible when measuring the size of the tumor to determine the stage of lung adenocarcinoma?”（测量肿瘤大小以确定肺腺癌的分期时，贴壁成分的大小可以忽略不计吗？）。疑问句式可以提出疑问，更能够吸引读者的关注，而这些疑问通常也是临床上经常会面对的问题，更适合一些有争议的研究内容。

2. 根据题目是否为完整句式可分为句子型和短语型

(1) 如果题目是一个完整句子，包含有主谓宾结构，则是句子型题目。例如，前文提到的“High serum C-reactive protein levels predict survival in patients with treated advanced lung adenocarcinoma”（血清C反应蛋白高水平可预测晚期肺腺癌患者的生存率）。句子型题目适合有一个完整的、明确结论的研究，直接把文章的关键结论作为题目。

(2) 如果题目不是一个完整句子，只是一个短语，则为短语型题目。例如，“Prognostic value of symptoms at lung cancer diagnosis: a three-year observational study”（症状在肺癌诊断中的预后价值：一项为期三年的观察性研究）。短语型题目则是介绍了文章的主要研究内容，并未提及文章的结论，更加适合研究内容比较广泛、结论相对较多或结论不够肯定的研究。

3. 根据题目是否包括冒号后的从句，分为分句型和非分句型

分句型是指在长句之后加一个冒号和分句，分句是对研究类型的补充解释说明。例如“Preoperative coronary artery calcifications in veterans predict higher all-cause mortality in early-stage lung cancer: a cohort study”（退伍军人术前冠状动脉钙化预示着早期肺癌的全因死亡率更高：一项队列研究）。分句的常用内容包括时间（three-year）、前瞻性和回顾性（prospective/retrospective）、随机化（randomized-controlled）、盲法（double-blind）、单臂（single-arm）、中心数（multicenter）、研究类型（case-control）等。分句的目的是解释说明自己的研究类型，但一般情况下如果本研究的研究类型具有优势时可以提及，如前瞻、双盲、随机对照、多中心研究，这样证据等级比较高，更能够吸引编辑和读者的兴趣，如果研究类型不具备优势，也可不用分句提及自己的研究类型。当然，一些SCI期刊对于题目要求比较高，详细规定了题目的研究类型说明方法，此时就要按照要求进行说明（表2–1）。

当然，上述题目的分类并不绝对，甚至不同类型的题目还可以相互转化。例如，疑问句题目“Is the size of the lepidic component negligible when measuring the size of the tumor to determine the stage of lung adenocarcinoma?”可以改为陈述句，“The size of the lepidic component is negligible when measuring the size of the tumor to determine the stage of

表 2-1　SCI 标题分句中对于研究类型的规定

研究类型		时　间	设　计	随机化	盲　法	对　照	中　心
研究类型 1	研究类型 2						
病例对照研究 case-control study	观察性研究 observational study	长期 long-term	前瞻性 prospective	随机化 randomized	双盲 double-blind	对照 control	单中心 single center
队列研究 cohort study	系统综述 /Meta 分析 systematic review/ Meta-analysis	中期 middle-term 短期 short-term	回顾性 retrospective	非随机化 non-randomized	三盲 trible-blind	单臂无对照 single-arm	多中心 multicenter
临床试验 trial	个案报道 case report	具体时间 e.g., three-year			开放标签 open-label		

lung adenocarcinoma."；但不同研究确实适合不同的句式类型，可以根据自己研究内容和结论的特点进行选择。

题目最终确定时要注意以下内容：①字数不宜过长或过短，若数字过短则题目信息量不够，不能够传达有效的信息；若字数过长则题目内容过于冗杂，不利于编辑和审稿人抓住主要内容。②题目一定不能有语法错误，题目都用一般现在时，要注意第三人称单数。③题目要与研究主要内容和结论一致，不能"挂羊头卖狗肉"。

（王　擎　闵　捷）

参考文献

[1] Romaszko-Wojtowicz A, Buci ń ski A, Doboszy ń ska A. Impact of smoking on multiple primary cancers survival: a retrospective analysis [J]. Clinical and experimental medicine, 2018, 18(3):391-397.

[2] Wu YY, Zhang X, Qin YY, et al. Mean platelet volume/platelet count ratio in colorectal cancer: a retrospective clinical study [J]. BMC cancer, 2019, 19(1):314.

[3] Tsuneyoshi H, Komiya T, Kadota K, et al. Coronary artery bypass surgery is superior to second generation drugeluting stents in three-vessel coronary artery disease: a propensity score matched analysis [J]. Eur J Cardiothorac Surg, 2017, 52:462-468.

[4] Iasonos A, Schrag D, Raj GV, et al. How to build and interpret a nomogram for cancer prognosis [J]. J Clin Oncol, 2008, 26(8): 1364-1370.

第3章　文献检索及文献管理

文献检索是指通过某种检索方法在文献数据库中获得文献信息及文献全文的过程。文献检索是科学活动的基本技能，也是进一步进行科学研究的前提和基础。通过文献检索，我们能够获得与本次研究相关的已发表的文献，从而了解研究的基础、掌握研究的方法和明确研究的方向。

文献检索的平台是各个数据库，因此本章内容将会首先介绍常用的文献数据库，以及数据库的使用方法。检索看起来简单，但实际上是一个非常有技术含量的工作，怎么在最快的时间里找到我们想要的相关文献（查准），怎么不遗漏关键的文献（查全），这就是文献检索的策略。制订了文献检索的策略，还要掌握基本的检索方法，如简单检索、高级检索、主题词检索、字段检索等。当我们查阅到了相关文献，想要详细阅读文章内容，还需要下载到文献的全本，后述将介绍文献全文的获取方法。在找到相关文献，并获得文献全文后，我们需要对已经获得文献进行管理，所谓的文献管理就是对文献的分类、储存、评分和标记，文献管理通常需要借助文献管理软件实现，本章将简单介绍最常用的文献管理软件Endnote的使用方法。

一、常用数据库简介

数据库是收录学术期刊、会议论文、学位论文等学术内容的数据平台。根据数据类型可分为文摘数据库和全文数据库，文摘数据库一般只包含文摘信息，如题目、作者、单位、摘要、关键词等，全文数据库则会收录学术文章全文。文摘数据库收录内容更加全面，而全文数据库内容相对较少。根据语言又可以分为中文数据库和英文数据库，表3-1列出了常见的中文数据库和英文数据库。各个数据库的检索方法本质是一样的，只是具体的操作方法略有不同，下面介绍常用的中英文数据库。

表 3-1 常用的中英文数据库

分 类	英文数据库	中文数据库
文摘数据库	PubMed Web of science Cochrane library Embase EBSCO	中国生物医学文献数据库（CBM）
全文数据库	GeenMedical（Sci-hub） ScienceDirect SpringerLink	万方 维普 知网（CNKI） 中国期刊全文数据库

1. PubMed

PubMed是美国国家生物技术信息中心（National Center for Biotechnology Information，NCBI）、美国国立医药图书馆（U.S. National Library of Medicine）建设的免费生物医学数据库，其数据来源是MEDLINE，是最权威的国际性综合生物医学信息书目数据库，也是当前国际上最权威的生物医学文献数据库。PubMed提供生物医学方面的论文检索及摘要，也是临床研究的首选数据库。PubMed界面简单（图3-1），可以提供非常方便的简单检索功能，也可以通过Advanced实现高级检索。对于我们日常的检

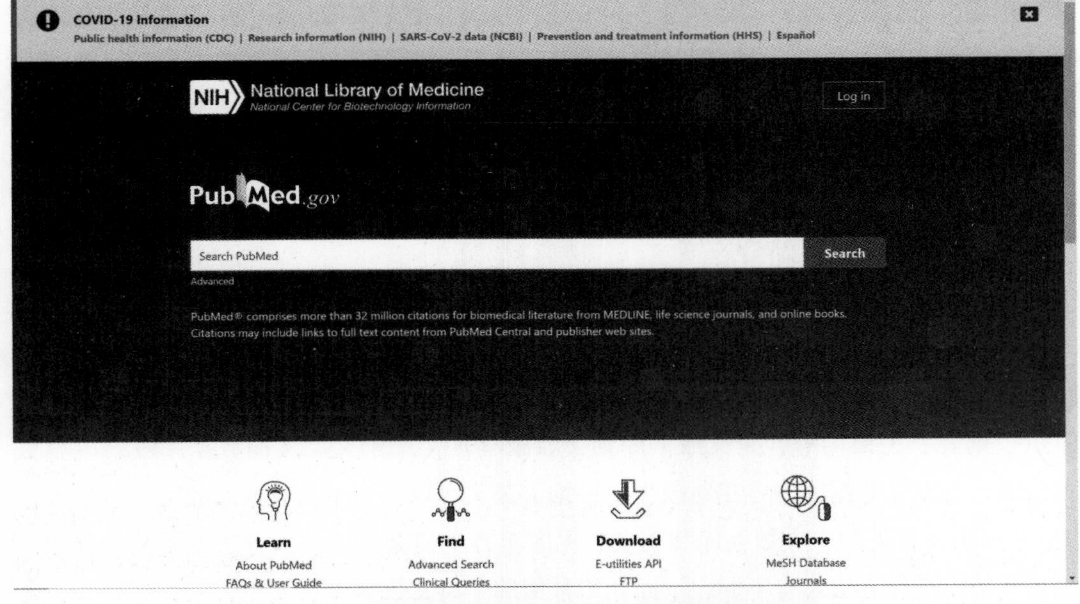

▲ 图 3-1 PubMed 首页页面（https://PubMed.ncbi.nlm.nih.gov/）

索和研究而言，PubMed已经完全够用。

2. Web of Science

Web of Science是全球最大、覆盖学科最多的综合性学术信息资源，除了生物医学文献外，还覆盖了自然科学、工程技术等各个领域的核心期刊。Web of Science最强大的功能在于引文索引，即可以通过文章引用追踪到引用的文献，其检索功能强大。正是基于此项功能，科学引文索引（Science Citation Index，SCI）和影响因子（Impact factor，IF）才得以诞生。因此，Web of Science及其运营机构Clarivate Analytics是SCI及IF的正式发布机构。PubMed上能够检索的期刊和论文不一定是SCI论文，而Web of Science上的论文不一定被PubMed收录。因此，如果需要完全查全的话，例如进行系统综述和Meta分析（Meta analysis）时，通常需要检索多个数据库，从而保证查全。Web of Science并不免费，通常需要借助大学图书馆或科研院所的公共平台才能够登录。对于个人而言，可以通过其他方式（网络平台购买）获得权限（https://login.webofknowledge.com/）。

3. Embase

Embase（Excerpt Medica Database）是由荷兰Elsevier Science出版公司建立的数据库，收录了自1974年以来95个国家或地区的8500多种期刊，包括MEDLINE标题在内的超过3200万条记录和2900多种Embase特有的期刊索引，每年新增超过150万条记录，平均每天超过6000条，覆盖各种疾病及药物信息，尤其涵盖了大量欧洲和亚洲医学刊物。Embase网络数据库有跨库检索功能，可同步检索Embase和MEDLINE数据库，并且有较成熟的主题词表——Emtree。Embase和PubMed有一定的重复，也都有单独收录的文献，需要查全时都要检索（https://www.embase.com/）。

4. Cochrane library

Cochrane library是一个循证医学的数据库集合，其中包含不同类型的高质量的独立临床研究证据，可为医疗保健决策提供依据。进行循证医学研究时，例如进行系统综述、Meta分析时，Cochrane Library是必不可少的数据库（https://www.cochranelibrary.com/）。

5. 中文数据库

中文数据库由于仅包含中文期刊内容，因此研究相对落后、资料相对不全。但是，由于大家对于母语更加熟悉，对于中文内容更加亲切，更容易阅读，因此中文数据库适合科研初学者，或者适合刚刚进入某一领域需要快速了解科研内容的研究者。中文数据库比较常用的有知网（CNKI）、万方和维普。在这三个平台中，知网的内容是最全面的，也是中文最权威的，并且包含了硕博毕业论文等资源，也是中文检索最常用的数据库，使用界面见图3–2。上述数据库都需要有机构认证的账号或图书馆公用平台登录使用。如果是个人用户，也可以去网络购物平台购买数据库权限。

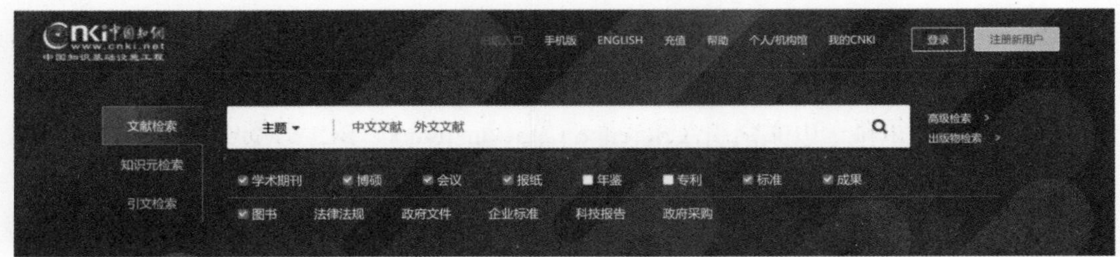

▲ 图 3–2　中国知网的首页

6. GeenMedical

GeenMedical（根哥学术）是由根哥创立的学术辅助网站，是目前中国影响力最大医学文献检索平台。目前，网站汇集了PubMed检索、投稿选刊、文献翻译、医学头条和名师推荐五大模块，使用起来也非常方便。PubMed检索功能可以用来查找全文，通过GeenMedical检索所需要的文献，可以获得全文的链接，直接下载即可。GeenMedical还具有很强大的文献筛选功能，可根据影响因子、研究领域或文献类型进行筛选。其他的功能也有很强的实用性，建议自行学习使用（https://www.GeenMedical.com/）。使用界面见图3–3。

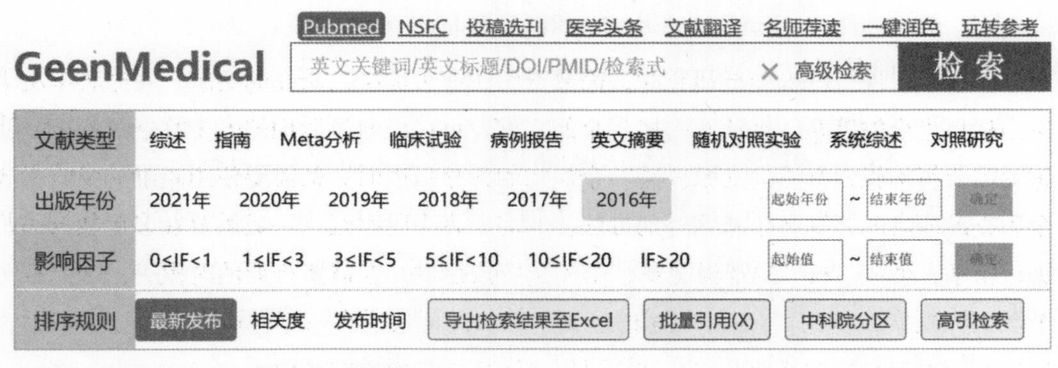

▲ 图 3–3　GeenMedical 的使用页面

二、检索策略

检索策略是指通过何种方法找到自己想要的文献，检索策略是文献检索的核心，也是本章内容的重点。

1. 查全和查准

检索策略的第一条，就是查全和查准的选择。查全和查准是检索中的一对矛盾，查全是指尽可能多地、尽可能全地检索到想要的文献，而查准则是尽可能准确地检索到想要的文献。在检索的过程中，我们需要根据检索目的，确定自己是要查全还是要查准。如果选择查全的策略，可能就会查到很多不想要的文献，失去一些准确性。如果选择查准的检索策略，可能就会漏掉很多本来需要的文献，失去了一些全面性。它们的区别见图3–4。

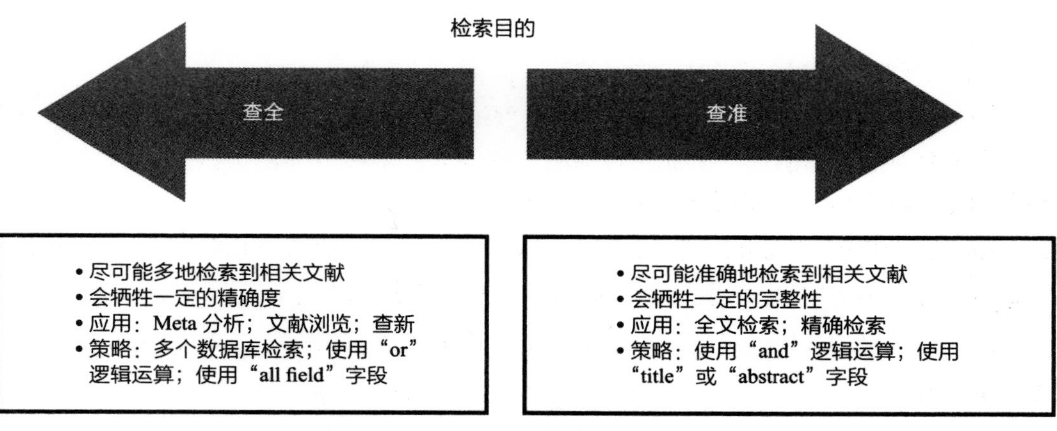

▲ 图 3–4 查全和查准策略的区别

例如，在进行Meta分析研究时，需要查到所有可能纳入研究的文献，在这种情况下应当选择查全的策略，即使有一些多余的文献，也可以通过后期的人工筛选过滤掉。当读者需要精确检索某一篇文献或某一个疾病的诊疗指南时，就需要使用查准的策略。查全和查准两者的区别在于检索时的方法。在需要查全的时候，一般需要在多个数据库都进行检索，使用“or”的逻辑运算，不使用字段检索。在需要查准的时候，一般只在一个数据库检索，使用“and”的逻辑运算，把关键词关联在一起，可以使用字段检索，把检索词限定在标题或摘要内，这样可以过滤掉大量无关的文献。

2. 布尔逻辑运算

布尔逻辑运算也被称作布尔逻辑检索，是指通过逻辑运算符连接检索词，由计算机进行相应的逻辑运算，并将检索结果输出的方法。布尔逻辑运算包括“AND”“OR”“NOT”，即“和”“与”“非”，分别代表A和B的交集、A和B的并集、A和非B的交集（图3–5）。

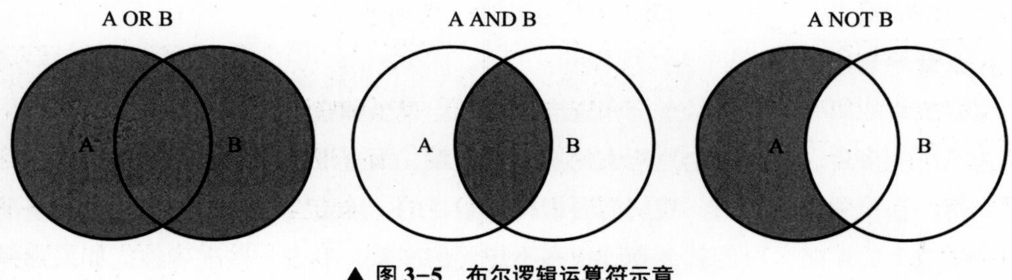

▲ 图 3-5 布尔逻辑运算符示意

(1)“AND”：用于检索A和B的交集，也是最常用的逻辑运算符号。“AND”运算符更多用来查准，通常用于检索多个关键词的相关信息。例如，想检索冠心病介入治疗的长期预后，就需要检索“coronary artery disease”AND“PCI”AND“long-term outcome”，这样就会输出同时包含有这三个关键词的文献。

(2)“OR”：用于检索A和B的并集。“OR”运算符更多用来查全，通常用于检索有多个近义词的关键词。例如，吸烟的关键词可以包括“smoking”“cigarette”和“tobacco”等，我们检索吸烟相关的文献时，可以检索“smoking”OR“cigarette”OR“tobacco”。

(3)“NOT”：用于检索A和非B的交集，通常用来排除我们不想要的一些关键词信息。例如，我们需要检索非心肌梗死冠心病的相关信息，可以检索“coronary artery disease”NOT“myocardial infarction”。

3. 关键词检索

关键词（keywords）是一篇研究论文的关键信息词汇，通常列在论文摘要部分。关键词是对全文关键内容的总结，可以囊括绝大部分研究内容；因此，我们可以根据关键词检索到相关文献。临床回顾性研究的关键词通常包括疾病名称、研究人群、干预措施、靶标名称、研究类型和主要结局等关键词（表3-2）。

4. 主题词检索

关键词是作者自己选取的词汇，同一个内容的关键词可能有所不同，例如“疗效”可以有很多种描述，如“treatment efficacy”“outcome”“prognosis”。为了统一名称，权威机构专门定义的专业词汇，通常只有一个，被称为主题词。最常用的主题词是《医学主题词表》（Medical Subject Headings，MeSH），MeSH是美国国家医学图书馆编制的权威性主题词表，它是一部规范化的可扩充的动态性叙词表。例如“疗效”唯一的主题词就是“Treatment outcome”。通过MeSH主题词查询，我们能够更加准确地检索到所需要的内容；但是主题词检索容易遗漏一些内容，不适合查全。

MeSH主题词可以通过PubMed进行检索，我们在PubMed主页点击“Adcanced”，

表 3-2　关键词类型及内容

关键词类型	内　容	举　例
疾病名称	研究疾病名称	Coronary artery disease
干预措施	适合治疗类研究，研究的干预治疗措施	CABG、PCI
靶标名称	靶标、模型的名称，适合诊断类、预后类研究	cTnT、CK-MB、SYNTAX score
研究人群	研究对象的人群范围	Patients
研究类型	时间、设计、随机化、盲法等*	Retrospective study、Randomized controlled trial
主要结局	诊断、治疗	Diagnosis、Treatment
其他信息	特殊统计方法、数据库	MIMIC database、Propensity score match

*. 具体参考“第 2 章，五、题目的形式”内容

进入高级检索页面，在字段中选择“MeSH term”，然后在检索框中输入我们想查询的关键词，之后系统会自动弹出最相关的MeSH主题词（图3-6）。

另一种方法是直接进入NCBI主页下的MeSH数据库（https://www.ncbi.nlm.nih.gov/mesh/），在检索框里检索MeSH主题词（图3-7）。

5. 字段检索

字段检索是指通过在某一个字段中进行检索获得更加准确的检索结果。如果不

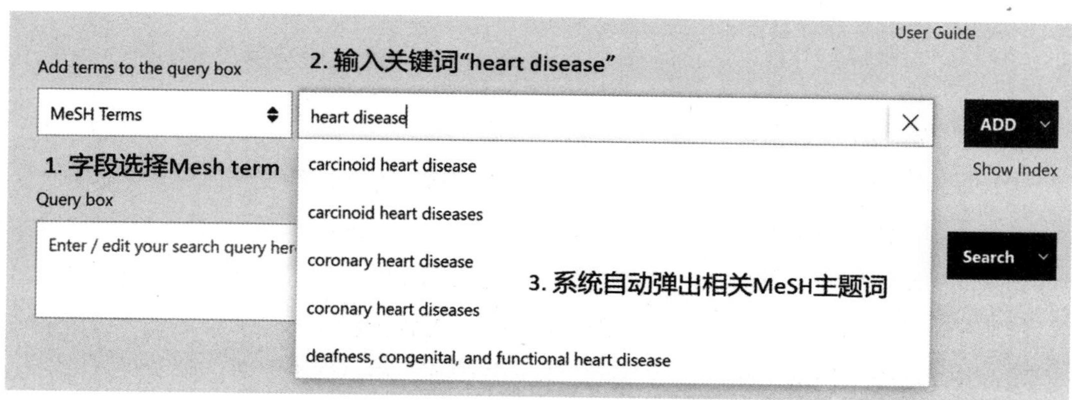

▲ 图 3-6　PubMed 中 MeSH 主题词检索方法

NCBI Resources How To My NCBI Sign Out
MeSH | MeSH | heart disease | 2.输入关键词"heart disease" | Search
1. 进入MeSH数据库
Create alert Limits Advanced Help
COVID-19 Information
Public health information (CDC) | Research information (NIH) | SARS-CoV-2 data (NCBI) | Prevention and treatment information (HHS) | Español
Summary 20 per page Send to:
Search results
Items: 1 to 20 of 28
<< First < Prev Page 1 of 2 Next > Last >>
3. 系统输出相关结果
Heart Diseases
1. Pathological conditions involving the HEART including its structural and functional abnormalities.
Rheumatic Heart Disease
2. Cardiac manifestation of systemic rheumatological conditions, such as RHEUMATIC FEVER. Rheumatic **heart disease** can involve any part the heart, most often the HEART VALVES and the ENDOCARDIUM.
Year introduced: 1963
PubMed Search Builder
Add to search builder AND
Search PubMed
YouTube Tutorial
Find related data
Database: Select

▲ 图 3-7　MeSH 数据库中检索主题词

使用字段检索，直接在检索框中输入词汇进行检索，系统会在所有的字段中检索，默认为“All fields”。如果设定字段，则只在这一字段中检索。字段检索一般都在数据库的高级检索功能中，在检索框前方，通过点击更换字段。常用字段包括“Title”（标题）、“Author”（作者）、“Journal”（杂志）和“Title/Abstract”（标题/摘要）等。利用字段检索，我们可以扩大或者缩小检索范围，例如“All fields”内容最多、精确度最差，“Title/Abstract”则会缩小范围，“Title”则内容最少、精确度最高（图3–8）。

6. 其他检索策略

(1) 精确检索：在检索词上加双引号为精确检索。大多数数据库检索时直接输入检索词汇就可以进行检索，一些数据库（如PubMed）还有矫正功能，在结果中询问是否拼写错误，是否需要检索其他词汇。在默认状态下，系统会进行词语匹配，寻找最接近的词汇；如果搜索框为短语，则会检索两个词汇的合集。例如检索“gene therapy”，则会检索“gene”的结果和“therapy”的结果。而在检索词上加英文双引

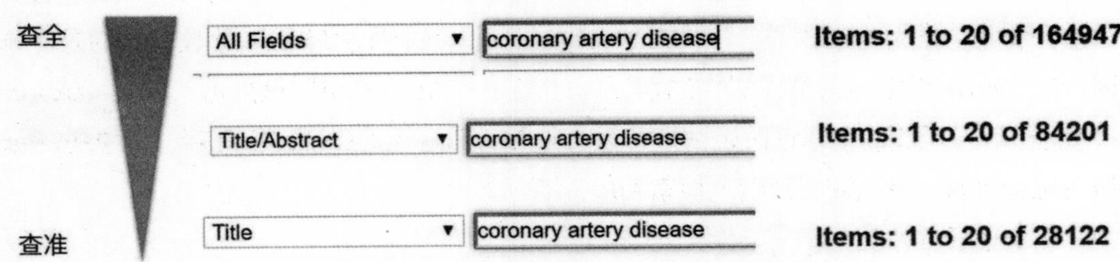

▲ 图 3–8　利用不同字段改变检索精确度和范围

号，表明需要精确查找包含“gene therapy”的内容，不会显示“genes therapy”“gene therapies”“gene medical therapy”等内容。

(2) 截词检索：在词根后加“*”可以使用截词检索，例如检索“smok*”，“*”为1到n个任意字母。使用截词检索后，系统会检索词头为前面字符为“smok”的所有词汇，如“smoker”“smoking”“smoke”等。利用截词检索，我们可以扩大检索范围，将包含该词头的所有词汇都进行检索。

三、检索方法

1. 简单检索

大多数文摘数据库都支持简单检索，即直接在搜索栏输入关键词或文章全名检索，简单检索一般用来精确查找某一篇文献，或者大致检索某一关键词文章。例如在其他文章中看到一篇引用，只有文章的题目，那么我们可以把文章的题目复制到检索栏中直接进行检索。简单检索背后其实是系统智能化的处理，例如我们在检索栏输入“coronary artery disease”，实际上系统进行的检索式是“coronary artery disease”[MeSH Terms] OR（“coronary”[All Fields] AND “artery”[All Fields] AND “disease”[All Fields]）OR“coronary artery disease”[All Fields]。

2. 高级检索

高级检索功能是通过布尔逻辑运算及字段检索实现相关内容的精确检索。高级检索一般用来进行对查全查准要求较高的检索，如系统综述、Meta分析；需要进行字段检索，例如查找某一作者或某一期刊的全部论文。另外，在进行多个关键词检索时，往往也需要用到高级检索。在高级检索页面，会有检索历史，我们可以对检索历史进行进一步的逻辑运算操作（图3–9）。

3. 检索结果的筛选

大多数文摘数据库都在检索结果页面给予默认的筛选（filter）选项，通过点击相应的filter按钮，我们可以筛选出想要的结果。PubMed上常用的Filter包括文献类型、发表日期、物种、语言和性别等。同时PubMed还可以设置个性化Filter，比较常用的是影响因子IF的Filter设定。需要注册NCBI账户，然后在“My NCBI”里点击“create custom filter”，将不同IF的语句粘贴进去即可设置成功（每一年的IF会进行更新，对应的Filter语句也会更新，所以需要到网上检索相应资源）。

4. 检索策略的调整

我们在检索的过程中，需要根据检索结果及检索目的调整我们的检索策略。检索的

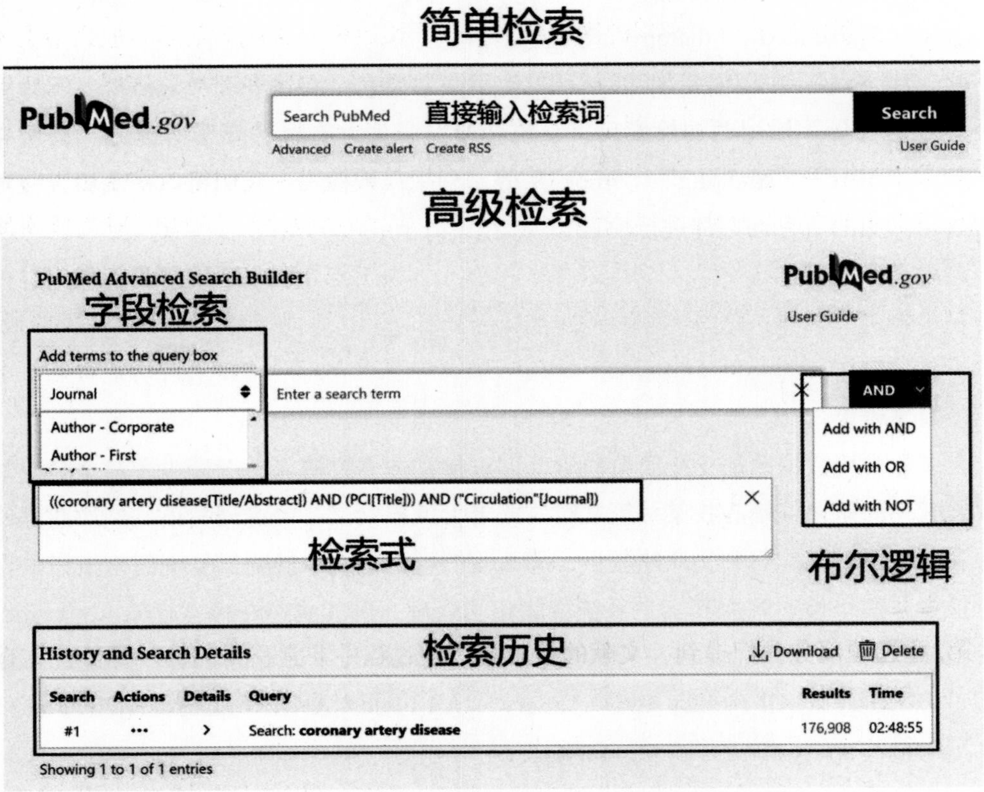

▲ **图 3-9　PubMed 上简单检索和高级检索的比较**

目的一般包括文献查找、文献查新、背景了解、最新指南和研究进展等。根据检索结果我们可以扩大检索范围，或者缩小检索范围。扩大检索范围一般要使用“OR”的布尔逻辑、“All fields”字段、截尾检索等，缩小检索范围一般要使用“AND”或“NOT”的布尔逻辑、“Title”或“Title/Abstract”的字段、双引号等精确检索，通过调整检索策略，才可以确保又快又准地找到想要的文献，而又不遗漏关键的文献。

5. 全文的获取方法

一般的文摘数据库检索后是文章的文摘信息，并不是文章的全文。在我们需要详细阅读某篇文章或者查找文章中的某些关键信息时，就需要下载文章的全文。得益于开放获取（open access）模式的推广，很多最新发布的文章都已经有了全文链接。对于没有全文链接的文章，一般需要去有权限的高校、研究所图书馆电子资源下载；如果没有图书馆权限，可以去GeenMedical检索下载；如果还是无法获取，可以申请原文传递、求助丁香园论坛，或者直接向通讯作者发邮件索取。

6. 中文数据库的检索

与英文文献相比，中文文献的质量相对较低，文献内容也相对落后。但是中文文献是我们快速了解某一领域内容的“敲门砖”，也有利于了解国内的研究进展，对于英文相对较差的同学中文期刊也是帮助快速入门临床科研的好资料。中文医学期刊中比较权威的是中华医学会旗下中华系列期刊，如《中华外科杂志》《中华医学杂志》等，这些权威期刊的内容有一定的参考意义。对于中文数据库的检索，我们一般直接使用知网、维普、万方等全文数据库。检索方法与英文数据库基本一致，也分为简单检索和高级检索。如果有知网、维普、万方等数据库权限，可以直接下载全文。这些权限的获得也是通过高校或者研究所图书馆电子资源入口获得，个人用户可以到网络平台购买电子权限。

四、常用检索用途及实践

1. 选题

第2章选题部分我们提到，文献的检索是选题过程中非常重要的一个部分。在选题过程中，我们需要了解最新的研究进展，因此需要通过检索文献找到最相关的研究，根据相关研究确定自己的研究方向。选题检索一般包括以下方法。

(1) 定杂志法：检索专业领域权威杂志，浏览该杂志最新文献。例如，检索 Journal of the American Heart Association（字段Journal），检索语句为“Journal of the American Heart Association”[Journal]。

(2) 定疾病法：检索某种感兴趣或专长的疾病，浏览最新文献。例如，检索 Coronary artery disease（字段Title/Abstract），检索语句为Coronary artery disease [Title/Abstract]。

(3) 定类型法：检索某种类型或者某种特殊方法的研究，浏览最新文献。例如，检索diagnosis、biomarker、treatment 和 propensity score match（字段Title/Abstract），检索语句为diagnosis [Title/Abstract]。

(4) 综合法：综合上述关键词和字段，使用“AND”逻辑运算合并。检索语句为{[“Journal of the American Heart Association” (Journal)] AND [Coronary artery disease(Title/Abstract)]}AND [diagnosis(Title/Abstract)]。

2. 查新

所谓的查新，就是通过检索查看自己的研究是否已经有人发表，或者是否已经有人进行了类似或相关的研究。查新的重点是查全，因此需要使用“OR”的布尔逻辑、

“All fields”字段和“*”截尾检索等。查新的方法是首先检索各个关键词，再将各个关键词合并，看最终的检索结果是否有已经发表的研究，如果有的话可以评估一下研究质量；如果没有相关研究或者这个研究质量不高的话，就可以进行自己的研究。

具体步骤：各个关键词依次检索，使用“All fields”字段→每个关键词尽量找同义词，使用“OR”逻辑运算→将各个关键词合并起来，使用“AND”逻辑运算→看检索结果是否与我们的研究相同或相近。例如，我们确定了“Long-term outcome of PCI versus CABG in the CAD with Multiple vessel disease”这一题目，这一题目的关键词包括“Long-term outcome”“PCI”“CABG”“CAD”和“Multiple vessel disease”。所以要分别查询各个关键词及同义词，然后将各个关键词合并，可以看到有59个检索结果，我们再人工筛选，看这些结果是否和选题一致，如果一致的话质量如何（图3-10）。

Search	Add to builder		Items found	Time
#6	Add	Search ((((long-term) AND Multiple vessel disease) AND (((coronary artery disease) OR Atherosclerosis) OR myocardial infarction)) AND ((CABG) OR coronary artery bypass graft)) AND ((PCI) OR percutaneous coronary intervention) Sort by: Best Match	59	20:45:06
#5	Add	Search long-term Sort by: Best Match	779 588	20:41:46
#4	Add	Search Multiple vessel disease Sort by: Best Match	12 756	20:41:04
#3	Add	Search ((coronary artery disease) OR Atherosclerosis) OR myocardial infarction Sort by: Best Match	483 466	20:39:17
#2	Add	Search (CABG) OR coronary artery bypass graft Sort by: Best Match	71 116	20:38:19
#1	Add	Search (PCI) OR percutaneous coronary intervention Sort by: Best Match	70 628	20:33:36

▲ 图 3-10　查新的检索历史

3. 论文写作

在进行论文写作时，尤其是“Introduction”和“Discussion”部分的内容时，通常需要结合大量文献介绍研究的背景，讨论研究的结果，在这一过程中就需要用到文献检索。事实上，在进行文章写作前，我们通常已经检索了相关文献，并对文献进行了阅读。但很多时候，对于背景介绍及结果讨论，还需要额外增加一部分内容，这时就需要检索最新最相关的文献。与查新不同，论文写作时进行检索的目的是查准，只需要找到最相关的内容即可，不要求找到全部的文献。论文写作时还需要根据写作层次引用不同相关度的文章。

例如“Long-term outcome of PCI versus CABG in the CAD with Multiple vessel disease”这一选题，“Introduction”部分首先要介绍冠心病（CAD）这一疾病的现状，例如冠心病的发病率和死亡率有多高。那么，我们需要检索介绍冠心病的权威文章，可以通过“coronary artery disease [Title]”这一检索式在“title”字段里检索冠心病，然后在“filter”里选择“Review”，也可以通过“My filter”里的IF值选择高分文章，这样就能够获得关于CAD的权威综述，也可以作为“Introduction”的引用文献。在“Discussion”这一部分，往往需要讨论既往类似研究，那么就需要找到与我们研究接近的相关文献，此时就需要用到比较接近的关键词，包括“Long-term outcome”“PCI”“CABG”“CAD”“Multiple vessel disease”，一般可暂时不限制字段，用“All fields”字段即可。在检索结果中通过“best match”排序，选择和我们研究最接近的文章进行讨论。此时，还需要根据检索结果的情况调整检索策略，如果文献很多，而且相关性不强，就需要加强查准，通过“[Title/abstract]”字段或引号精确检索的方法缩小查找范围；如果文献很少，那就需要加强查全，通过“OR”字段检索同义词，或者删除一些相对不重要的关键词检索，增加检索范围。

五、文献分级阅读

文献分级阅读是指在阅读文献的时候建立文献分级的理念，不同分级的文献给予不同的阅读策略和阅读方法。文献分级阅读是科研初学者在阅读文献过程中必须掌握的概念和方法。每天发表的文献数量非常多，与个人研究相关的文章内容也很多，但人的精力是有限的，不可能每一篇都仔细阅读，所以需要根据个人的情况将文献分成不同种类，一般可以分为泛读文献、粗读文献和精读文献（表3–3）。文献的分级主要是根据

表 3–3 文献分级阅读方法

文献分级	相关性	文献质量	参考价值	全文获取	阅读内容	文献作用
粗读文献	低	低	低	不需要	标题摘要	背景讨论
泛读文献	中	中	中	需要	部分阅读	研究方法
精读文献	高	高	高	需要	全部阅读	文章架构

该文献和自身研究的相关性、文献质量和参考价值而定。

如果文献的内容和自己的研究具有一定的相关性，但是相关性不大，或者文献质量一般，那么这篇文章只需要泛读即可。所谓的泛读文献，是指泛泛地了解文章的主要内容，一般不需要阅读全文，只需要阅读文章的标题和摘要，了解文章的主要方法、结果和结论。泛读文献一般是作为文章写作的背景材料或讨论部分的参考文献引用。

如果文献的内容与自己的研究相关性很高，或者文献质量不错、文献内的研究方法对自己的研究具有一定的参考价值，那么这篇文章需要粗读。所谓的粗读文献，是指需要阅读全文，但是不需要逐字、逐行阅读，只需要大概浏览一遍全文内容，或者选择文献某部分内容仔细阅读。粗读文献也是作为文章写作的背景材料或讨论部分的参考文献引用，但文献质量和参考价值都更高一些。

如果文献的内容与自己的研究非常相关，文献质量非常高，文献内的研究方法具有很高的参考价值，那么这篇文章就需要精读。精读是指需要下载全文，然后每一部分都仔细阅读，深入探讨，多加参考，包括研究方法和研究结果，可以作为研究起始阶段的重要参考和模仿对象用于文章架构，在撰写研究论文时，也需要仔细对比和讨论。

六、文献管理及软件使用

文献管理是指对自己检索的文献进行管理，常用的文献管理软件包括Endnote、医学文献王、Mendeley 和 NoteExpress等，不同软件各有优缺点。本书以Endnote为例，介绍文献管理和引用的方法。文献管理的第一步是通过Endnote建立本地文图书馆。我们在工具栏“File”（文件）里选择“New”（新的），然后选择文献路径。一般把“My library”建立在相关研究的文件夹中（图3-11）。

1. 文献检索结果的导入

我们在数据库检索文献后，需要把文献检索结果导出到本地，从而在本地管理相关文献。不同数据库文献检索结果的导出方法大同小异。在PubMed中，我们完成检索后，选择需要下载的文献，然后点击右上角“Send to”，选择“Citation manager”，点击“Create file”，把检索结果下载到研究的文件夹中，双击打开后即可自动导入Endnote。在知网、维普、万方等中文数据库中，在检索完成后，勾选需要下载的文献，然后点击“导出/参考文献”，在左边的格式中选取需要的格式，选择Endnote，然后点击导出，把txt格式文件下载到研究的文件夹中；然后在Endnote里选择“File”→“Import”，或者直接点击快捷键导入，把刚才下载的txt文件导入即可（图3-12）。

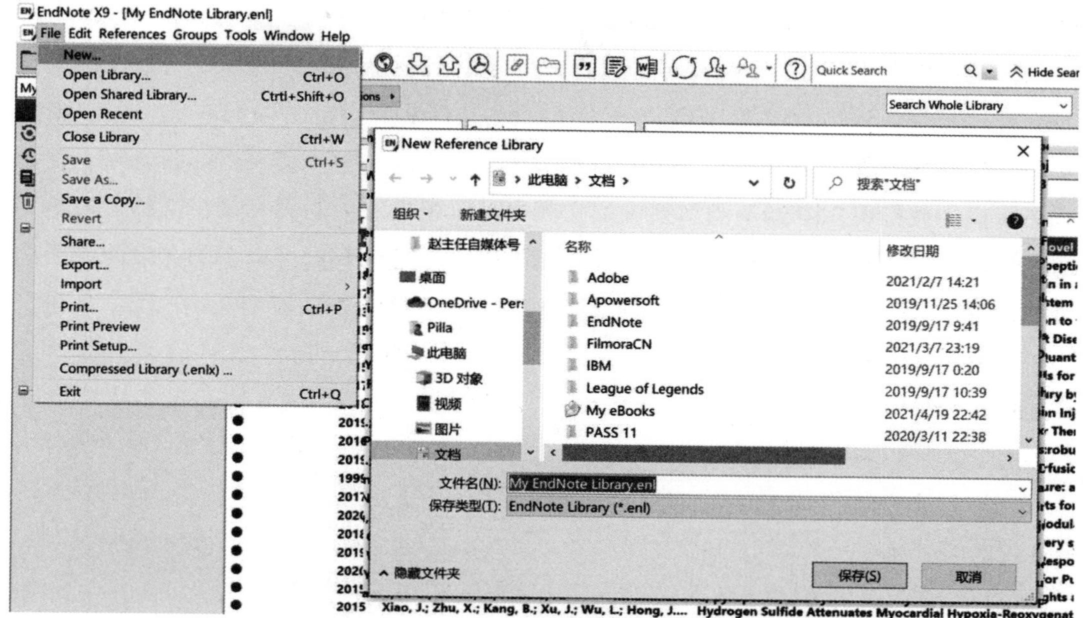

▲ 图 3–11　Endnote 建立 My library

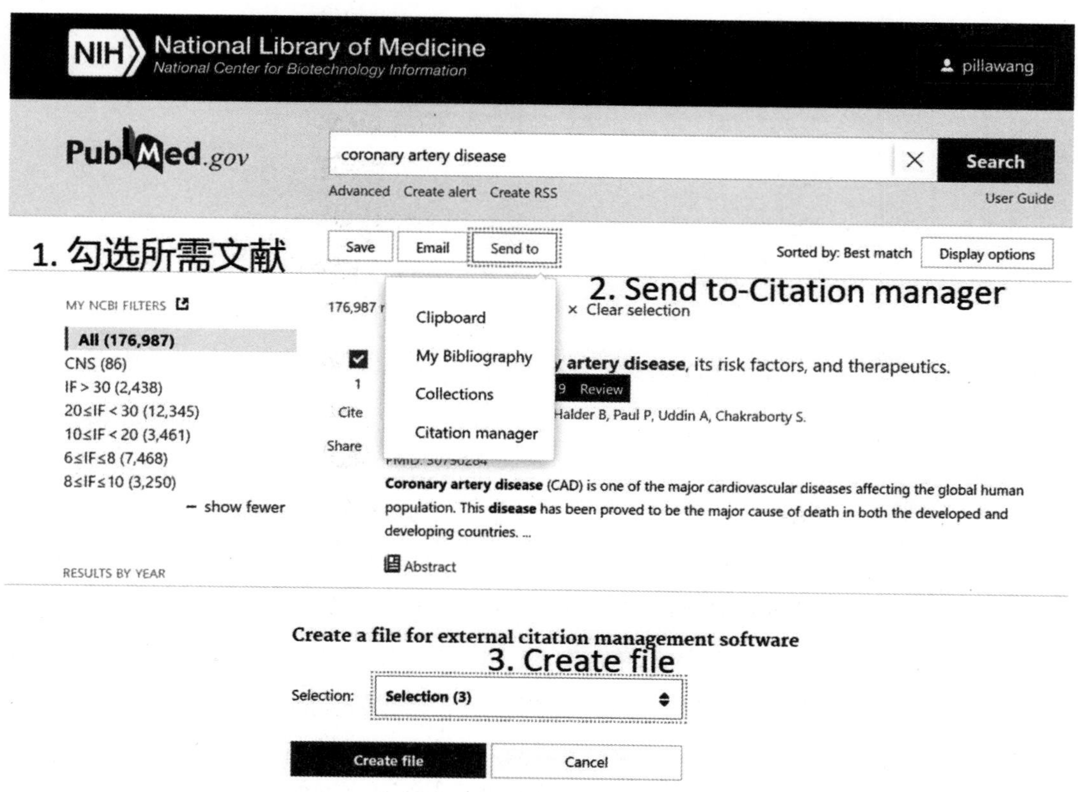

▲ 图 3–12　PubMed 文献导入

2. 文献的分组及标识

文献导入后，我们在Endnote左边的导引栏中可以看到所有的文献内容。此时，我们可以根据需要，对文献进行分组。在"My group"中点击鼠标右键，可以新建"Group"，重命名"Group"；也可以新建"Group set"，重命名"Group set"。在中间展示栏中我们可以看到不同组别中的文献，可以根据不同的内容排序文献、检索文献，也可以对文献进行标星和评级。在右侧的预览栏中，我们可以看到文献的摘要信息、引用格式预览及链接的PDF全文（图3–13）。

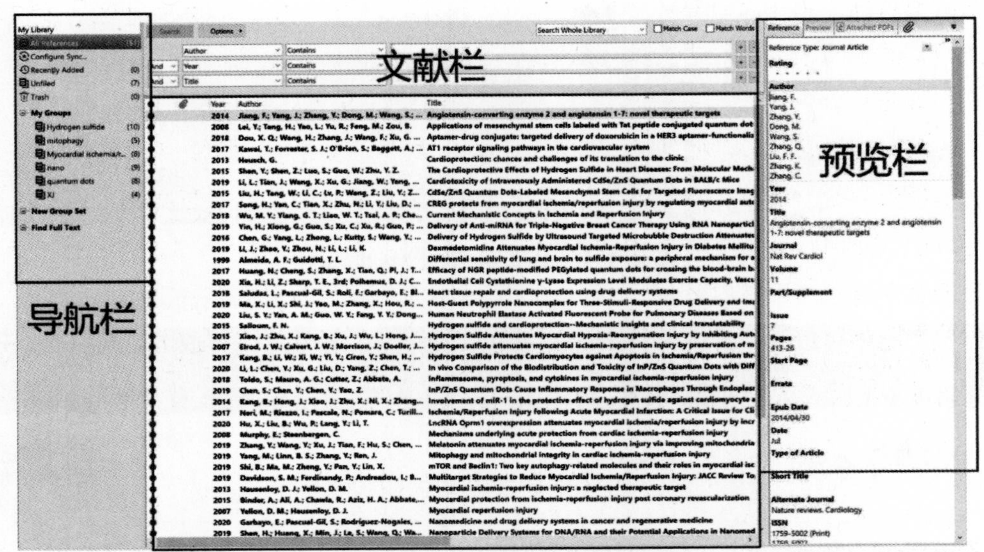

▲ 图 3–13 Endnote 文献的标识及分组

3. 文献的引用及格式编辑

Endnote最重要的功能是文献的引用及引文格式的编辑。我们在撰写论文或编写书籍时，在文章末尾需要加入参考文献目录，在正文中也有引用标识。如果通过人工编辑，费时费力，一旦调整某一条文献，其他文献的排序均需要修改。在进行论文投稿时，不同杂志有不同的要求，有的杂志要求Vancouver格式，有的要求APA格式，有的杂志有自己特殊的格式要求。我们通过Endnote插入文献，能够实现自动编辑参考文献目录，调整格式的目的。

Endnote安装完成后，会在Word内出现一个Endnote插件，我们通过这个插件，即可完成文献的引用和插入。首先，在Endnote中选择需要引用的文献；然后，在Word中选择"Insert citation"，再点击"Insert selected citation"，之后就会在光标的位置显示引用数字，在文章的末尾显示参考文献。

一般默认的参考文献格式是Vancouver，但是不同杂志有不同要求，我们需要在投稿前的“Instruction for author”中看到对参考文献的要求，根据要求调整我们的参考文献格式。Endnote中已经内置了很多杂志的格式，我们只需要在“Style”中选择需要的格式或者杂志即可。如果没有的话，可以去Endnote网站中“output style”部分下载（https://endnote.com/downloads/styles/），根据杂志名称进行检索，把下载到的ens文件放在endnote安装目录下的“styles”文件夹中。还有少数杂志有自己的格式要求，这时候在Endnote中进行一定的修改。选择“Edit”→“Output styles”→“Edit vancouver”，进入编辑页面，根据杂志具体要求对“Citations”（引用）和“Bibliography”（目录）等进行修改，修改完成后进行保存即可（图3-14）。

4. 其他功能

(1) 全文检索：在完成文献下载后，Endnote还可以批量查找全文，虽然查找率不高，但操作方便、检索迅速，能够快速完成批量全文的查找。在进行Meta分析时，采用Endnote批量查找全文，能够高效地找到全文。选择“References”→“Find Full Text”，即可搜索所有选中参考文献的全文，查找到的全文会在文献左侧有一个回形针标志，在右侧预览栏中可以看到全文，点击鼠标右键可以用其他软件打开，或者直接打印。

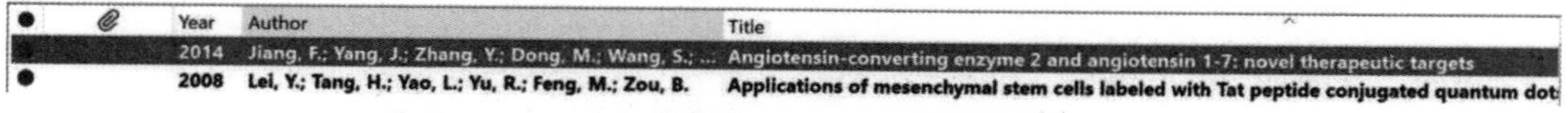

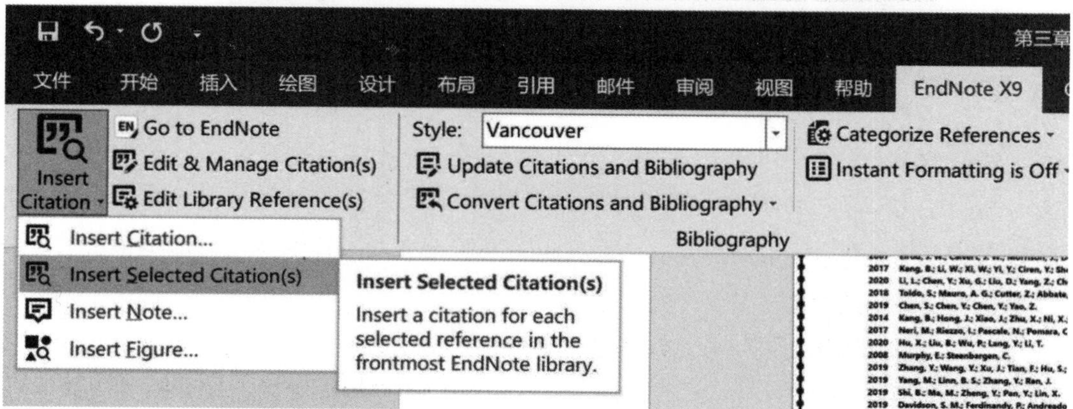

▲ 图 3-14 Endnote 文献插入步骤

(2) 重复删除：我们下载文献的过程中，经常会遇到重复的情况，此时需要把重复的文献删除。选择“References”→“Find duplicates”，然后系统会自动检索所有重复文献，找到后直接拖入左侧“Trash”垃圾箱中即可。

（王　擎　郭轶斌）

参考文献

[1] 郭继军 . 医学文献检索与论文写作 [M]. 4 版 . 北京 : 人民卫生出版社 , 2013.

第 4 章　临床回顾性研究的架构

研究架构是一个比较笼统的概念，一般可以定义为在研究开始前明确研究的主体架构，即研究对象、研究方法、评估措施、统计学方法等内容，为研究的进行提供一个框架结构和指导性的文件，从而保证研究的合理和规范。研究架构在概念上有点类似于前瞻性研究的研究方案（research protocol）。

对于前瞻性的随机对照试验而言，提前撰写好的规范性文件是必需的，即研究方案。临床研究注册时，研究计划书是必须提交的文件。研究计划能够指导临床试验研究的进行。

对于临床回顾性研究而言，由于不涉及研究对象的招募和临床干预，只需要收集回顾性的临床数据，因此研究计划书不是必需的。但是，在进行临床回顾性研究前完成研究的架构，能够明确我们的研究思路，指导研究的进行。临床回顾性研究的架构包括研究对象，研究方法（干预措施、靶标检测、评分模型），评估措施（疗效评估、诊断标准、随访方法）和统计分析方法的选择。研究架构目的在于明确需要收集哪些数据、需要进行哪些统计学分析、需要绘制哪些统计图、编制哪些统计表。研究架构完成后，研究的雏形和骨架已经搭建好，只需要根据架构的内容进行数据的收集和分析，将结果填入统计表，得到相应的统计图，然后完成文章的撰写即可。可以这么理解，研究架构是搭建好了研究的骨架，而数据收集和分析则是研究的骨肉，文章的撰写则是细节的绘制和丰富（图4–1）。

研究架构的搭建过程中可以根据研究的思路绘制研究的流程图（flowchart），流程图是临床回顾性研究SCI论文中比较常用的图片，能够帮助读者更快地了解研究的流程。在进行研究架构的搭建过程中，可以根据研究的内容绘制出三线表，三线表的绘制能够指导数据收集表的制作，从而完成数据的收集。本章内容将介绍如何进行文章架构的搭建，并介绍流程图的绘制和三线表的制作方法。

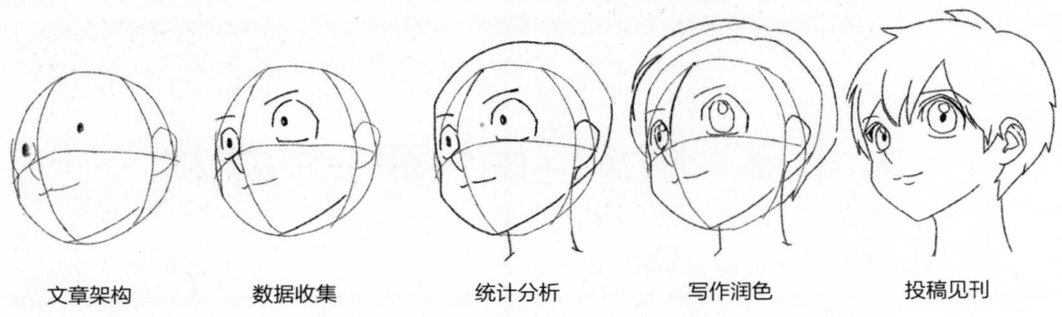

▲ 图 4-1 文章架构相当于搭建出了研究的骨架

一、研究架构的搭建方法

临床研究正如作画一样，如果是熟练的画家，绘制一幅作品只需要在脑海中构建画作的雏形。而对于新手画家而言，绘制一幅作品的第一步是模仿其他人的画作。对临床回顾性研究进行架构的第一步，是对别人的研究进行解构。别人的研究是我们需要重点阅读和参考的文章，也就是在研究方向和我们的研究非常一致，或者研究方法有重要参考意义的文章，即上一章文献检索中所提到的精读文献。例如，如果想做一项二代洗脱支架和冠状动脉旁路移植术治疗三支血管病变患者长期疗效的研究，那么可以精读二代洗脱支架和冠状动脉旁路移植术治疗三支血管病变患者短期疗效的研究文献，或者精读二代洗脱支架和球囊扩张治疗冠状动脉堵塞引起心肌梗死患者的长期疗效研究文献，这些也就是我们文章架构过程中需要解构的文章。

所谓解构文章，就是“抽丝剥茧”，将文章不必要信息剥离、留下文章骨架的过程，其关键点在于文章核心要素的提取。所谓文章的核心要素，就是指研究对象（入组标准与排除标准、收集临床资料的内容等）、研究方法（干预措施与对照处理、靶标检测与评分方法等）、评估措施（疗效评估方法、诊断标准与预后判断等）和统计分析方法（基础统计学方法、高级统计学方法）。我们通过精读参考文献，将这些核心要素提取出来，然后根据研究内容，确定自己的核心要素，这一过程就是研究的架构（图4-2）。

在研究架构过程中，不能仅仅参考解构同一篇文章，不然会有重复和抄袭的嫌疑，应该多方面阅读相关研究领域的精读文章，了解患者临床资料的常见内容、治疗的核心评估方法、干预措施的标准用法和常用统计学方法等内容，再根据临床的实际情况和自己数据的完整度，确定自己的架构内容，从而让自己的研究更加完善。

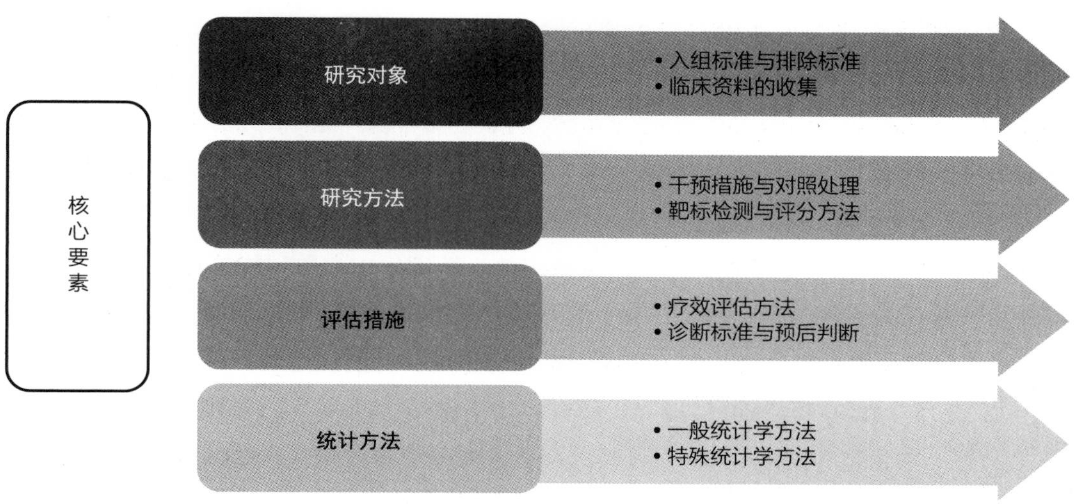

▲ 图 4-2　研究架构中核心要素的提取

二、研究架构的类型

我们在“第2章　临床回顾性研究选题”中提到了回顾性研究的常见类型，包括病因类研究、诊断类研究、治疗类研究和预后类研究。下面以这四种常见的临床回顾性研究为例，说明如何进行文章的解构和相关文章的架构。

1. 病因类研究

所谓病因类研究，顾名思义，就是以探讨疾病、并发症、药物不良反应等发生的原因或危险因素为目的的临床研究。病因类研究常见的研究设计类型是病例对照研究和队列研究。常用的统计方法包括Logistic回归分析、Cox风险模型回归分析和生存分析等。例如，“Incidental Coronary Artery Calcification and Stroke Risk in Patients With Atrial Fibrillation”，该研究观察冠状动脉钙化（coronary artery calcification，CAC）是否是心房颤动（atrial fibrillation，AF）患者发生卒中的危险因素。

(1) 研究人群：研究人群是指研究中纳入的研究对象，研究人群的关键要素包括研究人群的入组标准、排除标准、基线资料的收集和临床资料的收集方法。

① 入组标准通常包括患者的年龄、疾病的诊断、特殊的治疗和检查。该研究入组标准：“Patients were included who had encounters including a new diagnosis of AF, a subsequent visit for stroke, and a chest CT of any protocol and for any indication 1 year before or after the AF diagnosis.”（新诊断AF的患者，随后接受了卒中相关的随访，并在AF诊断前后1年内由于各种原因完成过胸部CT的检查）。

② 排除标准通常包括患者的年龄、合并重大疾病及影响研究的相关疾病。该研究排除标准："Patients were excluded if they were over 74 years old, had vascular disease or CAD, or had a previous diagnosis of stroke, because these patients are expected to have significant CAC."（如果患者年龄在74岁以上，患有血管疾病或CAD或先前曾诊断为卒中，则将其排除在外，因为这些患者预期具有明显的CAC）。

③ 研究人群基线资料的收集通常包括年龄、性别、BMI和种族等，临床资料的收集通常包括本次疾病的详细情况、治疗相关的情况、并发症的发生情况、药物治疗和随访资料等研究相关内容。该研究的基线资料和临床资料见图4–3。

(2) 研究方法：对于病因类研究，研究方法通常是采用病例对照研究或队列研究的方法，病例对照研究一般根据疾病诊断标准设置病例组和对照组，然后分析病例组和对照组的临床资料，判断出导致疾病发生的相关危险因素。队列研究则是根据是否暴露于危险因素设置暴露组和非暴露组，然后分析暴露组和非暴露组疾病发生情况，从而判断该因素是否为疾病发生的相关危险因素。

TABLE 3: Baseline Characteristics

Characteristic	No Stroke (*n* = 203)	Stroke (*n* = 203)	*p*
Age (y)			0.99
Median	61	62	
IQR	55–69	55–68	
Age point (≥ 65 y)	78 (38.4)	78 (38.4)	1.00
Female sex	80 (39.4)	80 (39.4)	1.00
Hypertension	124 (61.1)	124 (61.1)	1.00
Congestive heart failure	53 (26.1)	53 (26.1)	1.00
Diabetes	11 (5.4)	11 (5.4)	1.00
Coronary artery calcification			
Presence	121 (59.6)	129 (63.5)	0.41
Visual severity estimate (0–3)[a]			0.22
0 (None)	82 (40.4)	76 (36.5)	
1 (Mild)	33 (16.3)	50 (24.6)	
2 (Moderate)	40 (19.7)	36 (17.7)	
3 (Severe)	48 (23.6)	43 (21.2)	
No. of vessels			0.89
One	31 (15.3)	38 (18.7)	
Two	30 (14.8)	31 (15.3)	
Three	24 (11.8)	24 (11.8)	
Four	36 (17.7)	36 (17.7)	
CHA_2DS_2-VASc score			1.00
Median	2	2	
IQR	1–2	1–2	
0	26 (12.8)	26 (12.8)	
1	67 (33.0)	67 (33.0)	
2	63 (31.0)	63 (31.0)	
3	38 (18.7)	38 (18.7)	
4	8 (3.9)	8 (3.9)	
5	1 (0.5)	1 (0.5)	
Hemorrhagic stroke	—	18 (8.6)	<0.01

(Table 3 continues on next page)

TABLE 3: Baseline Characteristics (continued)

Characteristic	No Stroke (*n* = 203)	Stroke (*n* = 203)	*p*
Clinical measurements			
Troponin positive	50 (24.6)	43 (21.2)	0.41
Creatinine (mg/dL)			
Median	1.0	1.0	0.91
IQR	0.8–1.4	0.8–1.4	
NT-proBNP (pg/mL)			0.62
Median	4073	3363	
IQR	1586–6363	1946–9892	
Hb A1C (%)			0.54
Mean	6.5	6.7	
SD	1.6	1.5	
HDL (mg/dL)			0.33
Mean	29	35	
SD	19	20	
TSH (μIU/mL)			0.71
Median	1.3	1.7	
IQR	0.6–3.7	1.0–3.0	
BMI			0.11
Median	29.7	28.0	
IQR	24.2–35.3	23.4–33.9	
Ejection fraction (%)			0.83
Median	55	55	
IQR	54–55	54–55	
Medications prescribed			
Beta blocker	123 (60.6)	100 (49.3)	0.02
ACE or ARB	30 (14.8)	32 (15.8)	0.37
MRA	13 (6.4)	12 (5.9)	0.84
Loop	89 (43.8)	70 (34.5)	0.05
Aspirin	48 (23.6)	53 (26.1)	0.57
Nonaspirin antiplatelet	3 (15)	7 (3.4)	0.20
Anticoagulation medication	52 (25.6)	46 (22.7)	0.49
Warfarin	30 (14.8)	25 (12.3)	0.47
Direct oral anticoagulant	10 (4.9)	10 (4.9)	1.00
Low-molecular-weight heparin	28 (13.8)	21 (10.3)	0.29
Time from AF onset to CT scan (d)			<0.01
Median	1	3	
IQR	−22 to 24	−71 to 77	
Time to follow-up (y)			0.91
Median	0.90	0.71	
IQR	0.15–2.90	0.17–2.95	

▲ 图 4–3　病因类研究的临床资料收集

该研究采用的是回顾性队列研究的方法，根据是否存在CAC将患者分为暴露组和非暴露组。该研究CAC的诊断方法："The chest CT scans of patients who met inclusion criteria were reviewed by a level-three cardiac CT reader for the presence or absence of coronary calcification, which was defined according to consensus from the Society of Cardiovascular CT Coronary Artery Calcium Data and Reporting System on CAC visual estimation and graded as none, mild, moderate, and severe."（三级心脏CT读片者对符合入组标准的患者的胸部CT扫描进行了检查，以了解是否存在冠状动脉钙化，根据心血管CT冠状动脉钙化数据和报告系统协会对CAC的共识定义分为无、轻度、中度和重度）。

(3) 评估措施：对于病因类研究，评估措施是评估疾病（并发症、药物不良反应）是否发生的标准。该研究比较的是卒中和全因死亡发生的情况，因此评估措施就是判断脑卒中和全因死亡发生的标准（图4–4）。

该研究卒中和全因死亡的评估："Death was noted from internal records, the Social Security Death Index, or a national obituary search. Cause of death was retrieved from hospital records, when available."（从内部记录、社会保障死亡指数或全国讣告中记录死亡情况，从医院记录中检索死亡原因）。

(4) 统计学方法：统计学方法通常包括一般统计方法、特殊统计方法和统计软件。一般统计方法包括统计描述、假设检验、检验水准，统计描述是计量资料和计数资料的描述方法，假设检验则是比较不同组别之间差异的统计学方法，检验水准是*P*值有统计学差异的标准，一般设置为0.05。特殊统计方法则包括相关和回归、ROC分析、生存分析等。统计软件包括用来进行统计分析的软件，以及其版本和公司名称。

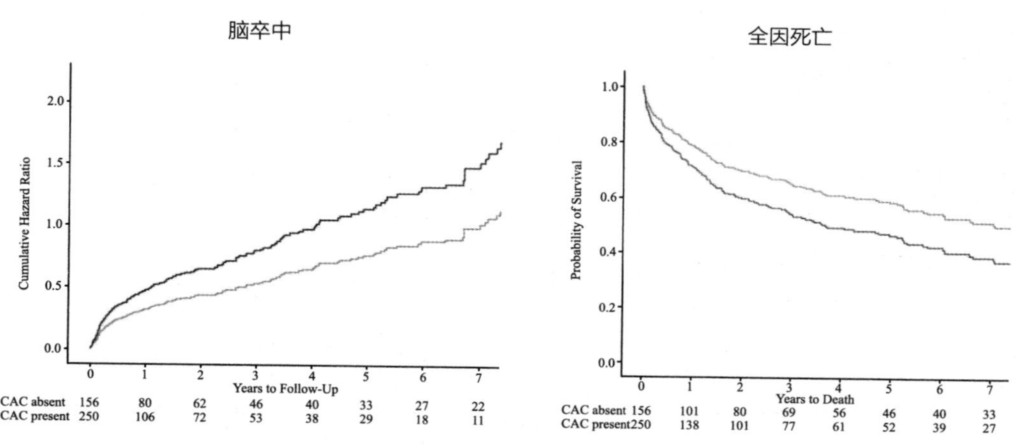

▲ **图 4–4　病因类研究的评估措施（Kaplan-Meier 生存曲线）**

① 一般统计学方法："Variables were assessed for normality of distribution by the Shapiro-Wilk test. Normally distributed variables were reported as means and SD, whereas nonnormally distributed variables were reported as median and interquartile range (IQR). Comorbidities and clinical outcomes were compared using Pearson's chi-square test or the Mann-Whitney U test for qualitative and quantitative variables, respectively. Associations with a *P* value less than 0.05 were considered significant." [通过Shapiro-Wilk检验评估变量的正态分布。正态分布变量报告为均值和标准差，而非正态分布变量报告为中位数和四分位间距（IQR）。使用皮尔逊卡方检验或Mann-Whitney *U*检验分别比较了并发症和临床结局的定性和定量变量。$P<0.05$的关联被认为是有统计学意义的]。

② 特殊统计方法："HRs were obtained by Cox regression analysis, and Kaplan-Meier hazard and survival plots were generated with *P* value obtained by the log-rank test. Stroke analysis by Cox regression was not adjusted for risk factors given the matching protocol, whereas mortality analysis was adjusted for the CHA2DS2-VASc variables. The ROC AUC was calculated using stroke as the outcome and CAC as the test variable."（通过Cox回归分析获得HR，通过对数秩检验获得*P*值，生成Kaplan-Meier危险度和生存图。在给定了匹配方案的情况下，未通过Cox回归对卒中分析进行风险因素调整，而针对CHA2DS2-VASc变量对死亡率分析进行了调整。ROC AUC的计算以卒中为结果，CAC为测试变量）。

③ 统计软件："Statistical analysis was performed with SPSS software （version 25.0, SPSS Statistics for Windows，IBM）." [使用SPSS软件（版本25.0，Windows的SPSS Statistics，IBM）执行统计分析]。

2. 诊断类研究

诊断类研究狭义上是指研究疾病诊断方法并评估其应用价值的临床研究，广义上的诊断类研究则可以拓展为对疾病的诊断、危险分层、预后预测进行研究。诊断类研究通常是发现一种新的生物标志物（biomarker），一种新的检验、检查手段，或者设计了一种新的诊断模型（model），来对疾病进行诊断、危险分层和预测预后。诊断类研究常用的统计学方法包括真实性指标、可靠性指标及受试者工作特征曲线（receiver operator characteristic curve，ROC曲线）分析，详见"第11章　诊断试验"。例如，"Mean platelet volume/platelet count ratio in colorectal cancer: a retrospective clinical study"（结直肠癌的平均血小板体积与血小板计数比：一项回顾性临床研究），这篇文章用平均血小板体积/血小板对结直肠癌进行诊断，我们以此文为例说明诊断类研究的架构。

(1) 研究人群：诊断类研究的人群通常是通过金标准已经明确诊断的患有某种疾病的患者及健康对照。诊断类研究的研究人群同样包括入组标准、排除标准，以及基线资料和临床资料的收集。

① 入组标准："Patients who had undergone surgical resection after being diagnosed with colorectal cancer but did not receive pharmacological treatment were included in the study."（该研究纳入诊断为结直肠癌并接受手术治疗但未接受药物治疗的患者）。

② 排除标准："The exclusion criteria were as follows: pregnancy or lactation, other malignancies, thyroid disease, diabetes, cardiovascular disease, autoimmune diseases (such as idiopathic thrombocytopenic purpura), kidney disease, hematological disease, or blood transfusion within 3 months before admission."[排除标准如下：妊娠或哺乳、其他恶性肿瘤、甲状腺疾病、糖尿病，心血管疾病、自身免疫性疾病（如特发性血小板减少性紫癜）、肾脏疾病、血液病，或入院前3个月内输血]。

③ 研究人群的基线资料和临床资料：主要包括患者的人口统计学特征、实验室检验资料和研究相关的临床资料。人口统计学特征："There was no significant difference in gender or age between the three groups"（主要是年龄和性别）。实验室检验资料："The laboratory data included white blood cells, red blood cells, hemoglobin, platelets, neutrophils, lymphocytes, monocytes, and mean platelet volumes."（实验室数据包括白细胞、红细胞、血红蛋白、血小板、嗜中性粒细胞、淋巴细胞、单核细胞和平均血小板体积）。

(2) 研究方法：对于诊断类研究，研究方法主要是新的诊断方法、金标准的确认方法及分组方法。本研究新的诊断指标为MPV/PC："MPV/PC values were calculated from the mean platelet volume and the platelet count. NLR values were calculated from the neutrophil and the lymphocyte. PLR values were calculated from the platelet count and the lymphocyte."（由平均血小板体积和血小板计数计算MPV/PC值。从中性粒细胞和淋巴细胞计算NLR值。从血小板计数和淋巴细胞计算PLR值）。金标准确认方法，即是否为结直肠癌患者，是根据患者是否接受结直肠癌手术确定。

(3) 评估措施：诊断性研究的评估措施通常包括诊断的真实性指标、可靠性指标及诊断价值。真实性指标通常包括灵敏度、特异度、假阳性率、假阴性率、阳性似然比、阴性似然比、阳性预测值、阴性预测值、约登指数和准确率；可靠性指标通常包括变异系数；诊断价值通常通过ROC曲线确定。该研究的评估措施是评价MPV/PC这一指标在诊断结直肠癌中的价值，因此用到了真实性指标及ROC曲线（图4–5）。

(4) 统计学方法。

① 一般统计学方法："The continuous variable data are expressed as mean ± standard

诊断性研究真实性指标：敏感性、特异性、阳性预测值、阴性预测值

Table 4 Diagnostic performances of MPV, MPV/PC, NLR and PLR for distinguishing colorectal cancer from healthy controls

Marker	sensitivity	specificity	PPV	NPV	AUC (95% CI)
MPV	92.59	44.62	49.3	91.2	0.659(0.602–0.713)
MPV/PC	87.04	68.82	61.8	90.1	0.813(0.764–0.856)
NLR	77.78	52.15	48.6	80.2	0.673 (0.616–0.726)
PLR	80.56	65.05	57.2	85.2	0.777 (0.725–0.824)

MPV **mean platelet volume,** ***MPV/PC*** **ratio between MPV and platelet count,** ***NLR*** **neutrophil to lymphocyte ratio,** ***PLR*** **platelet to lymphocyte ratio,** ***PPV*** **positive predictive value,** ***NPV*** **negative predictive value,** ***AUC*** **(95% CI) area under the receiver operating characteristic curve (95% confidence interval)**

诊断性研究 ROC 曲线下面积 ACU

▲ **图 4–5　诊断性研究评估措施**

deviation or median (interquartile range), and the categorical variable data are expressed in terms of frequency or rate. Data were compared between two groups by Student's *t*-test. Data were compared between three groups by one-way ANOVA or Kruskal-Wallis *H* test. The Chi-square test was used for the comparison of rates. Statistical significance was defined as $P < 0.05$." [连续变量数据表示为平均值 ± 标准偏差或中位数（四分位数范围），分类变量数据表示为频率或速率。通过*t*检验比较了两组之间的数据。通过单向方差分析或Kruskal-Wallis *H*检验比较三组之间的数据。卡方检验用于比率比较。统计学显著性定义为$P<0.05$]。

② 特殊统计学方法："Correlations were analyzed by Spearman's correlation test. The receiver operating characteristic (ROC) curve was used to calculate the sensitivity, specificity, positive predictive value, negative predictive value, and area under the curve (AUC), and to evaluate the diagnostic values of MPV and MPV/PC in colorectal cancer." [相关性通过Spearman的相关性检验进行了分析。接收者操作特征（ROC）曲线用于计算敏感性、特异性、阳性预测值、阴性预测值和曲线下面积（AUC），并评估MPV和MPV/PC在大肠癌中的诊断价值]。

③ 统计软件："All data were statistically analyzed using the software programs SPSS 20.0 (IBM, Armonk, NY, USA), MedCalc 15.0 (MedCalc Software, Mariakerke, Belgium), and Prism 5 (GraphPad Software, San Diego, CA, USA)." [使用软件程序SPSS 20.0（IBM，Armonk，NY，USA），MedCalc 15.0（MedCalc Software，Mariakerke，Belgium）和Prism 5（GraphPad Software，San Diego，CA，USA）对所有数据进行统计分析]。

3. 治疗类研究

治疗类研究是临床回顾性研究最常见的研究类型，其特点是对患者进行了一定程度的干预和治疗，目的是比较不同治疗手段对于疾病的疗效和安全性等。例如，“Coronary artery bypass surgery is superior to second generation drug-eluting stents in three-vessel coronary artery disease: a propensity score matched analysis.”（在三支血管病变冠心病中，冠状动脉旁路移植术优于第二代药物洗脱支架：倾向评分匹配分析）。这篇文章比较了冠状动脉旁路移植术（CABG）和第二代药物洗脱支架（PCI）对于三支血管病变冠心病的疗效。我们以这篇文章为例，讲解治疗类研究的架构。

(1) 研究人群：治疗类研究的研究人群通常是患病的患者，也有少部分健康人群，然后根据治疗手段的不同将患者分为治疗组和对照组。研究人群的核心要素同样是入组标准、排除标准、临床资料。

① 入组标准：“Between January 2010 and December 2014, 537 patients with three-vessel with/without left main CAD underwent isolated CABG (n = 239) or primary PCI using 2nd DES (n = 298) at our cardiac center.”（所有三支血管病变并接受二代洗脱支架PCI或者CABG手术的患者）。

② 排除标准：“Patients with acute myocardial infarction (MI) were excluded from both groups. Selection of patients to undergo PCI instead of CABG was based on the preference of the patient or the cardiologist. Patients were excluded from the study if they had undergone PCI previously.”（排除心肌梗死和既往接受过PCI治疗的患者，治疗方式取决于患者或医师的选择）。

③ 临床资料：“Demographic, angiographic, and procedural data were collected from hospital charts or databases, including age, male, diabetes mellitus, hypertension, hyperlipidemia, current smoker, haemodialysis, eGFR, previous mi, previous stroke, peripheral arterial disease , low EF, SYNTAX score, Euroscore Ⅰ, emergency, follow-up period (months).”[人口统计、血管造影和手术数据是从医院图表或数据库中收集的，包括年龄、男性、糖尿病、高血压、高脂血症、当前吸烟者、血液透析、eGFR、先前MI、先前卒中、周围动脉疾病、低EF、SYNTAX评分、Euroscore Ⅰ、紧急情况和随访期（个月）]。

(2) 研究方法：治疗类研究的研究方法是不同组别之间的治疗方法，包括干预措施和对照措施（图4–6）。

① 本研究中的干预措施为CABG：“CABG was done at our institution mostly with the off-pump method (OPCAB) using multiple arterial grafts through a median sternotomy.” [在

干预措施：CABG

Table 2: Coronary artery bypass grafting (CABG) data

	CABG n = 239
OPCAB ratio	84%
No. of all grafts in CABG	3.4 ± 0.8
No. of arterial grafts in CABG	1.9 ± 0.8
No. of grafts per lesion	
Left anterior descending artery	1.0 ± 0.2
Diagonal artery	0.3 ± 0.5
Left circumflex artery	1.2 ± 0.5
Right coronary artery	0.9 ± 0.5
Type of bypass grafts	
LITA	96%
RITA	55%
RA	30%
GEA	2%
SVG	84%

对照措施：PCI

	PCI with 2nd DES n = 298
No. of stents per patient	5.0 ± 2.0
No. of stents per lesion	
Left main trunk	0.3 ± 0.1
Left anterior descending artery	1.8 ± 0.7
Diagonal artery	0.5 ± 0.2
Left circumflex artery	1.1 ± 0.4
Right coronary artery	1.5 ± 0.6
PCI plan	
One staged PCI	55%
Two staged PCI	43%
Three staged PCI	2%
Products of 2nd generation DES	
Xience	43%
Nobori	29%
PROMUS element	22%
Resolute integrity	6%
Endeavour	1%

▲ 图 4–6　治疗类研究的评估手段：主要结局指标和次要结局指标

我们机构中，CABG大多采用非手术方式（OPCAB），通过正中胸骨切开术使用多个动脉移植物]。

② 对照措施为PCI：“All PCI patients were diagnosed primarily as having three-vessel disease and treated with 2nd DES in all critical lesions. PCI could have been undertaken as one, two, or more staged procedures.”（所有PCI患者均被诊断为患有三支血管疾病，并在所有严重病变中接受了第二次DES治疗。PCI可以在一个、两个或多个分阶段的过程进行）。

(3) 评估措施：治疗类研究的评估手段为评价治疗效果的方法。该研究的治疗结果包括主要结局指标和次要结局指标（图4–7）。主要结局指标：“The primary endpoint of the present study was death from any cause.”（全因死亡）。次要结局指标：“Secondary end-points were cardiac death, MI, repeat target-vessel revascularization (TVR), and stroke during follow-up.”（随访期间的心源性死亡、心肌梗死、重复再血管化、卒中）。

(4) 统计学方法。

① 一般统计学方法：“Continuous variables are expressed as the mean ± standard deviation. Clinical characteristics between groups were compared using the Student’s t-test for continuous measures and the χ^2 test for categorical variables. Results were considered significant at $P < 0.05$.” [连续变量表示为平均值 ± 标准偏差。使用t检验（连续测量）和卡方检验（类别变量）比较两组之间的临床特征，$P<0.05$时认为差异具有统计学意义]。

② 特殊统计学方法：“A propensity score-matched analysis was done. The Kaplan–Meier method was used to estimate the rate of cumulative events, and differences between groups were assessed using the log-rank test. A Cox proportional-hazards model was constructed to evaluate the hazard ratio for each event in both groups. The balance of measured variables between groups after propensity score-matching was analyzed using a paired t-test

主要结局指标：死亡

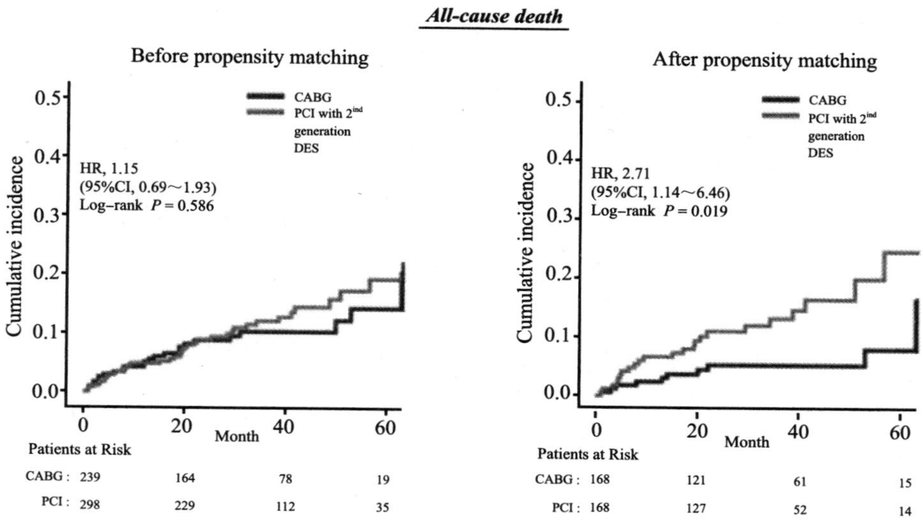

次要结局指标：心源性死亡

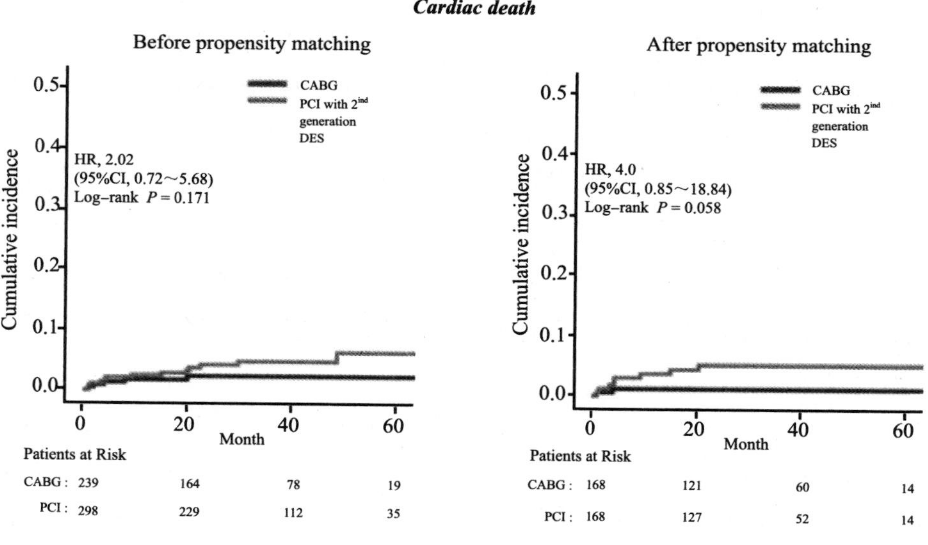

▲ 图 4-7　治疗类研究的评估措施：主要结局指标和次要结局指标

for continuous measures and the McNemar test for categorical variables."[采用倾向得分匹配分析。Kaplan-Meier方法用于估计累积事件的发生率，并使用对Log-rank检验评估组之间的差异。采用Cox比例风险模型评估两组中每个事件的风险比。倾向得分匹配后，使用配对t检验（连续测量）和McNemar检验（类别变量）分析两组之间的差异]。

③ 统计软件："Statistical analyses were carried out using SPSS v20 (IBM, Armonk, NY,

USA) and R Statistical Software v3.3.2 (R Development Core team, 2016).”[使用SPSS v20（IBM，Armonk，NY，美国）和R统计软件v3.3.2（R Development Core团队，2016）进行统计分析]。

4. 预后类研究

预后类研究是指研究不同预后模型、分子靶标对于判断疾病预后的价值，研究目的在于评估新的预后模型、分子靶标对于预后判断和危险分层的准确性。例如，“Development and validation of a prognostic nomogram for patients with triple-negative breast cancer with histology of infiltrating duct carcinoma”（三阴性乳腺癌浸润性导管癌组织学预后列线图的开发和验证）这个研究，这篇文章回顾性分析了三阴性浸润性导管癌患者的临床资料，然后建立了临床预测模型（列线图），并进行了验证。

(1) 研究人群：预后类研究的研究人群通常是一组患有某种疾病的患者队列。研究人群的核心要素同样是入组标准、排除标准、临床资料。入组标准通常是诊断标准及临床资料完整的患者。排除标准则是诊断、年龄、并发症等不符合要求的患者。临床资料则包括人口统计学资料、实验室、影像学、手术、病理学和基因组学等相关资料。

① 入组标准：“ⅰ. patients who were histopathologically proven to have infiltrative, non-specific TNBC; ⅱ. patients who had complete clinicopathological data; ⅲ. patients who received a modified-radical mastectomy or breast-conserving surgery and postoperative chemotherapy and radiotherapy, according to the current National Comprehensive Cancer Network (NCCN) guidelines.”[ⅰ. 经组织病理学证实具有浸润性，非特异性三阴性乳腺癌（TNBC）的患者；ⅱ. 具有完整临床病理资料的患者；ⅲ. 根据目前的国家综合癌症网络（NCCN）指南接受改良根治性乳房切除术或保乳手术，以及术后化学疗法和放射疗法的患者]。

② 排除标准：“Patients with in situ carcinoma or infiltrative specific carcinoma (non-infiltrating duct cancer) were excluded. Patients without standard post-operative treatment were also excluded.”[排除原位癌或浸润性特异性癌（非浸润性导管癌）的患者。没有标准术后治疗的患者也被排除在外]。

③ 临床资料：年龄、家族史、月经史等人口统计学资料，手术方式、TNM分期等临床资料，病理学分级、血管浸润、神经浸润等病理学资料，以及E-cadherin、CK5/6、Ki67等免疫组化指标。

(2) 研究方法：预后类研究的研究方法通常采用单因素和多因素Logistic回归或Cox回归分析的方法，分析影响预后的危险因素，可以通过ROC曲线估计不同因素的预测价值，也可以通过列线图（nomogram）构建预测预后的模型。

这篇研究先进行了单因素分析，分析了不同临床资料对于TNBC患者预后的影响，再通过多因素分析影响预后的独立危险因素，之后构建了影响DFS（无疾病生存）和OS（总生存）的列线图（图4–8）。

(3) 评估措施：预后类研究的评估措施包括内部验证和外部验证，内部验证通常是通过Bootstrap自抽样法，利用建模自身的数据来验证模型的预测效果；外部验证则是通过一组新的人群对预后预测模型进行验证，验证列线图的指标包括C-index。本研究通过TCGA数据库的一部分数据进行了验证。

验证结果："Ninety-six patients were found as the validation cohort from the TCGA database. In the validation cohort, the 3- and 5-year OS rates were 86.6% and 67.9%, respectively. The nomogram created from this cohort of patients is shown in Figure S1. The C-index of the nomogram for predicting OS was 0.843."（从TCGA数据库中找到了96名患者作为验证队列。在验证队列中，3年和5年OS率分别为86.6%和67.9%。从该组患者创建的列线图显示在图S1中。用于预测OS的列线图的C指数为0.843）。

(4) 统计学方法。

① 一般统计学方法：无。

② 特殊统计学方法："DFS and OS were estimated using the Kaplan-Meier method and used for univariate analysis. The factors with $P<0.1$ were incorporated into a Cox proportional hazards regression model for multivariate survival analysis to evaluate individual prognostic factors. The predictors that were assessed in this investigation included age, family history, menopausal status, type of surgery (modified radical mastectomy versus breast-conserving), T stage, histological grade (divided as grade Ⅰ-Ⅱ, and Ⅲ), N stage, vascular invasion, perineural invasion, cytokeratin 5/6 status, Ki-67 expression, and E-cadherin status."［使用Kaplan-Meier

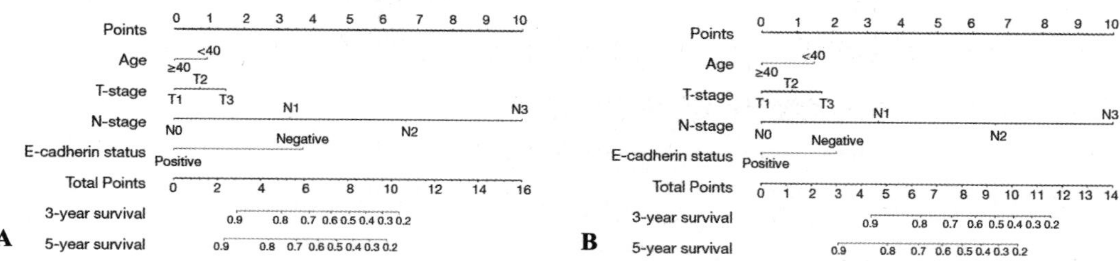

Figure 3 The nomograms that are used to predict the probability of DFS (A) and OS (B) for TNBC patients. Instructions: find the clinical parameters (e.g., age) on the respective axis and draw a line straight up to the point axis. Next, sum the points for each of the predictors and find the final sum on the total point axis. Lastly, draw a line straight down to find the patient's probability of DFS or OS.

▲ 图 4–8　预后类研究的研究方法之一：列线图

方法估算DFS和OS，并将其用于单变量分析。$P<0.1$的因素被纳入Cox比例风险回归模型以进行多因素生存分析，以评估各个预后因素。在这项调查中评估的预测因素包括年龄、家族史、绝经状态、手术类型（改良根治性乳房切除术与保乳术）、T期、组织学分级（分为Ⅰ～Ⅱ和Ⅲ级）、N期、血管浸润、神经周围浸润、细胞角蛋白5/6状态、Ki-67表达和上皮钙黏着蛋白状态]。

“Nomograms were constructed that were based on the clinically relevant factors and statistically significant factors derived from DFS and OS analysis of the Cox proportional-hazard regression. The performance of the nomograms was measured by the concordance index (C-index), and the calibration curves were calculated from the multivariate logistic model. Bootstrapping with 1000 resamples was used for these analyses.”[根据从Cox比例风险回归的DFS和OS分析得出的临床相关因素和统计学上显著的因素，构建了列线图。列线图的性能由一致性指数（C指数）测量，并从多元逻辑模型中计算出校准曲线。应用1000次重采样的自举法进行这些分析]。

③ 统计软件："All the statistical analysis was performed using the open-source R statistical software (R Development Core Team 2008, Vienna, Austria)."[所有统计分析均使用开源R统计软件（R Development Core Team 2008，奥地利维也纳）进行]。

通过解构别人的研究，我们可以学习到相关研究类型常见的研究方法，包括研究人群、研究方法、评估措施和统计方法等核心要素，在解构别人的研究之后，就可以摸索到相关研究的架构；通过参考多个相关研究，我们也可以架构自己的研究。架构自己研究的过程其实就是明确自己核心要素的过程，我们的研究人群如何确定，研究方法是什么，评估措施具体是怎样，统计学方法用到哪些，上述这些核心要素确定之后，一个研究的雏形就具备了。在这一过程中，我们可以通过绘制流程图和三线表更加清晰地明确研究架构。

三、流程图的绘制

流程图（flow chart）是表示算法、工作流或流程的一种框图，它以不同类型的框代表不同种类的步骤，每两个步骤之间则以箭头连接，这种表示便于说明解决已知问题的方法。对于临床研究而言，流程图通常用于表明研究对象的筛选、研究分组、资料收集、干预措施、结局评估、统计学方法等流程。

我们可以通过绘制流程图将研究的核心要素体现出来，流程图绘制完成后也可以作为文章插图放入文章中，有利于审稿人和读者了解研究的整体经过。流程图一般适用于治疗类研究，对于病因类、诊断类、预后类研究应用相对较少。

流程图是框和线的组合，框代表内容、线代表过程。在临床研究中，我们可以用框来表示研究的人群、临床资料的内容、纳入排除的标准、研究方法和评估措施，而带箭头的线则可以用来表示分组或治疗等经过（图4–9）。

我们可以使用Word、PPT等常用Office软件绘制流程图，在绘制流程图的过程中应当注意以下事项：①研究对象的纳入排除要表示清楚，可以把纳入和排除的患者分类列出；②表格、箭要对齐，大小合适，美观大方；③不要有遗漏或缺项。

以“Coronary artery bypass surgery is superior to second generation drug-eluting stents in three-vessel coronary artery disease: a propensity score matched analysis”这篇文章为例，绘制一个流程图（图4–10）。

第1个框内是初步纳入的患者，通常包括研究时间和疾病类型，下面小括号内的*n*表示病例数。第2个框内是临床资料的收集，包括人口统计学、血管、手术资料和分组情况，将患者分为CABG组和PCI组，并以括号和*n*表示病例数。第3至第5个框表示采用PSM的方法进行筛选，派出了201例患者，留下336例患者。第6和第7个框表示PSM后的分组，各组均为168例患者。第8个框表示研究方法和评估措施，比较两组之间的人口统

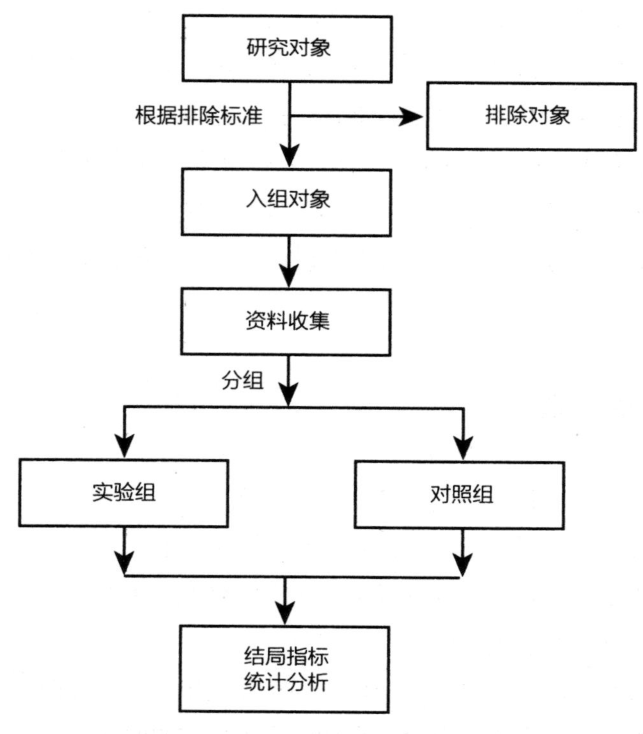

▲ 图 4–9 常用流程图的形式

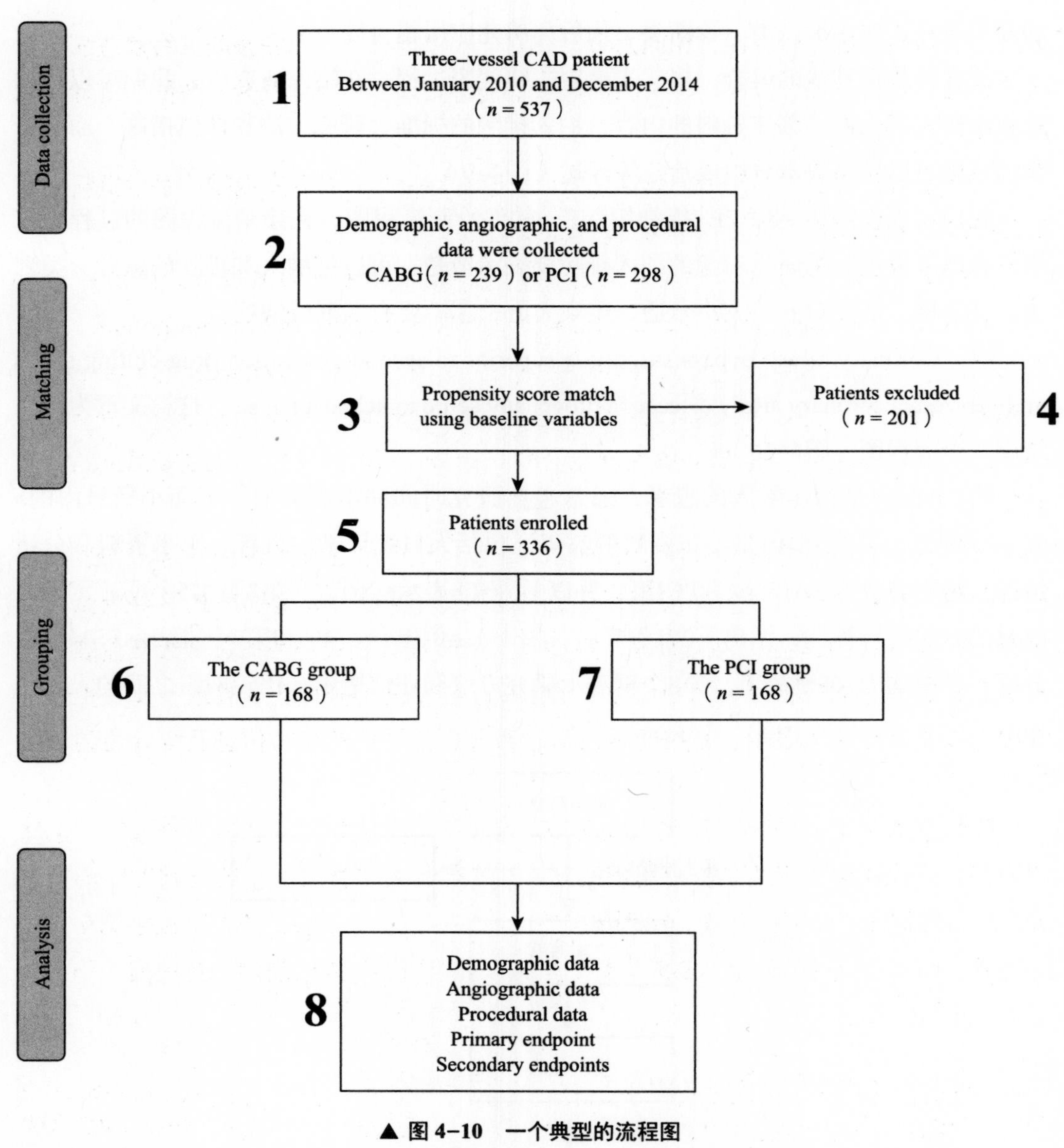

▲ 图 4-10　一个典型的流程图

计学、血管、手术资料、主要结局指标和次要结局指标。

四、三线表的制作

三线表是学术期刊中表格的主要形式，所谓三线表，其三条线分别是表格上边框、横标题下边框、表格下边框；但有一些复杂表格内不止三条线，三线表是一种统称，其原则是表格内不能有竖框线，相同内容之间不能有横框线。一个完整的三线表应该包括表格标题、表格主体和备注。表格主体内通常包含变量、分组、例数、数值、统计量和*P*值等元素（图4–11）。

三线表通常用来表示较多的数据，如患者的基线资料、实验室数据、手术资料等，通过三线表能够比较清晰地列举所有的数据信息。

三线表的标题通常是表格主要内容的总结，通常用名词短语表示，如图4–11中"Clinical characteristics of colorectal cancer, adenomatous polyp, and control groups"（结直肠癌组、腺瘤性息肉组、对照组的临床资料），图4–5中"Diagnostic performances of MPV, MPV/PC, NLR and PLR for distinguishing colorectal cancer from an adenomatous polyp"（用于区分结直肠癌和腺瘤性息肉的指标MPV、MPV/PC、NLR及PLR的诊断性能）。

三线表的主体内容就是各种变量的数据展示，纵标题通常是各种变量，注意不要遗漏单位；横标题是分组或主要指标信息（统计量、*P*值），组别注意不要遗漏样本例数（*n*）。表格主体内为数据展示，满足正态分布的计量资料用均数±标准差表示，不满足正态分布的计量资料用中位数（下四分位数，上四分位数）表示，计数资料通常用例数（百分比）表示。表格的备注信息通常包括词汇的缩写信息及统计值的备注信息。

我们通常用Word绘制三线表，在文档主选项卡开始设置区，选择"插入"，选择"表格"，快速插入三线表。根据横栏和纵栏的数目决定插入"行数×列数"的三线表，然后再删除不必要的框线，在表格中填入内容即可。三线表的绘制可以在文章架构时完成，如果已经明确分组、临床资料的信息，就可以制作基线资料的三线表；如果明

标题 → **Table 1** Clinical characteristics of colorectal cancer, adenomatous polyp, and control groups → 表格上框线

Parameters	Colorectal cancer group (n = 186)	Adenomatous polyp group (n = 132)	Control group (n = 108)	p-value
Age (years)	54.56 ± 12.18	52.55 ± 12.16	53.34 ± 14.18	0.369
Male (%)	111 (59.7%)	79 (59.8%)	65 (60.2%)	0.996
WBC (10^9/L)	6.77 ± 1.64^a	6.32 ± 1.61	6.23 ± 1.02^c	0.003
RBC (10^{12}/L)	4.42 ± 0.63^a	4.78 ± 0.72	4.73 ± 0.42^c	< 0.001
Hb (g/L)	121.27 ± 23.07^a	132.12 ± 20.03^b	142.47 ± 11.80^c	< 0.001
Neutrophil (10^9/L)	3.92 ± 1.26^a	3.57 ± 1.26	3.40 ± 0.79^c	< 0.001
Lymphocyte (10^9/L)	1.99 ± 0.58	1.99 ± 0.60^b	2.18 ± 0.51^c	0.010
Monocyte (10^9/L)	0.53 ± 0.19	0.50 ± 0.17^b	0.45 ± 0.15^c	0.001
Platelet count (10^9/L)	279.80 ± 80.56^a	223.89 ± 42.59^b	207.83 ± 37.40^c	< 0.001
MPV (fl)	8.48 ± 1.10^a	8.83 ± 0.90	8.98 ± 0.77^c	< 0.001
MPV/PC	0.0330 ± 0.0112^a	0.0411 ± 0.0112^b	0.0447 ± 0.0096^c	< 0.001
NLR	1.98 (1.50–2.51)^a	1.67 (1.37–2.27)^b	1.51 (1.24–1.92)^c	< 0.001
PLR	140.26 (107.11–182.96)^a	113.03(90.98–143.81)^b	94.55 (76.62–116.42)^c	< 0.001

标题下框线　主体　表格下框线

备注 → *WBC* white blood cells, *Hb* hemoglobin, *MPV* mean platelet volume, *MPV/PC* the ratio between MPV and platelet count, *NLR* neutrophil to lymphocyte ratio, *PLR* platelet to lymphocyte ratio

[a]Colorectal cancer group vs. adenomatous polyp group ($p < 0.05$)

[b]Adenomatous polyp group vs. control group ($p < 0.05$)

[c]Colorectal cancer group vs. control group ($p < 0.05$)

▲ 图 4–11　一个典型的三线表组成

确评估措施的信息，就可以制作结果的三线表。三线表绘制完成后，就可以根据三线表的内容制作数据收集表，进行下一步的数据采集工作，数据收集完成并统计分析后，即可把输出的结果填入三线表内，这时的三线表就是一个完整的三线表，是论文的一部分重要内容。

（王　擎　郭轶斌）

参考文献

[1] Hillerson D, Wool T, Ogunbayo GO, et al. Incidental coronary artery calcification and stroke risk in patients with atrial fibrillation [J]. AJR American journal of roentgenology, 2020, 215(2):344-350.

[2] Wu YY, Zhang X, Qin YY, et al. Mean platelet volume/platelet count ratio in colorectal cancer: a retrospective clinical study [J]. BMC cancer, 2019, 19(1):314.

[3] Tsuneyoshi H, Komiya T, Kadota K, et al. Coronary artery bypass surgery is superior to second generation drug-eluting stents in three-vessel coronary artery disease: a propensity score matched analysis [J]. European journal of cardio-thoracic surgery: official journal of the European Association for Cardio-thoracic Surgery, 2017, 52(3):462-468.

[4] Jing N, Ma MW, Gao XS, et al. Development and validation of a prognostic nomogram for patients with triple-negative breast cancer with histology of infiltrating duct carcinoma. [J] Annals of translational medicine, 2020, 8(21):1447.

第 5 章　数据的收集、录入及整理

如果说完成一项临床回归性研究，选题是基础（决定研究的新颖性和可行性），架构是前提（决定了研究的整体结构和内容），那么数据则是一个研究的核心。一份高质量的、完整的、可分析的数据，能够保证研究结论的可信。相反，如果数据质量很低、数据不完整，或者数据无法进一步进行统计学分析，那么这项研究很难进行下去，并且研究的结论也很难令人信服。尤其是对于回顾性研究而言，收集数据是整个研究最耗时、最复杂的过程。如果数据收集的质量都不能保证，那么整个回顾性研究的质量也非常堪忧。1957年11月10日，一篇报纸文章介绍了美国陆军的数学家所做的计算机工作，其中一名军队专家威廉・梅林解释说，计算机自己不能思考，因此输入粗劣的数据将不可避免地产生错误的输出，这就是所谓的“garbage in, garbage out”说法。临床回顾性研究也是如此，如果数据质量不行，“garbage in”，那么得到的结果和结论可信度肯定不高，也就是“garbage out”。本章将介绍回顾性研究数据收集的方法、数据收集表的制作、数据录入及数据整理的方法，并将讲解数据缺失的处理方法。

一、数据收集的方法

我们要获得临床回顾性研究的数据，通常有三种途径，即医院数据库、个人收集和公开数据库，三种方法各有优势和劣势，进行回顾性研究时，应该根据自己的选题及研究设计选择合适的数据来源，也可以将上述数据来源相结合，例如可以通过SEER数据库建立非小细胞肺癌患者的预后预测模型，再通过医院数据库验证模型的准确性。三种数据收集方法的比较见表5-1。

第一种方法，即从医院数据库获得数据。一些临床科研优势比较大的医院或临床科

表 5-1 不同数据获取方法的比较

项　目	个人收集数据	医院数据库	公开数据库
方法	个人根据研究设计制作数据收集表，通过电子病历系统等手动录入数据	获得医院或者科室数据库权限，根据需求直接导出数据	根据研究对象范围，从网上对应的公开数据库导出数据
优点	数据更为全面 根据需要收集不同数据	数据收集较为方便 数据为独家所有	数据量较大 数据采集非常方便
缺点	工作量大，操作繁琐 部分数据可能会有缺失	顶尖三甲医院、优势学科具备，成本较高	局限于某种或某类疾病 数据种类不全 数据挖掘过于充分
例证	回顾性分析单中心 57 例寡转移Ⅳ期肺癌患者外科手术治疗的长期预后	利用医院前瞻性研究数据库，导出数据 470 例患者进行 PSM 后，比较机器人手术、胸腔镜手术及开胸手术治疗Ⅰ期非小细胞肺癌的长期疗效	通过 SEER 数据库 44 880 例非小细胞肺癌患者的资料，建立非小细胞肺癌的死亡率预测列线图模型

室，会建立有自己的临床数据库，里面有门诊患者或住院患者的信息。通过医院自己的数据库可以导出所需要的数据，再进行分析。从医院数据库获得临床数据的优势在于，数据导出比较方便，数据量相对较大；但医院数据库的信息针对性可能不强，对于某些特定指标或结果没有记录，这时就需要额外进行收集和补充。另外，很多医院和科室都不具备医院数据库，或者没有条件搭建，这时就需要自己收集数据，或者从网上的公开数据库收集数据。

第二种方法，即通过数据收集表收集数据。我们可以根据选题及文章架构的内容，设计数据收集表，收集相关数据。把需要收集的信息作为Excel数据收集表的表头，如序号、住院号、姓名、性别、年龄、分组、住院时间等。根据入组标准和排除标准筛选出符合条件的患者列表，再通过医院电子病历系统、检验系统、影像系统及病理结果查询系统，得到纳入研究的患者数据，并填入数据收集表，完成数据的收集。个人收集数据的优势在于针对性比较强，可以根据需求收集不同的数据，数据更为全面；但个人收集数据繁琐、耗时，而且收集过程中可能出现录入错误及数据缺失的情况，数据的质量无法保证。本章将在随后两节介绍个人收集数据的方法。

第三种方法，即通过网上的公开数据库获取数据。一些国家的卫生部门或公立医疗机构会在互联网建立公开的数据库，面向所有人开放，我们可以从中获得一些公开的数据进行分析和研究，并撰写SCI论文。目前发表论文比较多的临床公开数据库包括SEER数据库、MIMIC数据库、NHANES数据库等。不同数据库的注册、数据下载、数据整理方法不尽相同，并且数据库会经常更新，这里不过多赘述，具体使用方法可以在网上查找相关教程。公开数据库优势在于数据量较大，时间跨度范围较广，进行统计分析时有比较高的权重值，容易发现阳性结果。公开数据库内容获取方便，通常在注册后可以直接下载数据表格，进行简单的筛选和整理后，即可用于分析。但是，公开数据库内容固定，很多时候缺乏研究时所感兴趣的信息，并且由于信息公开，很多内容已经被挖掘和发表，因此选题容易与既往研究相重复。

二、数据收集表的制作

1. 数据收集表的概念

数据收集表（data table）是指包含有患者数据信息的表格，通常行表示数据条目，列表示数据内容，常用的数据收集表用Excel表格制作。数据收集表行内容通常可以分为序号、ID（住院号、识别号、姓名）等基本信息，性别、年龄、民族、身高、体重等基本的人口统计学信息，诊断、并发症、病理学结果、实验室检查、影像学检查等基线资料，干预措施、干预时间等治疗资料，以及短期疗效、并发症发生率等疗效资料，还有长期随访结果的随访资料。我们需要在架构文章时，参考既往研究来设计好需要收集的信息和资料，并根据研究设计制作数据收集表，确保数据收集的完整。图5-1为简单的数据收集表示例。

	A	B	C	D	E	F	G	H	I
1	No	Hospital Num	Group(CABG=1,P	Name	Age (y)	Gender(male=1,female=0)	NYHA grade	DM	Hypertension
2	1	560789	1	王一	41	1	1	1	0
3	2	657092	1	李二	65	0	2	1	0
4	3	121412	1	张三	34	1	3	1	0
5	4	752341	2	赵四	78	1	4	1	0
6	5	863431	2	钱五	49	0	2	1	1

▲ 图 5-1 简单的数据收集表示例

2. 数据收集表的内容

这里仍旧以“Coronary artery bypass surgery is superior to second generation drug-eluting stents in three-vessel coronary artery disease: a propensity score matched analysis”这篇文章为例，分析说明如何在研究架构的基础上设计数据收集表。

(1) 基本信息：基本信息主要用来识别患者的身份，如姓名、身份证号、住院号、研究序号、分组信息等。需要注意的是，在数据量比较大时，患者姓名有可能重复，同一个患者有可能住院两次，所以姓名、住院号都不能作为患者的唯一识别代码，这时就需要一个唯一识别码，如身份证号、研究编号，用来识别患者身份和信息。基本信息的内容通常不用来进行统计分析，也不作为分析结果体现在最终的图表中。本文的基本信息包括序号（No.）、住院号（Hospital Num）、组别（Group）和姓名（Name）。

(2) 人口统计学（demographical data）：人口统计学资料通常包括性别、民族、年龄、身高、体重、体重指数（BMI）、职业、婚姻、文化水平和收入等信息，根据研究需要确定要统计的人口统计学信息的内容。临床回顾性研究主要需要统计性别、年龄、民族、体重指数。本文的人口统计学信息主要包括性别（gender）和年龄（age）。

(3) 基线资料（baseline characteristics）：基线资料是指患者在治疗或者干预措施前的临床资料，如合并症（糖尿病、高血压等）、既往疾病、疾病分级分期、实验室检查、影像学检查、各种评分等内容。本文的基线资料包括吸烟状态、糖尿病、高血压、高脂血症、eGFR和SYNTAX评分等内容（图5–2）。

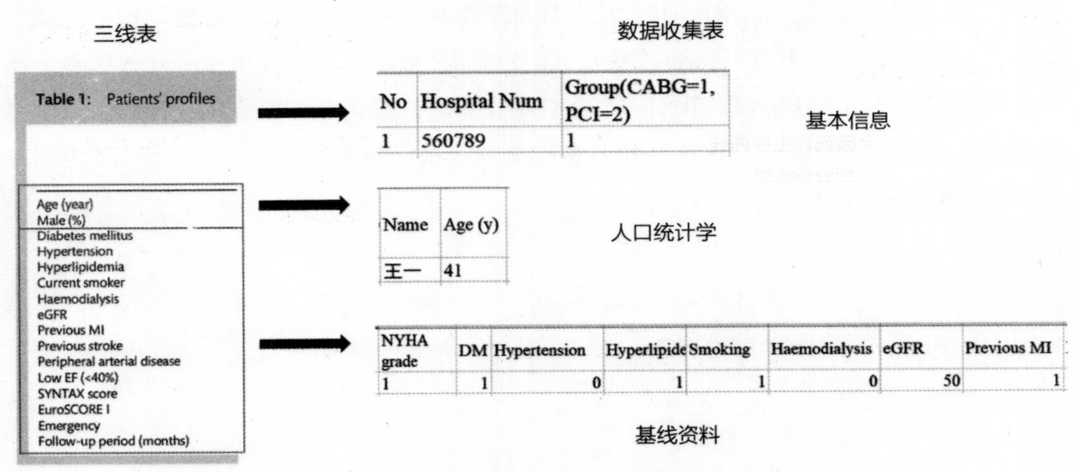

No	Hospital Num	Group(CABG=1, PCI=2)
1	560789	1

Name	Age (y)
王一	41

NYHA grade	DM	Hypertension	Hyperlipide	Smoking	Haemodialysis	eGFR	Previous MI
1	1	0	1	1	0	50	1

▲ 图 5–2　数据收集表中的基本信息、人口统计学、基线资料

(4) 治疗数据：治疗数据是指治疗措施本身的相关数据，如本文所比较的冠状动脉旁路移植术（CABG）和介入治疗（PCI）的相关数据，CABG数据包括移植血管数、目标血管和移植血管种类等，PCI数据包括支架数量、PCI分期和2代洗脱支架比例等（图5–3）。

(5) 短期疗效：短期疗效通常是指住院期间的疗效指标，不需要通过出院随访获得。这些指标既包括住院时间、住院死亡率和住院并发症发生率，也包括手术相关指标，如手术时间、术中失血量、术后引流量、术后VAS评分等。该研究中没有短期疗效指标，而是术后随访的指标。

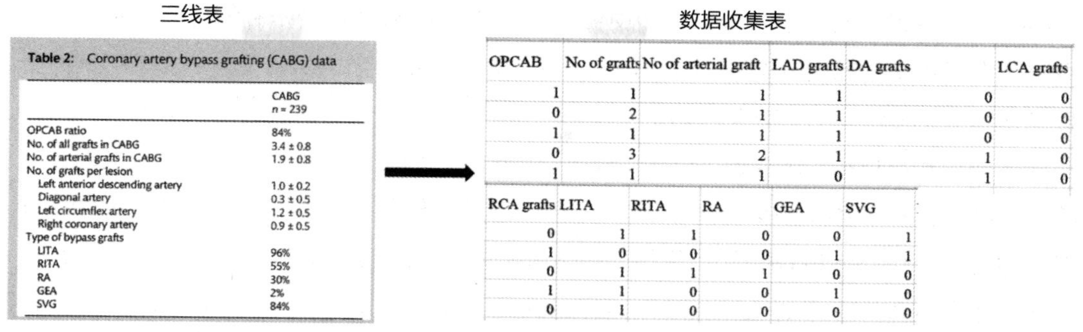
三线表

Table 2: Coronary artery bypass grafting (CABG) data

	CABG n = 239
OPCAB ratio	84%
No. of all grafts in CABG	3.4 ± 0.8
No. of arterial grafts in CABG	1.9 ± 0.8
No. of grafts per lesion	
Left anterior descending artery	1.0 ± 0.2
Diagonal artery	0.3 ± 0.5
Left circumflex artery	1.2 ± 0.5
Right coronary artery	0.9 ± 0.5
Type of bypass grafts	
LITA	96%
RITA	55%
RA	30%
GEA	2%
SVG	84%

数据收集表

OPCAB	No of grafts	No of arterial graft	LAD grafts	DA grafts	LCA grafts
1	1	1	1	0	0
0	2	1	1	0	0
1	1	1	1	0	0
0	3	2	1	1	0
1	1	1	0	1	0

RCA grafts	LITA	RITA	RA	GEA	SVG
0	1	1	0	0	1
1	0	0	0	1	1
0	1	1	1	0	0
1	1	0	0	1	0
0	1	0	0	0	0

▲ **图 5-3　数据收集表中治疗相关数据**

(6) 随访数据：随访数据是指患者出院后通过随访获得临床资料，如术后总体生存情况（overall survival）、无进展生存（progression free survival，PFS）、复发情况、并发症发生情况、随访时间等。随访资料通常属于生存资料，需要记录事件是否发生及发生的时间。本文中的随访数据为全因死亡、心源性死亡的发生情况、主要并发症的发生情况（包括心肌梗死、卒中），以及目标血管再血管治疗（图5-4）。

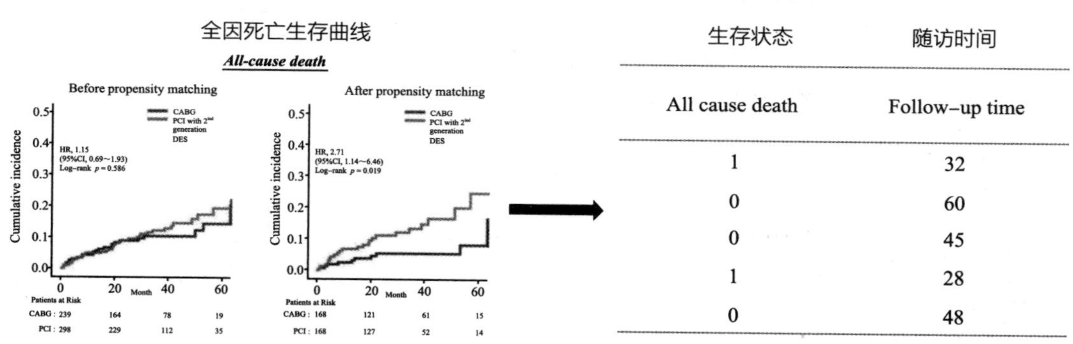

生存状态	随访时间
All cause death	Follow-up time
1	32
0	60
0	45
1	28
0	48

▲ **图 5-4　数据收集表中的随访数据**

3. 数据收集表的格式

在数据收集的过程中，应特别注意数据的格式。不同数据类型对应不同的分析方法。在数据收集过程中我们应该根据不同的数据类型填入相应的数据，防止在后续数据筛选、数据整理、统计分析的过程中出现错误。

可以把常用的数据类型分为三类，即计量资料、分类资料和时间-事件资料（time-to-event data）。三类资料的详细定义可参考“第6章　临床回顾性研究统计分析概述”和“第10章　生存分析及SPSS软件实现”内容。不同资料类型的数据记录格式不同（图5-5）。

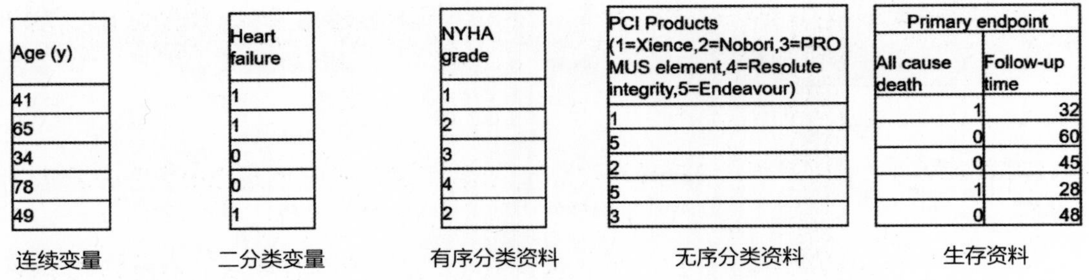

▲ **图 5–5　数据收集表中的数据类型及格式**

(1) 计量资料：计量资料是指监测每个研究个体的某项指标的大小而获得的资料，表现为数值大小，一般都度量衡单位。常见的年龄、白细胞计数、BMI指数都是计量资料，表现为数值大小，可以用平均数 ± 标准差或者中位数、四分位数表示。在用数据收集表记录计量资料时，应当直接录入原始数据，并尽可能保留原始数据的小数位数。例如，血常规中记录的白细胞计数为3.81 × 10^9/L，原始记录表中即应该记录为3.81。

(2) 计数资料：计数资料是将全体观察单位按照某种性质或特征分组，然后再分别清点各组观察单位的个数获得的资料，因而又称定性资料或分类资料。例如，常见的性别、病理分化程度、手术方式、手术器械等资料。根据种类数及是否有序，计数资料又可以分为二分类资料、无序分类资料和有序分类资料。性别就是二分类资料，在数据收集表中可以用0和1表示，并且需要在表头中将男女分别定义为1和0。并发症的有和无也是二分类资料，例如并发心力衰竭在“Heart failure”一栏记为1，无心力衰竭记为0。NYHA心功能分级属于有序分类资料，可分为Ⅰ级、Ⅱ级、Ⅲ级、Ⅳ级，分别记录为1、2、3、4。无序分类资料是指分类数≥3，且各个分类之间没有等级和次序关系，例如肺癌手术方式分为亚肺叶切除、肺叶切除、全肺切除，本文中PCI使用的支架品牌也是无序分类资料。无序分类资料可以用不同的数字代表不同分类，如果分类较多也可以直接用原始记录代替。

(3) 生存资料：生存资料是一种特殊类型的资料，包含有生存状态和随访时间两个要素。例如，肿瘤研究中所记录的无进展生存情况（PFS），患者的数据包括是否进展或死亡（0或1），以及PFS对应的随访时间（个月），如此患者第12个月时发生了肿瘤转移，则PFS状态应为1，随访时间应为12。本文中的生存资料是全因死亡情况，包括患者生存状态和随访时间。

三、数据的收集及整理

1. 原始数据收集

完成数据收集表的制作后，即可进行数据收集。在数据收集的过程中需要注意以下问题。

(1) 尽量记录原始数据：在记录患者的数据时，应尽量保证数据的完整和原始状态，这样能够确保信息的准确和全面，在记录的过程中避免对数据进行降维。所谓的降维是指将计量资料变为分类资料，将有序分类资料变为无序分类资料或二分类资料。在数据降维的过程中会伴有信息不可逆的丢失（图5-6），例如，年龄记录为59岁为原始数据，将其分为有序分类资料（0—30岁、31—60岁、61—80岁、≥81岁），记录为31—60岁，即为数据降维。如果再将其分为＜50岁、≥50岁二分类资料，即又一次降维（图5-6）。收集资料的过程中，出现一些特殊情况时，也应当在数据条目后进行备注。例如，本研究中需要比较两组患者全因死亡状态，我们收集患者生存状态时，应该详细记录患者目前的状态，是否生存或死亡；如果已经死亡，应记录是何种原因导致的死亡。

(2) 确保数据的真实准确：在收集数据的过程中，经常会遇到数据丢失的情况，这时候一定要真实地反映在数据收集表中，而不能伪造数据。一个伪造的数据就可能让研究结论变得不可信。另外，从患者的电子病历系统获取数据，一些数据的真实性可能存疑，尤其是一些主观性比较强的数据，如患者痛觉模拟评分（VAS）等。如果不能确定数据的真实，那就不要记录和使用这些数据。在遇到数据缺失的情况时，可以尝试联系

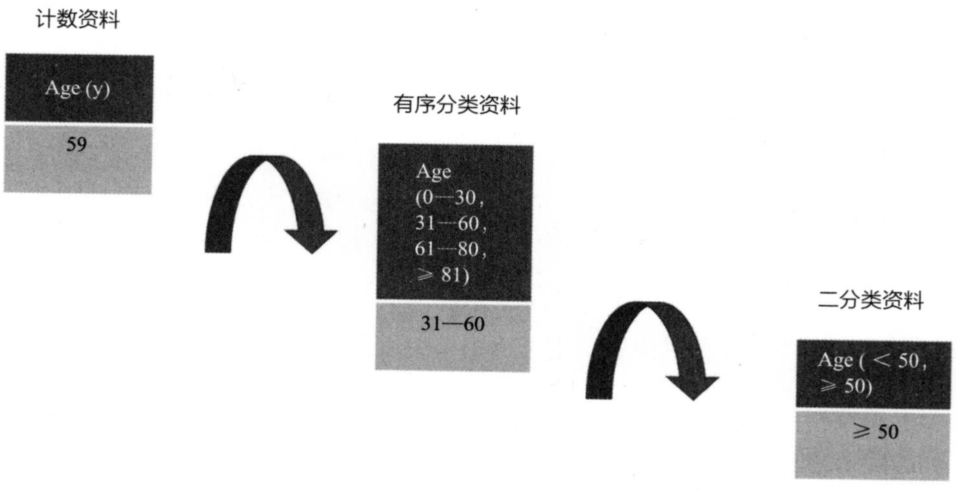

计数资料

Age (y)

59

有序分类资料

Age (0—30, 31—60, 61—80, ≥ 81)

31—60

二分类资料

Age (< 50, ≥ 50)

≥ 50

▲ 图 5-6　计量资料降维过程伴随着数据丢失

患者或查询资料以补足数据；如果实在拿不到真实数据，就在数据收集表中填入缺失，不要留空白。

2. 数据的清洗和整理

数据的清洗和整理是指把原始数据整理成可以进行统计学分析的数据格式。我们将原始数据另存为一个Excel文件进行数据清洗，原始数据一定要保存好，可用于文章投稿后的数据审查和备份。数据清洗的步骤如下。

(1) 变量的确定：原始数据中各个变量名可能是中文，这时候需要改为英文或英文缩写，这样方便导入各类统计软件进行分析。例如，姓名改为“Name”，住院号改为“Hospital No.”，高血压改为“HBP”等。同时，还应根据变量的类型，进行充分的备注说明，如性别“Gender（male = 1，female = 0）”。计量资料还应该备注单位，如“Age（y）”“Height（cm）”。这样别人在拿到这张数据表时能够明白每一个数字的含义，并保证不会丢失信息。对于非缺失数据但该变量患者无须填入数据的情况，可以填入“NA（not applicable）”表示，可与缺失数据相区分。

(2) 格式的统一：由于统计软件只能处理数字信息，原始记录里的文字信息都应根据变量栏里的备注信息，将其转换为数字信息。例如，男性设为1，女性设为0；生存设为0，死亡设为1；有高血压设为1，无高血压设为0。另外，对于一些时间信息，如入院时间、手术时间等，应改为统一的格式，如2020年10月2日、10–02–2020 或 2020–Oct–02等可统一设为2020–10–02。

(3) 缺失的处理：原始表格中存在缺失数据时，可改为空白，方便进入SPSS软件后进行进一步的处理。对于缺失数据比较多的患者信息，可以选择删除；但删除患者可能导致样本量缺失和选择偏移，应当非常慎重。

3. SPSS数据的导入

(1) SPSS软件介绍：全称统计产品与服务解决方案软件（Statistical Product and Service Solutions，SPSS），是IBM公司推出的一款于统计学分析运算、数据挖掘、预测分析和决策支持任务的软件产品。与其他统计学软件相比，SPSS是一款使用图形式菜单驱动界面的统计软件，操作方便，功能强大，能够满足大部分基本统计需要。另外，SPSS可以直接导入和导出Excel数据，进行统计分析后可以输出统计分析结果和图表，操作方式对统计学初学者较为友好。图5–7所示为SPSS26.0主操作界面，主操作界面由菜单栏、快捷栏和数据栏构成。本书所述的绝大部分统计分析均由SPSS软件操作完成。

(2) SPSS导入数据：通过Excel数据表收集好数据后并进行了初步清洗和整理后，就可以把数据导入SPSS中，进行进一步的数据处理和统计分析。具体的步骤为文件→

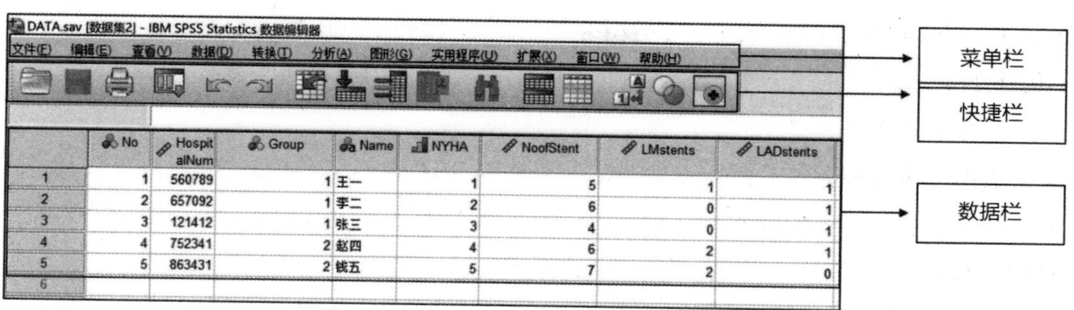

▲ 图 5-7　SPSS 主操作页面

导入数据→Excel，之后会弹出一个对话窗口，可以根据个人的需要勾选选项，再点击“确定”即可（图5-8）。

(3) SPSS变量设定：数据导入后，需要对数据中的变量进行调整。SPSS窗口左下角可以看到“数据视图”和“变量视图”，点击“变量视图”进入变量编辑页面（图5-9）。一个变量包括以下属性。

① 名称：变量的名称，不能和其他变量重复，必须为英文，且不能有空格。

② 类型：一般选择数字，出现姓名等中文情况可改为字符串。

③ 宽度：指变量的长度，根据不同变量的情况确定。字符变量则是字母数字每一个占1个宽度单位，中文字一个字占2个宽度单位。例如，身高为162.23，则是6个单位的宽度，小数点算1个宽度单位；如果性别为“男”，这个字就占2个单位。

④ 小数位数：指小数点后的小数位数，可以根据原始数据中的小数位数确定，也可以根据其他参考文献中这个变量的小数位数确定。

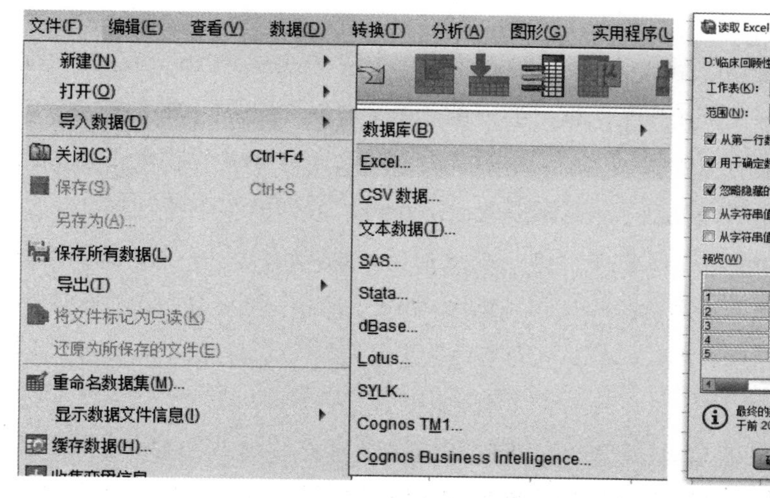

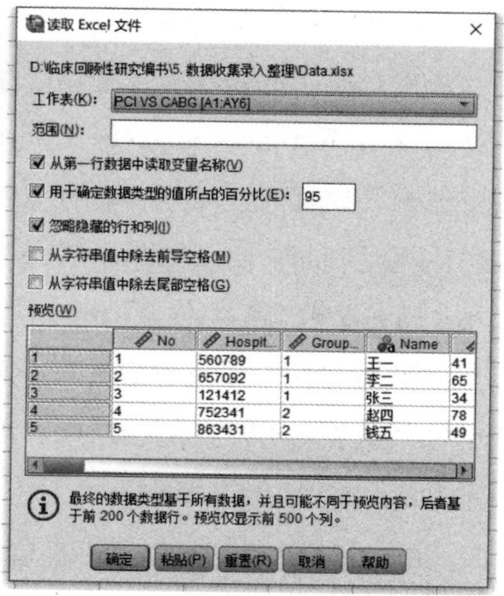

▲ 图 5-8　SPSS 导入 Excel 数据步骤

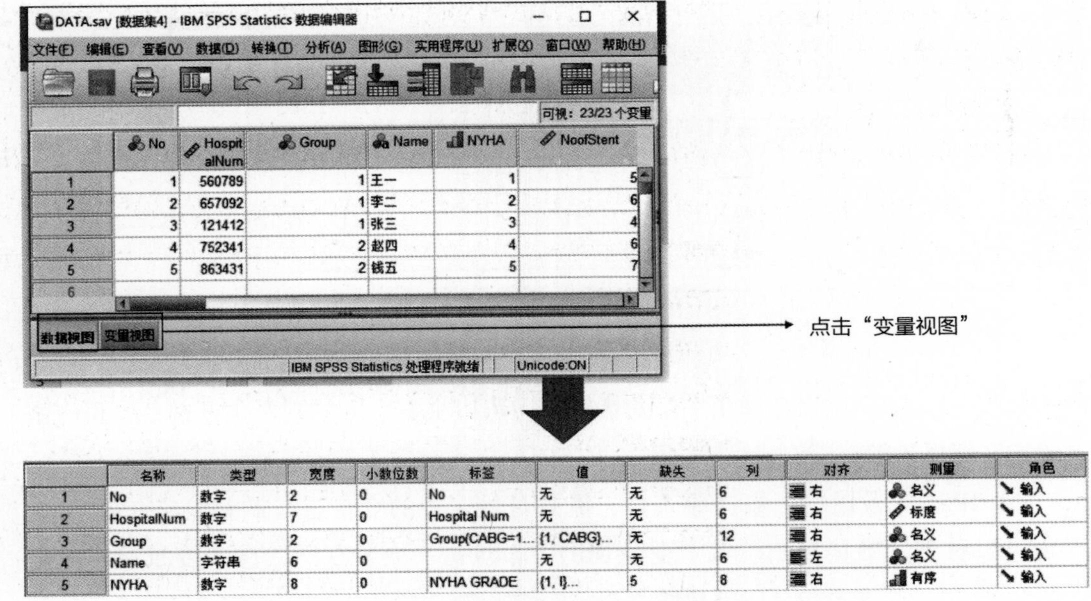

	名称	类型	宽度	小数位数	标签	值	缺失	列	对齐	测量	角色
1	No	数字	2	0	No	无	无	6	右	名义	输入
2	HospitalNum	数字	7	0	Hospital Num	无	无	6	右	标度	输入
3	Group	数字	2	0	Group(CABG=1...	{1, CABG}...	无	12	右	名义	输入
4	Name	字符串	6	0		无	无	6	左	名义	输入
5	NYHA	数字	8	0	NYHA GRADE	{1, I}...	5	8	右	有序	输入

▲ 图 5–9　SPSS 进入变量视图界面

⑤ 标签：指这个变量在统计分析过程中出现的名称，可以与其他变量重复，可以带空格，也可以用来识别变量。

⑥ 值：对于分类变量，可以定义不同的值对应的标签，例如“Group”这个变量，可以定义数值1代表CABG组，数值2代表PCI组。

⑦ 缺失：对于有缺失数据的变量，可以在这里定义缺失值的范围。如果选择“无”，也可以在后续的缺失值处理中填补缺失值。

⑧ 列：指这一列的宽度。

⑨ 对齐：指这一栏的对齐方式，有左对齐、右对齐、居中对齐。

⑩ 测量：SPSS设定的变量类型有三种，即名义、有序和标度，分别对应前面所说的无序分类资料、有序分类资料和计量资料。数据导入后，应根据变量的资料类型选择合适的测量。例如，年龄为计量资料，所以测量选择“标度”；性别为分类资料，所以选择“名义”；NYHA心功能分级为有序资料，所以选择“有序”。

⑪ 角色：一般选择输入。

四、缺失数据的处理

数据缺失是指在进行临床研究的过程中，由于患者随访失访、原始数据空缺、检验检查未完成、数据收集失误、临床试验中途患者退出等各种原因，导致变量数据空缺。数据缺失不可避免，关键是如何合理地处理缺失数据。

1. 数据缺失机制的分类

数据缺失的机制可以分为三类，即完全随机缺失（missing completely at random，MCAR）、随机缺失（missing at random，MAR）和非随机缺失（missing not at random，MNAR），三者的定义和区别见表5-2。

表 5-2　完全随机缺失、随机缺失、非随机缺失的比较

项　目	完全随机缺失	随机缺失	非随机缺失
定义	数据缺失完全是随机的，与个案的其他变量无关	数据缺失不完全随机，可能与个案的其他变量相关	数据缺失不随机，缺失的数据存在某种共同特征
举例	由于入院登记遗漏，某些患者的身高体重信息缺失	肿瘤患者随访过程中失访，导致随访数据缺失	测量仪器故障，导致血压高于140mmHg 的数据全部缺失
个案删除	可以	不可以	不可以
处理原则	可以采用个案删除 缺失值填补	缺失值分析 敏感性分析 缺失值填补	缺失值分析 敏感性分析 缺失值填补

2. 缺失数据的分析

当原始数据缺失较多时，可以采用缺失值分析的方法，分析数据中缺失的情况。如果缺失数据较多（一般认为大于10%），直接进行统计分析可能导致统计偏倚，影响统计结果；因此，要对缺失数据进行分析，判断缺失情况。

选择“分析→缺失值分析”（图5-10），在弹出窗口中，根据不同变量类型分别把变量选入定量变量、分类变量中，把个案序号变量选入个案标签，点击“确定”（图5-11），即可在结果中看到不同变量的数据缺失情况，结果见表5-3。

3. 缺失数据的处理

缺失数据的处理有两种方法，即简单删除和缺失插补。

(1) 简单删除法：对于缺失值不多（一般要求小于10%），并且缺失数据均为完全随机缺失或随机缺失数据，在删除后对于整体影响不大的情况下，可以删除缺失数据的个案。

(2) 缺失插补：缺失插补的方法有临近点平均值法、序列平均值法、回归估计值法、期望最大化法和多重插补法。目前比较常用的方法是多重插补法，多重插补思想来源于贝叶斯估计，其认为待插补的值是随机的，来源于已观测到的值。具体实践中通常是估计出待插补的值，然后再加上不同的噪声，形成多组可选插补值。根据某种

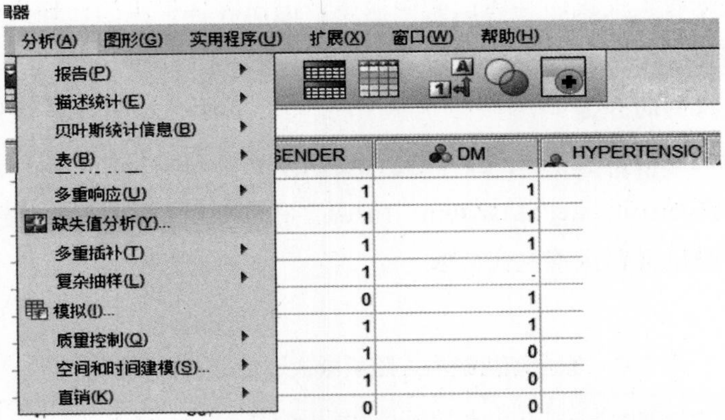

▲ 图 5-10　SPSS 缺失值分析的步骤

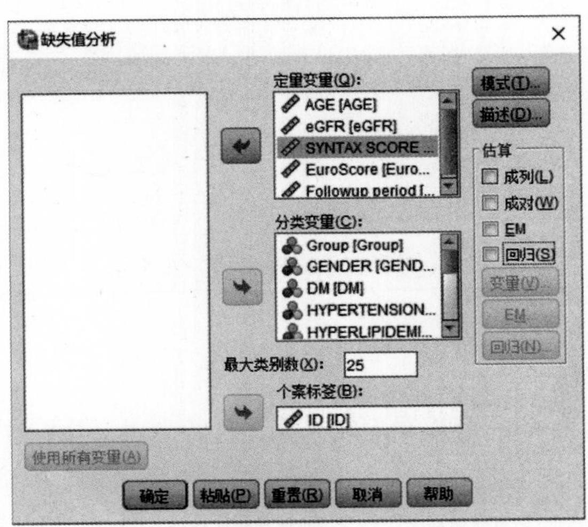

▲ 图 5-11　SPSS 缺失值分析的步骤

表 5-3　SPSS 缺失值分析的结果（单变量统计）

	个案数	平均值	标准偏差	缺失		极值数[a]	
				计　数	百分比(%)	低	高
AGE	527	70.35	9.983	10	1.9	1	2
eGFR	524	58.419	25.4093	13	2.4	0	0
SYNTAXSCORE	537	28.17	8.704	0	.0	1	2
EuroScore	537	6.56	4.253	0	.0	0	12
Followupperiod	537	33.94	17.904	0	.0	0	3

选择依据，选取最合适的插补值。SPSS可以使用多重插补补充缺失数据，点击“分析”→“多重插补”→“插补缺失数据值”（图5-12），进入多重插补菜单，把存在缺失数据需要插补的变量选入模型中，插补默认是5，指生成几个插补模型，创建新数据集名称后，点击“确定”（图5-13）。SPSS会形成一个新的数据集，数据集中缺失值均被填补，同时标黄以示区别，可以在右上角选择不同插补数据集，根据需要另存为新的数据集即可（图5-14）。

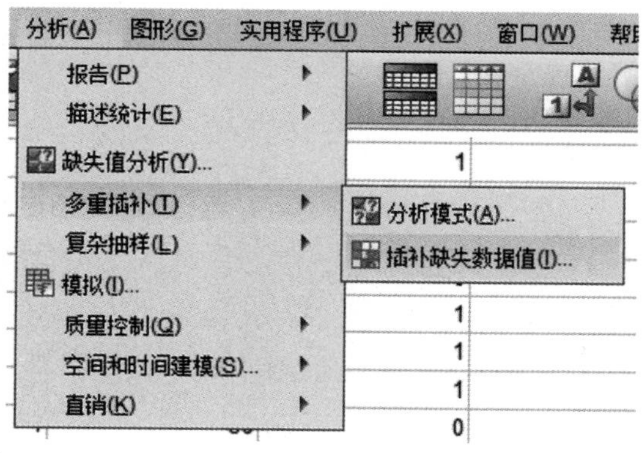

▲ 图 5-12　SPSS 多重插补步骤

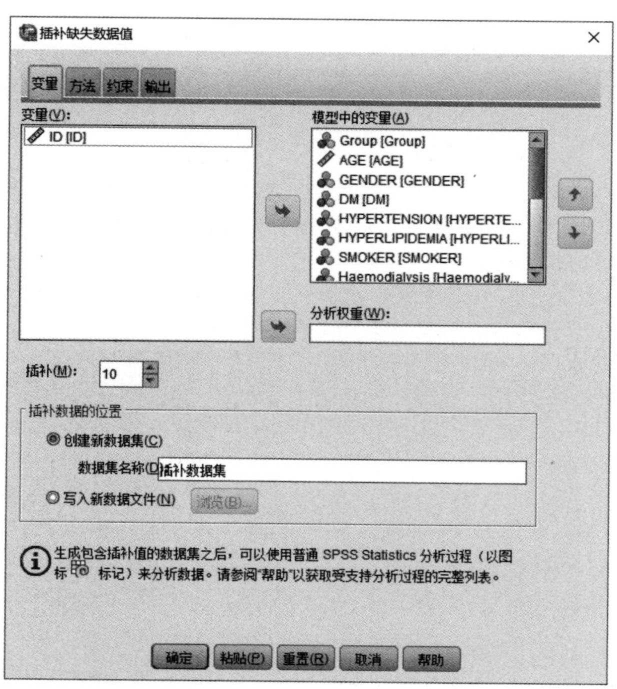

▲ 图 5-13　SPSS 多重插补选择菜单

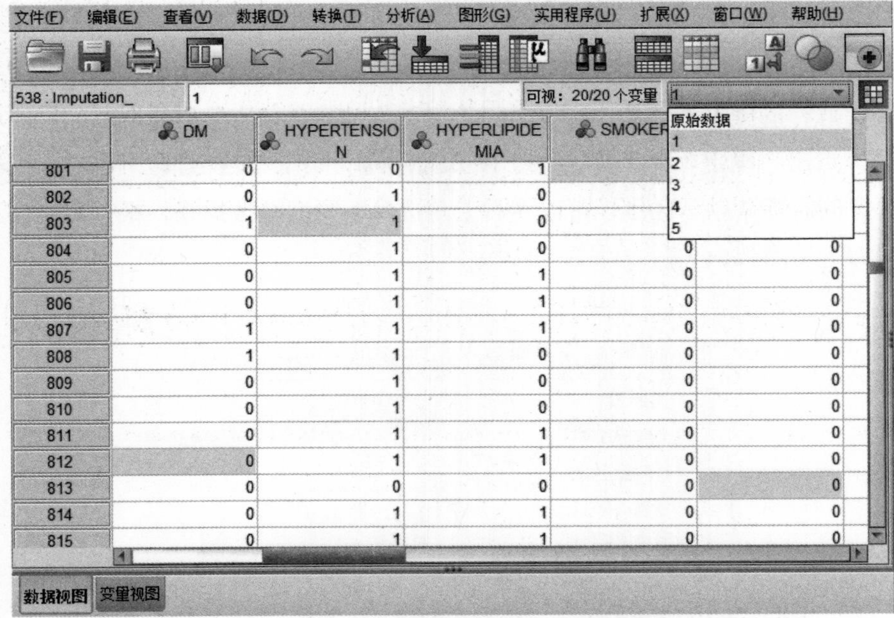

▲ **图 5-14　SPSS 新生成的插补数据集**

（王　擎　郭轶斌）

参考文献

[1] Yang HX, Woo KM, Sima CS, et al. Long-term survival based on the surgical approach to lobectomy for clinical stage I nonsmall cell lung cancer: Comparison of robotic, video-assisted thoracic surgery, and thoracotomy lobectomy [J]. Annals of surgery, 2017, 265(2):431-437.

[2] Monica C, Luca B, Giulia S, et al. Lung cancer surgery in oligometastatic patients: outcome and survival[J]. European Journal of Cardio-Thoracic Surgery, 2020, 57(6):1173-1180.

[3] Jia B, Zheng Q, Wang J, et al. A nomogram model to predict death rate among non-small cell lung cancer (NSCLC) patients with surgery in surveillance, epidemiology, and end results (SEER) database [J]. BMC cancer, 2020, 20(1):666.

[4] Tsuneyoshi H, Komiya T, Kadota K, et al. Coronary artery bypass surgery is superior to second generation drug-eluting stents in three-vessel coronary artery disease: a propensity score matched analysis [J]. European journal of cardio-thoracic surgery: official journal of the European Association for Cardio-thoracic Surgery, 2017, 52(3):462-468.

第二篇　临床回顾性研究常用统计学方法

第6章　临床回顾性研究统计分析概述

医学统计学就是运用概率论和数理统计原理、方法结合医药卫生工作的实际情况，阐述医学科研设计的基本原理，研究医学资料的收集、整理和分析的方法学总称。医学现象往往表现为随机现象（如患者接受某种治疗，有的有效，有的却无效），其数量表现，一方面受其本质规律的制约（治疗的确有效或无效），另一方面又受许多偶然因素（每一个患者对于该治疗的反应不同）的影响，而且往往偶然性掩盖了必然性，妨碍了人们对规律性的认识。医学上这种量的研究与必然性的揭示，只有借助于医学统计学才能完成。

例如，观察某抗高血压药对患者血压的影响。结果发现给药后，患者血压有所下降。但是，血压下降究竟是药物作用的结果、血压的正常波动，还是安慰剂的效应？这一过程中就有偶然因素的存在（血压波动、安慰剂效应），也有必然因素的存在（药物作用），这就需要我们设计临床研究方案验证这个结果，判断随机现象是偶然因素导致的还是必然因素导致的，在研究的整个过程中需要应用到医学统计学。

医学临床研究主要由五个阶段组成：研究选题、研究方案设计、研究方案实施、数据统计，以及最后的分析和总结。从科研方案的设计开始，就不可避免地要和统计学打交道。正如现代统计学奠基人之一、英国著名统计学家R. A. Fisher曾经说的那样，“To call in the statistician after the experiment is done may be no more than asking him to perform a postmortem examination he may be able to say what the experiment died of.”（当实验结束后寻求统计学家的帮助，就好像请他为实验进行尸检，统计学家可能会告诉你实验失败的原因）。因此，一个好的临床研究从一开始的研究设计就需要应用到统计学的方法和思想。

医学统计学知识广泛、内容庞杂，本书不可能完全介绍，仅介绍临床回顾性研究中常用的统计学方法和软件使用。本章将介绍一些统计学的基本概念、计量资料和计数资料的区别、统计描述和假设检验。

一、医学统计学的基本概念

1. 同质与变异

医学研究对象通常具有某种共性，即相同的状况或属性等，具有同质性（homogeneity）。例如所研究的对象处于相同的地区，年龄相近，罹患同一种疾病等。例如，当研究者对全国18周岁男性身高分布情况进行研究时，所有的研究对象都是中国人，年龄为18周岁，并且均为男性，他们之间是存在同质性的。对于同质的研究对象，其变量值之间的差异被称为变异（variation）。也就是说，研究对象虽然都是中国的18周岁男性，但他们的身高是不同的，存在着差异的。变异是医学研究领域的普遍现象，没有变异就没有统计学存在的基础。

2. 总体与样本

观察单位也称个体（individual），是研究中的基本单位。根据研究目的确定的同质观察对象的全体称为总体（population），它是同质的所有观察单位某个观察值的集合。总体可分为有限总体和无限总体。在医学研究中，为节省人力、物力、财力和时间，一般都采取从总体中抽取部分个体值进行研究。来自于总体的观察单位的观测值被称为样本（sample）（图6-1）。这种从总体抽取部分个体观察值的过程被称为抽样（sampling）。为保证样本的代表性，抽样应遵循随机化（randomization）的原则。样本中包含的个体观测值数量被称为样本的样本含量（sample size）。获取样本仅仅是手段，而通过样本信息来推断总体特征才是研究的目的。

3. 参数与统计量

总体中全部观测值所得特征值被称为参数（parameter）。参数是固定的常数，通常未知。一般使用希腊字母来表示，如总体均数μ、总体率π、总体的标准差σ、总体的Pearson相关系数ρ等。要准确地得到总体参数，需要对总体中所有个体进行观测，这往往难以实现，但可以通过对样本的观测对总体进行估计和推断。由样本获得的统计指标被称为统计量（statistic）。一般由英文字母表示，如样本均数$\bar{x}$、样本率P、样本标准差s、样本的Pearson相关系数r等。例如前文所述的药物治疗高血压的临床研究，所有高血压患者的血压水平就是参数，而随机抽取的100例高血压患者的血压水平就是统计量。

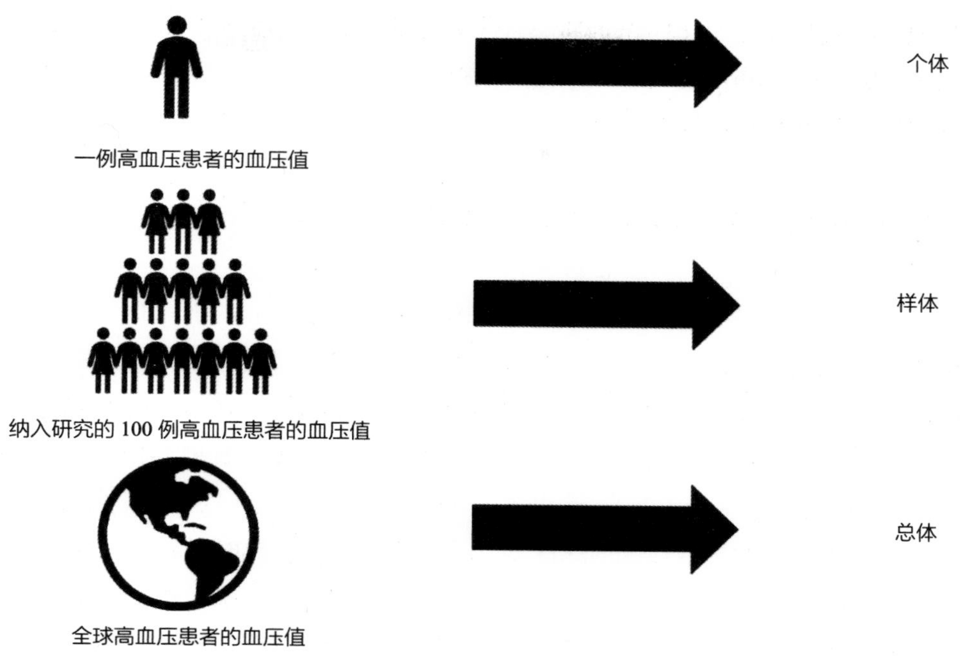

▲ 图 6-1　个体、样本和总体的概念

4. 误差

误差（error）指实测值和真值之差，可分为随机误差和非随机误差两大类，后者又可分为系统误差（systematic error）与非系统误差（nonsystematic error）。

随机误差是一类不恒定、随机变化的误差，由多种不能控制的因素引起的。抽样过程中由于抽样的偶然性而出现的抽样误差也是一种常见的随机误差。抽样误差主要体现在总体参数和样本统计量之间的差异，例如，随机抽取的100例高血压患者的血压水平与总体所有高血压患者血压水平之间的差别，即为抽样误差，是抽样过程中随机产生的误差。这个抽样误差体现为总体高血压均数μ和样本均数$\bar{x}$之间的差异，抽样误差的大小通常由标准误表示。

系统误差是实验过程中产生的，或恒定不变，或遵循一定的变化规律，其产生的原因往往是可知的或可掌握的。例如，由故障血压计测出的血压比正常测量的血压高10mmHg，那么所有样本的血压水平都要高出10mmHg，这个就是系统误差。

非系统误差是实验过程中研究者偶然失误造成的，例如抄错数字或点错小数点等，是可以通过认真检查来控制的。

5. 频率与概率

在相同的条件下，独立地重复n次实验（例如采用某种药物治疗多名患者），随机实验的某一结果A（如有效）出现了f次，则称f/n是结果A出现的频率（frequency）。在实验次数n逐渐增大过程中，频率会在一个常数附近摆动，称该常数为结果A出现的概率（probability），记作P。概率的取值在0～1，即$0<P<1$。当$P\leqslant0.05$时，表示一次实验或观察中，该结果发生的可能性很小，成为小概率事件（rare event）。小概率事件结合反证法构成了统计推断中假设检验方法的基本思想。

6. 标准差与标准误

在学习医学统计学过程中，常会使用标准差（standard deviation，SD）和标准误（standard error，SE），这两个概念非常容易混淆。标准差是离均差平方的算术平均数（即方差）的算术平方根，用σ表示。标准差也被称为标准偏差，在概率统计中最常使用作为统计分布程度上的测量依据。标准差越大，离散程度越大；标准差越小，离散程度越小。

标准误是多次抽样时样本均数的标准差，反映的是多次抽样时样本均数的离散程度，因此标准误能够体现抽样误差的大小。抽样误差越大，每次抽样的样本均数差异越大，离散程度也就越大，标准误也就越大。因此，标准误只有在抽样时才有意义。表6-1总结了标准差和标准误之间的区别和联系。

表 6-1　标准差和标准误的区别

项　目	标准差	标准误
概念	样本内部个体观察值之间的差值	多次抽样，样本均数的标准差
含义	反应个体观察值之间的差异	反应不同抽样样本均数之间的差异，即抽样误差大小
计算公式	$S=\sqrt{\frac{\sum(X-\bar{X})^2}{n-1}}$	$S_{\bar{x}}=\frac{S}{\sqrt{n}}$
应用	计量资料的统计描述 平均数 ± 标准差	估计总体均数的置信区间 用于均数的假设检验

7. 参数估计与假设检验

参数估计和假设检验是医学统计学中由样本推断总体的两个主要任务。参数估计是用样本指标（统计量，statistic）估计总体指标（参数，parameter）的过程，主要包括点估计和区间估计。区间估计是按照一定概率（置信度）估计未知的总体参数可能存在的范围，称为置信区间（confidential interval，CI），统计学通常用95%（或99%）置信区间表示总体参数有95%（或99%）的概率在某一范围内。例如，某研究比较了冠状动脉旁路移植术（CABG）和介入手术（PCI）治疗三支血管病变患者的临床疗效，结果发现PCI组患者与CABG组相比，风险比（hazard ratio，HR）达到2.71（95%CI 1.14～6.46），其含义是PCI组死亡风险是CABG组患者的2.71倍，而HR有95%的概率落在1.14～6.46内。这个2.71就是点估计，而95%CI 1.14～6.46就是区间估计。

假设检验是根据问题需要，对样本所属的总体做检验假设，然后利用样本信息，选择合理的统计方法计算出统计量及对应概率（*P*值），根据预先设定的显著性水平（检验水准α），对检验假设是否成立做出判断。其目的在于判断样本之间的差异是由抽样误差还是本质差别引起的。假设检验的步骤：①建立检验假设，确定检验水准；②选择统计方法，计算统计量；③确定*P*值，做出推断结论。常见的假设检验包括*t*检验、方差分析、卡方检验、秩和检验等。例如，比较CABG组与PCI组的年龄是否有显著差异，即两者的差异是由抽样误差引起还是由本质差别引起的（图6–2）。

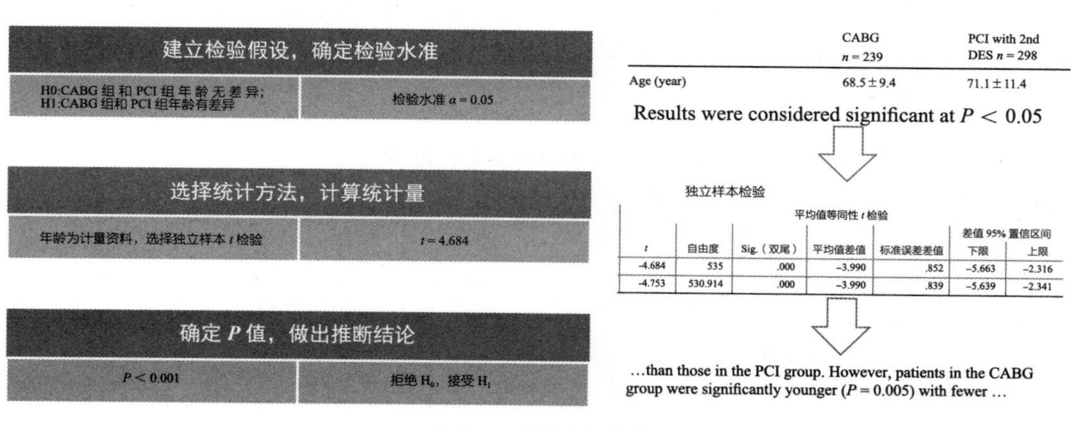

	CABG $n = 239$	PCI with 2nd DES $n = 298$
Age (year)	68.5±9.4	71.1±11.4

平均值等同性 *t* 检验						
					差值 95% 置信区间	
t	自由度	Sig.（双尾）	平均值差值	标准误差差值	下限	上限
-4.684	535	.000	–3.990	.852	–5.663	–2.316
-4.753	530.914	.000	–3.990	.839	–5.639	–2.341

▲ **图 6–2　假设检验的步骤**

在进行假设检验时，可以得到*P*值。*P*值代表H_0成立，从所规定的总体中随机抽样，所获得等于及大于（或等于及小于）现有样本计算获得的检验统计量值的概率，即H_0成立的概率。在进行统计学分析时，很多人对*P*值的理解不对，认为*P*值越小，差异越大。其实*P*值受到样本差异和样本量的影响，样本差异固定的情况下，样本量越大，*P*值越小，因此*P*值越小不能代表差异越大，但是在样本量固定的情况下，*P*值越小则可以代表差异越大。在*P*值小于检验水准α（通常为0.05）时，很多人描述为具有显著差异，或者差异具有显著性，这是不准确的说法。正确的说法是差异有统计学意义，因为统计得到的结论需要结合专业知识解释。

二、临床统计中的资料类型

变量（variables）是观察对象个体的特征或测量的结果，变量可分为连续型变量和离散型变量。连续型变量的取值是连续的，取值可以取小数，如身高、体重；离散型变量的取值是离散的，取值只能取整数，如妊娠次数。

通过对一个样本内的个体的某个变量进行观测，获得的数值数据称为资料。医学统计学通常将资料分成两种类型，即计量资料和计数资料，其中计数资料又可分为无序分类资料和有序分类资料。表6–2总结了计量资料和计数资料区别。

表 6–2　计量资料和计数资料的比较

项　目	计量资料	计数资料
概念	测量后为取值大小	按特征分组，清点个数
别称	定量资料	定性资料、分类资料
单位	一般有单位	一般无单位
分类	连续性资料和离散性资料	无序分类资料和有序分类资料
举例	身高、体重、妊娠次数	性别、ABO 血型、NYHA 分型
描述	平均数 ± 标准差 中位数（下四分位数，上四分位数）	例数（构成比）

1. 计量资料（measurement data），又称定量资料（quantitative data），是监测每个研究个体的某项指标的大小而获得的资料，表现为数值大小，一般有度量衡单位。根据观测值取值是否连续，又可分为连续型（continuous）和离散型（discrete）。前者可在实数范围内任意取值，如身高、血压等；后者只能取整数值，如白细胞计数、脑卒中复发次数等。

2. 计数资料（count data），是将全体观测单位按照某种性质或特征分组，然后再分别清点各组观察单位的个数获得的资料，因此又称定性资料、分类资料。一般无度量衡单位。根据计数资料有无顺序可分为无序分类资料和有序分类资料。

(1) 无序分类资料（unordered categorical data）指变量值为某种属性，其取值无次序关系，相互独立。无序分类资料可分为二项分类资料和多项分类资料：①二项分类资料（binary categorical data）的属性为两个相互独立、互不相容的类别，如性别（男、女），检测结果（阴性、阳性）；②多项分类资料（multiple categorical data）的属性为多个互不相容的类别，如血型（A型、B型、O型和AB型）。

(2) 有序分类资料（ordered categorical data），又称等级资料（ranked data），指变量值为某种属性，并且其取值存在次序关系，表现为等级大小或程度，如疗效评价（痊愈、显效、有效、无效）、患者满意度（满意、一般、不满意）等。

如图6-3所示，数据资料可按照计量→有序分类→无序分类的顺序进行转换，但转换后的资料会损失部分原有信息。因此，在研究收集数据的时候，最好收集原始的计量资料数据。

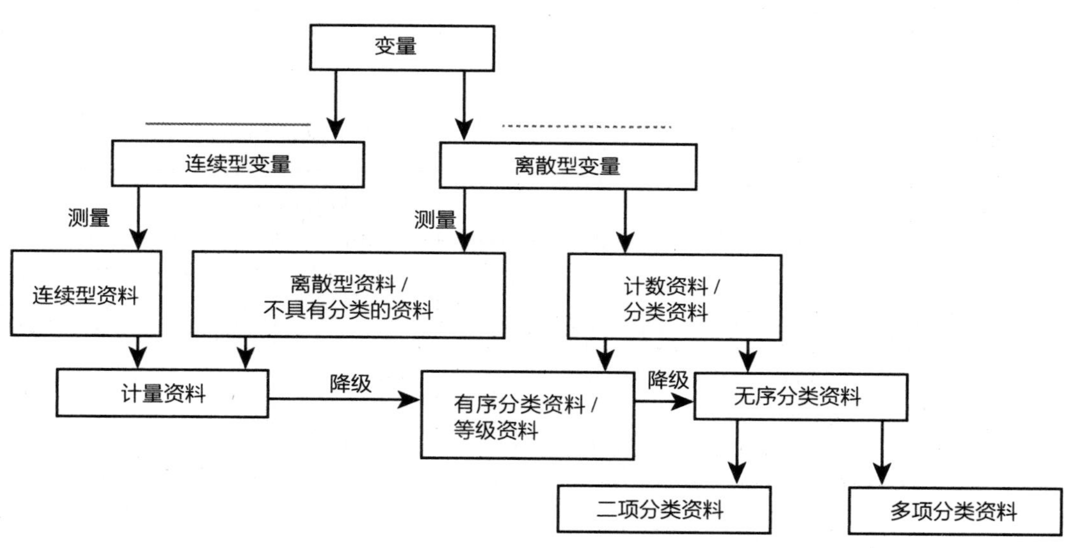

▲ 图 6-3　不同类型变量与资料之间的关系

三、统计描述

统计描述是指用适当的统计指标和统计图来描述资料的分布规律及其数量特征，是将数据转化为信息的第一步。一般来说，统计描述是统计分析的第一步，可以对数据的特征有个数量化的认识。根据资料类型的不同，可分为计量资料的统计描述和分类资料的统计描述。

1. 计量资料的统计描述

(1) 集中趋势：医学研究中常用的描述计量资料集中趋势的统计指标有算术均数、几何均数和中位数。均可通过统计软件计算得到。

① 算术均数简称均数（mean），可用于一组成对称分布的变量值在数量上平均水平，样本均数常用表示。

② 几何均数（geometric mean），可用于反映一组经对数转换后成对称分布的变量值在数量上的平均水平，在医学研究中常适合用于抗体滴度等免疫学指标。

③ 中位数（median），是将*n*个变量值从小到大排列，位置居于中间的那个数或者居于中间的两个数的均数。它适用于各种分布类型的资料，尤其是偏态分布资料以及一端或两端无确切数值的资料。一端或两端无确切数值的资料主要见于实验室检查结果，某指标一旦大于或小于仪器检测边界后，会给出一个无确切值的结果，如＜5mmol/L、＞10个/视野等。

(2) 离散趋势：离散趋势指的是计量资料所有变量偏离中心位置的程度。医学研究中常用的描述离散趋势的指标有极差、四分位数间距、方差、标准差和变异系数。

① 极差（range），是一组变量最大值和最小值之差，用于描述传染病、食物中毒的最长潜伏期等。

② 四分位数（quartile），是把全部的变量值从小到大排序后，位于前1/4、中间、后1/4位置的三个数值。分别称作第1四分位数（下四分位数）、第2四分位数（中位数）、第3四分位数（上四分位数）。其中第2四分位数就是描述集中趋势指标中的中位数。

③ 四分位数间距（interquartile range，IQR），是由第3四分位数减去第1四分位数。

2. 计数资料的统计描述

分类资料常见的数据形式是绝对数，但绝对数不方便进行比较。因此一般用相对数指标进行描述，常见的相对数指标有结构相对数、强度相对数和相对比三种类型。

(1) 结构相对数：结构相对数又称构成比（proportion），表示事物内部某一组成部分观察单位数与该事物各组成部分的观察单位总数之比，用以说明事物内部各组成部分所占比重。这也是医学研究中统计描述最常见的一种相对数指标。例如，患者中男性和女性的构成比等。某个事物所有组成部分的构成比之和应为100%。

(2) 强度相对数：强度相对数又称率（rate），用以说明单位时间内某现象发生的频率或强度。一般用某时期内发生某现象的观察单位数除以同时期可能发生某现象的观察单位总数乘以比例基数。比例基数可以取100%、1000‰或100 000/10万等。例如计算某疾病的发病率（incidence），计算某地发病率应用某年（月、日）新发病例人数除以观察期内某地的总人数，再根据发病率大小乘以合适的比例基数。例如，2020年某县城新发某病患者100人，该县城2020年总人口数为5万人，则该县城某病2020年发病率为100/50 000 × 1000‰ = 2‰人年。

(3) 相对比：相对比又称比（ratio），是两个有关指标之比，说明两指标间的比例关系，如医护比、床护比、出生婴儿男女比等。

3. 统计描述的实例分析

下面结合着具体的实例说明常见的医学研究中统计描述的方法。本章选取的例子为“Hong Liu, Yan-Bo Xu, Cheng-Cheng Guo, et al. Predictive value of a nomogram for melanomas with brain metastases at initial diagnosis[J]. Cancer Medicine, 2019(8): 7577-7585.”。该研究构建了一个黑色素瘤脑转移患者的预后模型，统计描述见图6–4。

这个统计表一共有四列，第一列为横标目，列举了描述的变量。第二列和第三列分

TABLE 1 Characteristics of patients between the training cohort and the validation cohort

	Training cohort (N/%)	Validation cohort (N/%)	*P*–value	
Age, mean ± SD	60 ± 14	60 ± 14 (52–72)	0.410	计量资料：$\overline{X}$ ± SD
(IDRs), y	(52–70)			计量资料：四分位数
Marital status			0.504	
Married	223 (26.965)	233 (28.174)		
Not married	191 (23.096)	180 (21.765)		计量资料：例数（百分比）
Surgery of primaty site (s)			0.421	
No/unknown	336 (40.629)	345 (41.717)		
Yes	78 (9.432)	68 (8.222)		计量资料：例数（百分比）
Radiation			0.192	
None/unknown	122 (14.752)	104 (12.576)		
Yes	292 (35.308)	309 (37.364)		

▲ 图 6–4　计量资料和计数资料的统计描述实例

别为训练集（可以简单理解为一个组）和训练集（可以简单理解为另一个组）的统计描述结果。

表中表述的第一个变量是患者的年龄，作者在横标目中说明，年龄用了均数 ± 标准差及四分位数间距两种方法来进行描述。一般来说，对于（大致）正态分布或专业上认为是正态分布的资料，使用均数 ± 标准差进行描述。对于偏态分布的资料一般使用中位数（上四分位数，下四分位数）或中位数（四分位数间距）来进行描述。当然，如果研究者想要为读者更详细地展示某变量的分布情况，像例子中那样同时描述均数 ± 标准差及中位数（四分位数间距）也是常见的。

表中描述的第二个变量是患者的婚姻状况。婚姻状况分为两个类别，分别是已婚（married）和未婚（not married）。分类资料一般使用频数（构成比）来描述。本例中构成比指的是“格子构成比”，即该组中该分类例数占总研究例数的百分比。也有计算“列构成比”的研究，即该分类例数在该分组总研究例数的百分比。表中训练集中已婚的患者有223例，占总研究人数（827例）的26.965%。表中第四列是两组差异比较的*P*值。

四、统计学方法选择

统计学方法是进行数据分析的必备工具，但统计学方法种类繁多，很多人不知道该如何选择。本节将对常用的统计学方法进行概览，并指出选择的原则。同时，还提供统计学地图（statistical map），方便大家使用时按图索骥，选择正确的统计学方法（图6–5）。

选择统计学方法最基本的是进行统计分析的目的，常见的目的包括缩小偏倚、差异分析（组间比较）、相关分析、危险因素分析、诊断分析和样本量计算等。

1. 缩小偏倚

大部分回顾性研究组间基线资料不均衡，偏倚较大，需要通过一定的统计学方法缩小偏倚，使得基线资料变得均衡可比，从而可以进一步比较后续的结局指标。常用的减少偏倚的方法有倾向性得分匹配（propensity score match，PSM）、逆概率处理加权（inverse probability of treatment weighting，IPTW）。PSM的原理是以分组变量为因变量，以可能影响结果的混杂因素为协变量，构建Logistic回归模型，求得每个观测的多个协变量的倾向性得分，再按照就近原则进行匹配。通过PSM可以使得匹配后两组对象基线协变量均衡可比，从而控制混杂效应对处理效应估计的偏倚。与PSM不同，IPTW

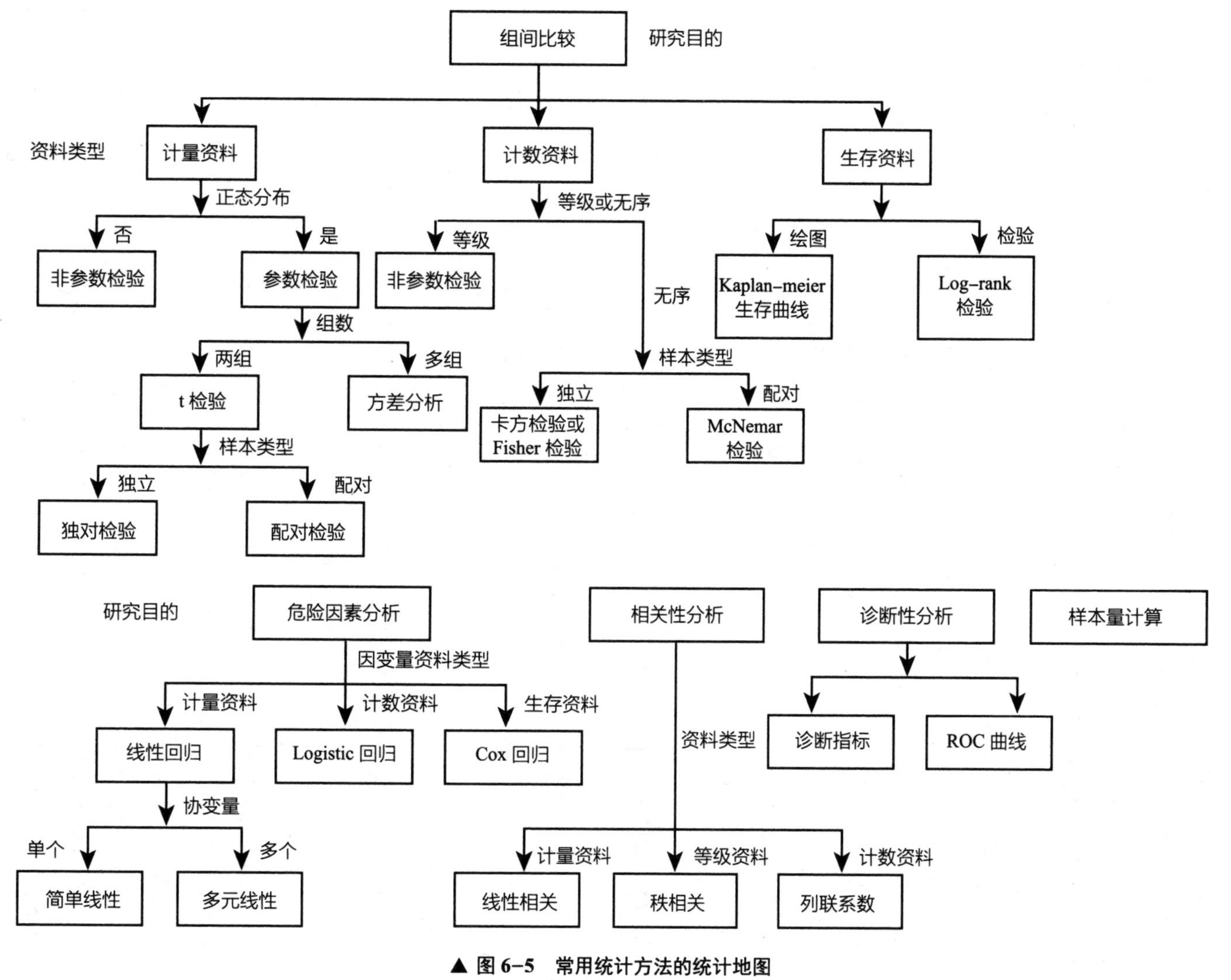

▲ 图 6-5　常用统计方法的统计地图

通过逆概率增补的方法，增加虚拟人群的数量，从而消除混杂因素的影响。但IPTW不能增加这些虚拟人群的基线资料，一般用于校正生存分析的结果，所以IPTW往往不单独应用，需要与PSM联合应用。PSM和IPTW详见“第9章　混杂因素的控制方法”。

2. 差异分析

差异分析是医学统计学的主要内容之一，目的是比较两组或多组之间的资料的差异有无统计学意义，主要的手段是假设检验。选择正确的假设检验才能够获得准确的统计学分析结果，并推导出适当的临床结论。选择差异分析的原则是要根据资料的类型、组数、是否符合正态分布、是否配对等情况选择。一种特殊类型的差异分析为生存分析，生存分析是指对生存资料进行组间比较的分析方法，生存资料是一种特殊类型的资料，包含有生存状态和随访时间两个要素。后面的章节我们将详细介绍不同假设检验的方法及适用的情况，具体见“第8章　线性回归和Logistic回归”和“第10章　生存分析及SPSS软件实现”。

3. 相关分析

与差异分析不同，相关分析的目的在于判断两组资料之间是否有相关关系，根据资料类型不同，又可以分为线性相关、秩相关、列联系数，具体内容见“第12章　相关与回归分析”。

4. 危险因素分析

危险因素分析是指判断变量（自变量）是否为另一个变量（因变量）的危险因素，通常采用回归分析的方法，根据自变量和因变量资料类型的不同，可分为线性回归、Logistic回归、Cox回归分析等，具体内容见“第8章　线性回归和Logistic回归”。

5. 诊断分析

诊断分析是诊断性研究的常用统计学分析方法，诊断性的评估措施通常包括诊断的真实性指标、可靠性指标及诊断价值，真实性指标通常包括灵敏度、特异度、假阳性率、假阴性率、阳性似然比、阴性似然比、阳性预测值、阴性预测值、约登指数、准确率，可靠性指标通常包括变异系数，诊断价值通常通过ROC曲线确定，具体内容见“第11章　诊断试验”。

6. 样本量计算

样本量计算是进行临床研究的常用统计学内容。对于前瞻性研究而言，样本量计算是必需的，因为前瞻性研究成本较高，需要精确计算样本量，从而控制成本。对于回顾性研究而言，样本量计算没有那么重要，因为回顾性研究一般只需要统计临床数据，样本量通常都比较大，但一些时候数据量没那么大，或者审稿时审稿人提出样本量质疑时，就需要计算样本量，具体见“第12章　样本量估计及PASS软件实现”。

（郭轶斌　王春晖）

参考文献

[1] 孙振球，徐勇勇 . 医学统计学 [M]. 第 4 版 . 北京：人民卫生出版社，2014.

[2] Hong Liu, Yan-Bo Xu, Cheng-Cheng Guo, et al. Predictive value of a nomogram for melanomas with brain metastases at initial diagnosis [J]. Cancer Medicine, 2019(8): 7577-7585.

[3] 贺佳 , 尹平 . 医学统计学 [M]. 第 2 版 . 北京 : 高等教育出版社 , 2020.

[4] 李晓松 . 医学统计学 [M]. 第 3 版 . 北京 : 高等教育出版社 , 2019.

第 7 章　常用的统计假设检验方法

我们介绍了医学研究中常用的统计描述方法，那么医学研究仅对收集到的数据进行描述就足够了吗？当研究者收集到的样本数据通过统计描述发现处理组的疗效指标高于对照组，就能说明治疗有效了吗？这显然是不能的。在第6章介绍了抽样误差的概念，两组疗效指标的不同可能是由于两组疗效真的不同，也有可能是抽样误差造成的。那如何用有限的样本信息去进行总体比较，这就要用到本章介绍的假设检验。

假设检验（hypothesis test）是统计学中由样本推断总体的一类基本方法，其采用反证法的思路进行。通常先对研究问题进行假设，再根据反证法的思路，在无效假设成立的前提下进行检验。依据统计学中小概率事件不可能发生在一次抽样中的思想，做出最后的推论。

本章将介绍医学研究中常见的单因素分析的假设检验。医学研究中常见的假设检验有比较两组均数的t检验，比较多组均数的方差分析，比较两组或多组率的卡方检验，以及比较两组分布未知的非参数检验等。

此外，还有在医学研究中常用的多因素分析所采用的“三大回归”（多重线性回归、Logistic回归和Cox回归）的回归系数检验等，将在后面的章节中介绍。

一、计量资料的假设检验方法

t检验和方差分析都是用来比较计量资料均数的方法。这两种方法均是参数检验（parametric test），也就是假定随机样本来自某已知分布（如正态分布）的总体，推断总体参数是否相同的方法。它针对总体分布已知，且得到的统计量有明确的理论依据的总体参数估计或检验，有一定的适用条件。

1. 单样本 t 检验

单样本t检验用来解决一个样本均数和总体均数比较的问题。例如比较患有某病的患者的某指标与正常人该指标总体均数是否相同。研究者可以通过抽样收集到患有某病患者某指标值的样本，与假定的总体均数进行比较。

【实例】例7–1，某研究者收集了20名男性患者的血红蛋白值（g/L），结果见表7–1，已知当地健康成年男性的血红蛋白平均值为140g/L。问：该疾病对男性的血红蛋白平均水平有影响吗？

【问题分析】将该问题转化为统计学问题就是这包含20个观测值的样本来自的总体的均数是否是140g/L。

【操作】首先将数据录入SPSS软件（图7–1）。然后按顺序点击“分析”“比较平均值”“单样本T检验”（图7–2），将血红蛋白选入检验变量中，并将检验值设定为140，点击“确定”按钮（图7–3）。结果见图7–4。

表 7–1　患某病 20 名男性患者的血红蛋白值

患者编号	1	2	3	4	5	6	7	8	9	10
血红蛋白值（g/L）	96	145	86	103	80	96	109	85	148	96
患者编号	11	12	13	14	15	16	17	18	19	20
血红蛋白值（g/L）	99	107	108	73	108	96	109	109	100	135

	血红蛋白	变量	变量
1	96		
2	145		
3	86		
4	103		
5	80		
6	96		
7	109		
8	85		
9	148		
10	96		
11	99		
12	107		
13	108		
14	73		
15	108		
16	96		
17	109		
18	109		
19	100		
20	135		

▲ 图 7–1　单样本 *t* 检验数据录入示意

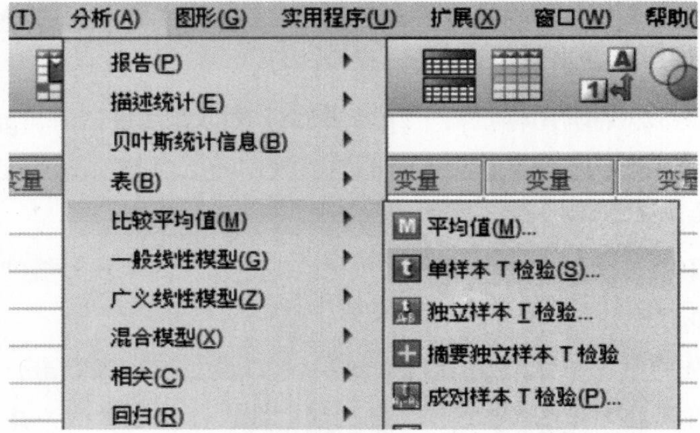

▲ 图 7-2　单样本 *t* 检验 SPSS 软件菜单选择示意

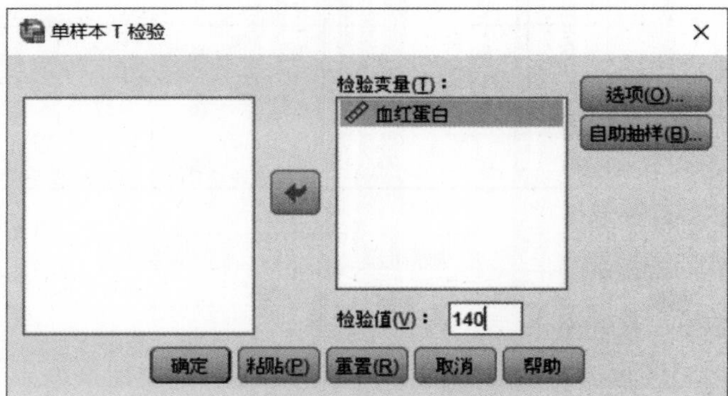

▲ 图 7-3　单样本 *t* 检验 SPSS 对话框操作示意

单样本统计

	个案数	平均值	标准偏差	标准误差平均
血红蛋白	20	104.40	19.481	4.356

单样本统计

检验值 = 140

	t	自由度	Sig.（双尾）	平均值差值	差值 95% 置信区间	
					下限	上限
血红蛋白	–8.172	19	.000	–35.600	–44.72	–26.48

▲ 图 7-4　单样本 *t* 检验 SPSS 软件分析结果示意

【结果解释】结果共有两个部分，第一部分展示的是简单的统计量，包括样本例数（20例）、样本均数（104.4）、样本标准差（19.481）和标准误（4.356）。第二部分是单样本*t*检验的结果，检验的统计量*t*值为–8.172，自由度为19，检验的*P*值为0.000，样本均数与总体均数差值为–35.6，其95%置信区间为（–44.72，–16.48）。本例的统计量*t*值为负数，说明样本的均数小于设定的总体均数。检验的*P*值显示为“.000”，说明$P<0.0005$。在实际应用中，读者可以标注为“$P<0.001$”（也可根据杂志的要求进行标注）。

【结论】患该病的男性患者血红蛋白均数为104.4g/L，低于当地健康成年男性平均水平，且差异有统计学意义，$P<0.001$。

2. 两相关样本 *t* 检验

两相关样本*t*检验是用来比较两个相关样本所代表的总体均数的假设检验方法。以下几种类型的资料均为相关样本，可用相关样本*t*检验进行比较总体均数：①同一受试对象接受处理前后的比较；②同一样品用两种不同方法检测同一指标的比较或同一受试对象接受两种不同处理；③两个受试对象经过处理因素的配对后，按随机原则分别接受两种处理（动物实验中较常见）。

两相关样本*t*检验的基本思路是将两个相关样本求差值，对差值进行单样本*t*检验，设定的总体均数为0。

【实例】例7–2，某研究者评价某减肥药物的疗效，20名单纯性肥胖的患者分别测量服用药物前后的体质指数（BMI），见表7–2，问：该药物是否有效?

表 7–2　患者服用药物前后 BMI（kg/m^2）

序　号	治疗前	治疗后	序　号	治疗前	治疗后
1	27.1	21.0	11	26.7	21.5
2	32.5	26.0	12	27.0	23.5
3	30.0	26.0	13	28.2	22.7
4	25.6	22.8	14	29.0	25.7
5	26.0	24.6	15	30.8	27.0
6	28.6	26.0	16	25.0	21.4
7	29.0	28.4	17	26.1	23.2
8	30.9	28.3	18	29.0	25.1
9	32.7	28.8	19	32.9	28.9
10	32.4	29.5	20	34.8	30.0

【问题分析】该数据为同一受试对象接受同一处理前后的对比，如资料类型符合前提假设，则可使用两相关样本*t*检验进行分析。

【软件操作】首先将数据录入SPSS软件，见图7-5。然后按顺序点击“分析”“比较平均值”“成对样本*t*检验”（图7-6），分别将治疗前和治疗后的BMI选入变量1和

	治疗前	治疗后	变量
1	27.1	21.0	
2	32.5	26.0	
3	30.0	26.0	
4	25.6	22.8	
5	26.0	24.6	
6	28.6	26.0	
7	29.0	28.4	
8	30.9	28.3	
9	32.7	28.8	
10	32.4	29.5	
11	26.7	21.5	
12	27.0	23.5	
13	28.2	22.7	
14	29.0	25.7	
15	30.8	27.0	
16	25.0	21.4	
17	26.1	23.2	
18	29.0	25.1	
19	32.9	28.9	
20	34.8	30.0	
21			

▲ 图 7-5　两相关样本 *t* 检验 SPSS 软件菜单选择示意

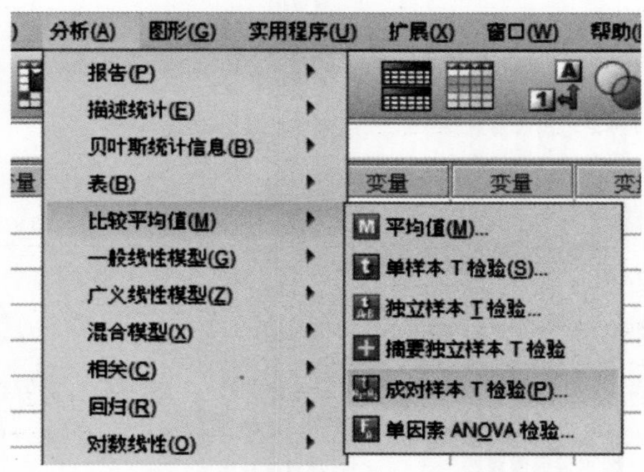

▲ 图 7-6　两相关样本 *t* 检验 SPSS 软件菜单选择示意

变量2中，点击“确定”按钮（图7–7）。结果见图7–8。

【结果解释】结果共有三个部分，第一部分为基本的统计描述，分别描述了治疗前后BMI的均数、样本量、标准差和标准误。第二部分为治疗前后BMI的相关性，治疗前后BMI的相关系数为0.870，对相关系数检验的P值为0.000。第三部分是两相关样本t检验的结果，表中结果从左至右依次为，治疗前BMI减去治疗后BMI差值的均数、标准差、标准

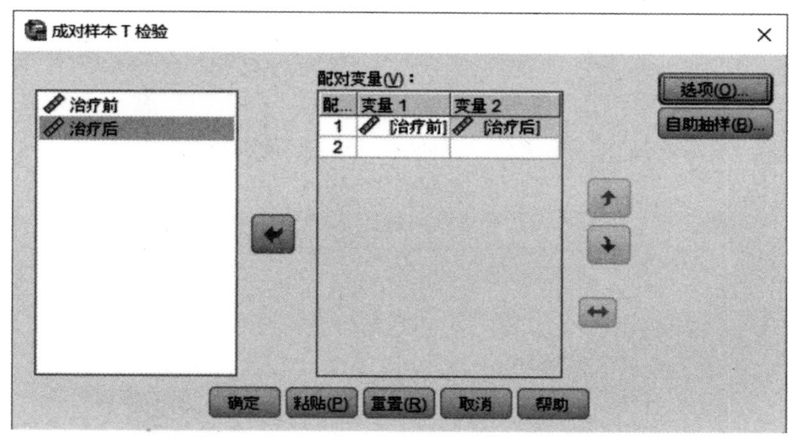

▲ 图 7–7　两相关样本 t 检验 SPSS 软件菜单选择示意

配对样本统计

		平均值	个案数	标准偏差	标准误差平均值
血红蛋白	治疗前	29.215	20	2.8279	.6323
	治疗后	25.520	20	2.8694	.6416

配对样本相关性

		个案数	相关性	显著性
配对 1	治疗前 & 治疗后	20	.870	.000

配对样本检验

		配对差值					t	自由度	Sig.（双尾）
		平均值	标准偏差	标准误差平均值	差值 95% 置信区间 下限	差值 95% 置信区间 上限			
配对 1	治疗前 & 治疗后	3.6950	1.4544	.3252	3.0143	4.3757	11.362	19	.000

▲ 图 7–8　两相关样本 t 检验 SPSS 软件分析结果示意

误和95%置信区间、相关样本t检验的统计量t值、自由度和相关样本t检验的P值。

【结论】该药物治疗后BMI平均下降3.695kg/m^2，其95%置信区间为3.014～4.276kg/m^2，t检验的统计量$t = 11.36$，$P<0.001$，治疗前后BMI差值与总体均数的差异有统计学意义，可认为该药物治疗单纯性肥胖有效。

3. 两独立样本 *t* 检验

两独立样本t检验可用来比较两组独立不相关的样本代表的总体均数是否相同。由于两组样本完全独立，因此与两相关样本t检验不同，两组的观测数可以不同。

【实例】例7–3，某研究者将高血压患者随机分为两组，分别使用卡托普利（10例）和尼莫地平（9例）治疗，患者治疗前和治疗后舒张压的差值（mmHg）见表7–3，问：两种药物对于降低高血压患者舒张压的程度是否不同?

表 7–3　服用两种药物患者治疗前后舒张压差值（mmHg）

卡托普利	尼莫地平	卡托普利	尼莫地平
12	11	10	10
17	8	9	8
13	12	12	0
8	13	10	16
4	9	7	—

—. 未测量

【问题分析】本例中，研究者将患者随机分成了两组，两组患者互相独立，如资料类型符合前提假设，则可使用两独立样本t检验进行分析。

【软件操作】首先将数据录入SPSS软件，将患者治疗前后舒张压差值录入到第一列，将患者用药分组录入到第二列，“1”代表服用卡托普利，“2”代表服用尼莫地平，见图7–9。然后按顺序点击“分析”“比较平均值”“独立样本T检验”（图7–10），将治疗前后舒张压差值选入检验变量中，将用药分组选入分组中，点击“定义组”按钮，定义组1为“1”，组2为“2”，再点击“继续”按钮，最后点击“确定”按钮（图7–11和图7–12）。结果见图7–13。

【结果解释】结果一共有两个部分，第一部分是两个药物治疗组的治疗前后舒张压差值的观测数、均数、标准差和标准误。第二部分是两独立样本t检验的结果。第三和第四列是方差齐性检验，检验的是两组样本的总体方差是否相同。统计量为F，本例$F = 0.105$，$P = 0.750$，>0.05，可认为两组样本对应的总体的方差相同。若检验的$P<0.05$，则认为两组样本对应的总体的方差不同。若方差齐性检验认为总体方差相同，

	舒张压差值	分组	变量
1	12	1	
2	17	1	
3	13	1	
4	8	1	
5	4	1	
6	10	1	
7	9	1	
8	12	1	
9	10	1	
10	7	1	
11	11	2	
12	8	2	
13	12	2	
14	13	2	
15	9	2	
16	10	2	
17	8	2	
18	0	2	
19	16	2	

▲ 图 7-9　两独立样本 t 检验 SPSS 软件菜单选择示意

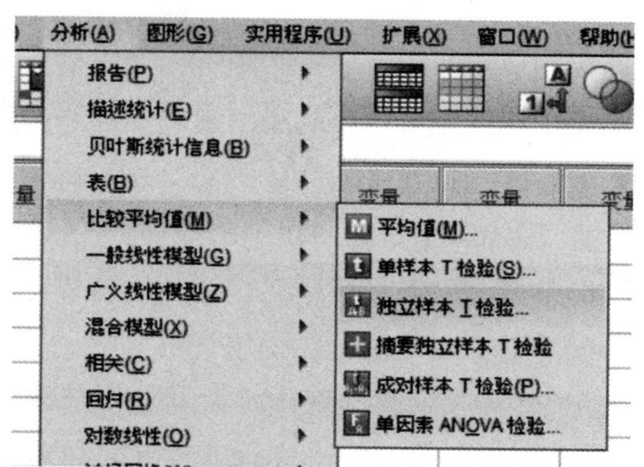

▲ 图 7-10　两独立样本 t 检验 SPSS 软件菜单选择示意

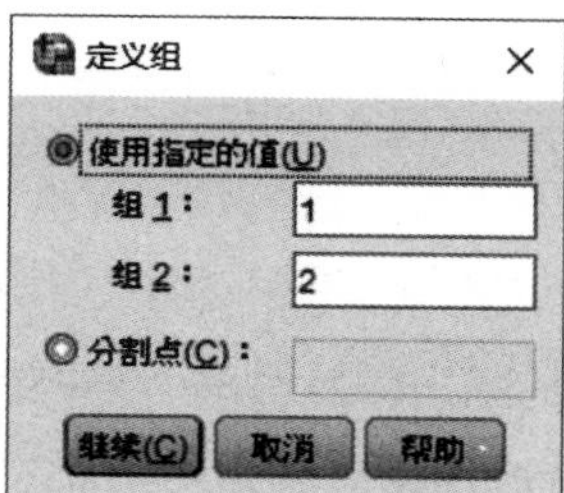

▲ 图 7-11　两独立样本 t 检验 SPSS 软件菜单选择示意

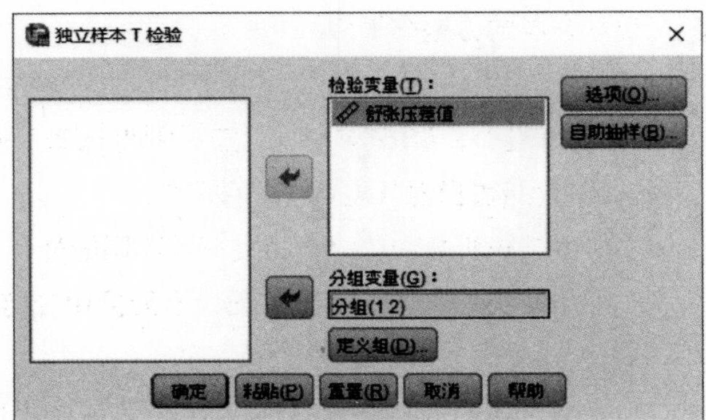

▲ 图 7-12　两独立样本 t 检验 SPSS 软件菜单选择示意

组统计

	分期	个案数	平均值	标准偏差	标准误差平均值
舒张压差值	1	10	10.20	3.584	1.133
	2	9	9.67	4.444	1.481

		莱文方差等同性检验		独立样本检验			平均值等同性 t 检验			
									差值 95% 置信区间	
		F	显著性	t	自由度	Sig.（双尾）	平均值差值	标准误差差值	下限	上限
舒张压差值	假定等方差	.105	.750	.289	17	.776	.533	1.843	−3.356	4.422
	不假定等方差			.286	15.412	.779	.533	1.865	−3.433	4.500

▲ 图 7-13　两独立样本 t 检验 SPSS 软件分析结果示意

则独立样本t检验的结果看“假定等方差”这行。若方差齐性检验认为总体方差不同，则独立样本t检验的结果看“不假定等方差”这行。本例两组总体方差齐，则看“假定等方差”这行的结果。

【结论】检验的统计量t = 0.289，自由度为17，P = 0.776。两组患者治疗前后舒张压差值的均数差为0.533，卡托普利组高于尼莫地平组，但差异无统计学意义，尚不能认为两组舒张压治疗前后差值不同。

4. 单因素方差分析

当需要比较大于等于三组的样本代表的总体均数时，若多次使用独立样本t检验进行两两比较的时候，就会增加犯第一类错误的概率。此时需要用单因素方差分析（one-way analysis of variance，one-way ANOVA）来进行假设检验。由于其资料为完全随机设计，因此又称完全随机设计资料的方差分析。

【实例】例7-4，某研究者研究两种调血脂药的疗效，将选取的或者随机分为三组（安慰剂组、甲药组、乙药组），经一段时间治疗后测得低密度脂蛋白的结果见表7-4，问：这三组患者的低密度脂蛋白总体均数有无差异？

【问题分析】本例中患者被随机分为三组，接受三种不同的处理，三组患者之间是相互独立的。由于会增加犯第一类错误的概率，因此，不能使用3次独立样本*t*检验进行分析，而应该使用单因素方差分析。

【软件操作】首先将数据录入SPSS软件，将患者的低密度脂蛋白测量值录入第一列，将患者的用药分组录入第二列。数据录入方法与两独立样本*t*检验的类似，见图7-14。然后按顺序点击“分析”“比较平均值”“单因素ANOVA检验”（图7-15），

表 7-4　三组患者治疗后低密度脂蛋白测量值（mmol/L）

安慰剂组		甲药组		乙药组	
3.53	2.98	2.86	2.66	0.89	1.98
4.95	4.00	2.28	2.32	1.06	1.74
4.34	3.55	2.39	2.61	1.08	2.16
2.66	2.64	2.28	3.64	1.27	3.37
3.59	2.56	2.48	2.58	1.63	2.97

	低密度脂蛋白	分组	变量
1	3.53	1	
2	4.95	1	
3	4.34	1	
4	2.66	1	
5	3.59	1	
6	2.98	1	
7	4.00	1	
8	3.55	1	
9	2.64	1	
10	2.56	1	
11	2.86	2	
12	2.28	2	
13	2.39	2	
14	2.28	2	
15	2.48	2	

▲ 图 7-14　单因素方差分析 SPSS 软件菜单选择示意

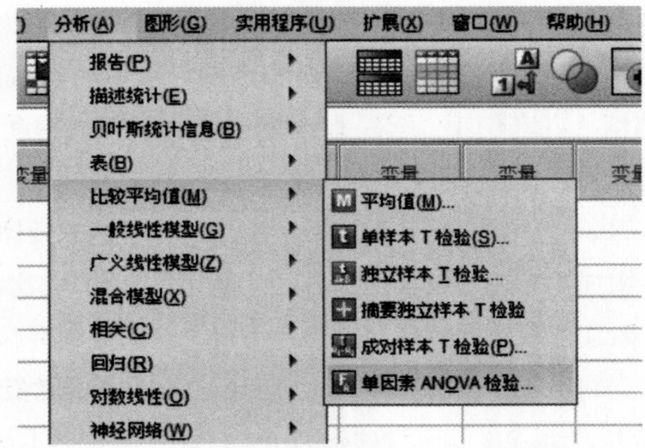

▲ **图 7–15　单因素方差分析 SPSS 软件菜单选择示意**

将低密度脂蛋白选入因变量列表中，将用药分组选入因子中，点击“确定”按钮（图7–16）。结果见图7–17。

【结果解释】分析结果只有一个表，该表称作方差分析表。表中从左至右分别是变异的来源、离均差平方和、自由度、均方、统计量F和P值。本例统计量$F = 14.016$，$P<0.001$。

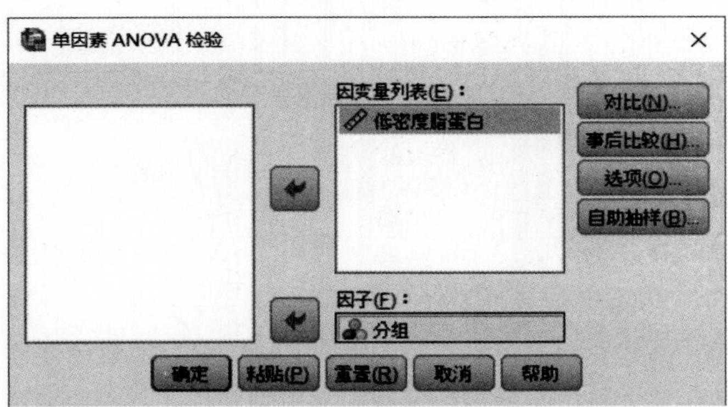

▲ **图 7–16　单因素方差分析 SPSS 软件菜单选择示意**

ANOVA

低密度脂蛋白	平方和	自由度	均方	F	显著性
组间	13.871	2	6.935	14.016	.000
组内	13.360	27	.495		
总计	27.230	29			

▲ **图 7–17　单因素方差分析 SPSS 软件分析结果示意**

【结论】三个用药组患者用药后低密度脂蛋白测量值均数不全相同，差异有统计学意义。值得注意的是，方差分析仅能提示三组（多组）样本代表的总体均数全相同或不全相同。也就是说本例$P<0.05$，仅能说明三个用药组的患者用药后低密度脂蛋白测量值均数不全相同，但不确定到底是哪两组之间不同或三组之间均不同。若要进一步探索到底是哪些分组之间的总体均数不同，则需通过进一步的均数两两比较分析。

5. 随机区组设计资料的方差分析

随机区组设计又称配伍组设计，是先将处理因素外的其他因素相近或相同的受试对象归入一个区组，在一个区组内受试对象随机分配到不同的处理组中。从而保证同一区组内的受试对象的其他因素相近或相同，使得不同处理组间的差异主要是由处理引起的，这是控制混杂偏倚的一种方法。由于该方法需要控制除处理因素以外的其他因素，而在基于人的临床研究中，影响结局指标的因素比较多，往往较难通过区组配伍的方式进行控制，因此该种设计在临床研究中较少见。

【实例】例7–5，某研究者比较3种抗癌药物对小白鼠肉瘤的抑瘤效果。先将15只患有肉瘤的小白鼠按照体重大小配成5个区组，每个区组内的3只小白鼠随机接受3种抗癌药。以用药后肉瘤重量为指标，结果见表7–5。问：不同药物的抑瘤效果有无差别？

表 7–5　不同药物作用后小白鼠肉瘤重量（g）

区组	A 药	B 药	C 药
1	0.82	0.65	0.51
2	0.73	0.54	0.23
3	0.43	0.34	0.28
4	0.41	0.21	0.31
5	0.68	0.43	0.24

【问题分析】本例采用了随机区组设计，由于小白鼠体重会影响肉瘤重量，因此对小白鼠体重进行配伍，体重相近的小白鼠配为一个区组。完全随机设计资料的方差分析只有一个因素，即处理因素；而随机区组设计资料的方差分析有两个因素，即处理因素和区组。

随机区组设计不仅可以控制混杂因素，还可以增加统计效率。由于在方差分析中变异分解这步中将区组间变异也从总变异中分解出来，导致误差项的变异减小，使得统计效率更佳。

【软件操作】首先将数据录入SPSS软件，将小白鼠的肉瘤重量值录入第一列，将小白鼠的用药分组录入第二列，A药为“1”，B药为“2”，C药为“3”，再将小白鼠的区组号录入第三列（图7–18）。然后按顺序点击“分析”“一般线性模型”“单变量”（图7–19），将肉瘤重量因变量列表中，将用药分组和区组选入固定因子列表中，点击“模型”按钮。在模型设定界面，选择构建项，将用药分组和区组选入模型中，去掉勾选的“在模型中包括截距”，在点击“继续”按钮，再点击“确定”按钮（图7–20和图7–21）。结果见图7–22。

【结果解释】结果共有两个部分，第一部分是药物分组和区组各个水平下的观测个数。第二部分是随机区组设计资料方差分析的结果。药物分组和区组两个因素的均方值

	肉瘤重量	药物分组	区组	变
1	.82	1	1	
2	.73	1	2	
3	.43	1	3	
4	.41	1	4	
5	.68	1	5	
6	.65	2	1	
7	.54	2	2	
8	.34	2	3	
9	.21	2	4	
10	.43	2	5	
11	.51	3	1	
12	.23	3	2	
13	.28	3	3	
14	.31	3	4	
15	.24	3	5	
16				

▲ 图 7–18　随机区组设计 SPSS 软件菜单选择示意

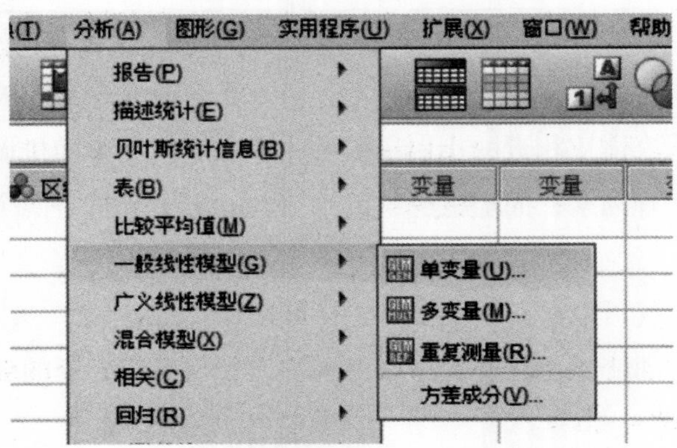

▲ 图 7–19　随机区组设计 SPSS 软件菜单选择示意

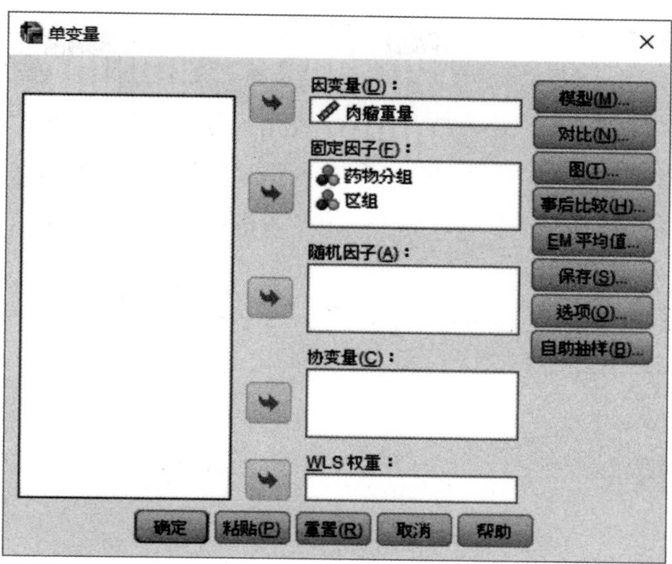

▲ 图 7-20　随机区组设计 SPSS 软件菜单选择示意

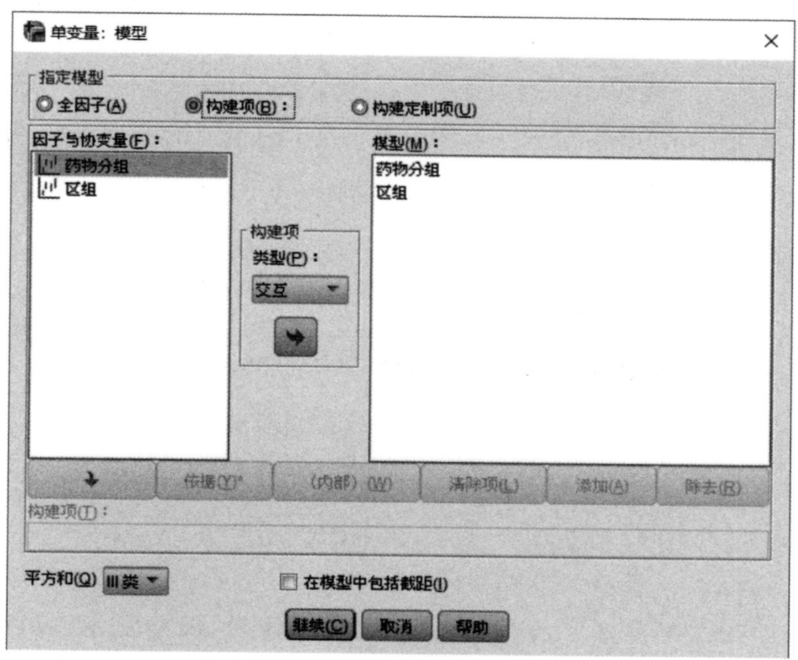

▲ 图 7-21　随机区组设计 SPSS 软件菜单选择示意

分别为0.114和0.057。药物分组和区组两个因素的统计量F分别为11.936和5.978。研究关心的药物分组因素的$P=0.004$。

【结论】3种药物处理后的小白鼠肉瘤重量总体均数不全相同，差异有统计学意

主体间因子

	分期	个案数
舒张压差值	1	5
	2	5
	3	5
区组	1	3
	2	3
	3	3
	4	3
	5	3

主体间效应检验

因变量：肉瘤重量

源	Ⅲ类平方和	自由度	均方	*F*	显著性
模型	3.548[a]	7	.507	53.076	.000
药物分组	.228	2	.114	11.937	.004
区组	.228	4	.057	5.978	.016
误差	.076	8	.010		
总计	3.624	15			

a. R^2 = .979（调整后 R^2 = .960）

▲ **图 7–22　随机区组设计 SPSS 软件分析结果示意**

义。但具体是哪两组之间不同，需要进一步进行均数两两比较。

6. *协方差分析*

协方差分析是一种将回归与方差分析思想相结合的分析方法。当结局变量会受到另一个连续性变量的影响时，可以通过协方差分析来控制该连续性变量对于结局变量的影响，这也是一种控制混杂因素的方法。

【实例】例7–6，为研究某降血糖药的有效性，将30名2型糖尿病患者随机分为三个治疗组，第一组为A药，第二组为B药，第三组为联合使用A药和B药。患者治疗前后糖化血红蛋白见表7–6。

【问题分析】由于患者用药前的糖化血红蛋白水平会影响后用药后的含量，因此本研究可采用协方差分析，将用药前的糖化血红蛋白值作为协方差，用药后的糖化血红蛋白值作为因变量，用药分组作为分组变量。

【软件操作】首先将数据录入SPSS软件，将用药前糖化血红蛋白值录入第一列，将用药后糖化血红蛋白值录入第二列，将用药分组录入第三列，A药为“1”，B药为“2”，A药+B药为“3”，见图7–23。然后按顺序点击“分析”“一般线性模型”“单变量”（同随机区组设计的方差分析），将用药后糖化血红蛋白值选入因变量列表中，

表 7-6 三组患者治疗前后糖化血红蛋白含量（%）

A 药		B 药		A 药 +B 药	
用药后	用药前	用药后	用药前	用药后	用药前
10.8	9.4	10.4	9.2	9.8	7.6
11.6	9.7	9.7	9.0	11.2	7.9
10.6	8.7	9.9	8.9	10.7	9.0
9.0	7.2	9.8	8.6	9.6	7.8
11.2	10.0	11.1	9.9	10.1	8.5
9.9	8.5	8.2	7.1	9.8	7.5
10.6	8.3	8.8	7.8	10.1	8.3
10.4	8.1	10.0	7.9	10.3	8.2
9.6	8.5	9.0	8.0	11.0	8.4
10.5	9.1	9.4	9.0	10.5	8.1

	用药前	用药后	用药分组	变量
1	10.8	9.4	1	
2	11.6	9.7	1	
3	10.6	8.7	1	
4	9.0	7.2	1	
5	11.2	10.0	1	
6	9.9	8.5	1	
7	10.6	8.3	1	
8	10.4	8.1	1	
9	9.6	8.5	1	
10	10.5	9.1	1	
11	10.4	9.2	2	
12	9.7	9.0	2	
13	9.9	8.9	2	
14	9.8	8.6	2	
15	11.1	9.9	2	

▲ 图 7-23 协方差分析 SPSS 软件菜单选择示意

将用药前糖化血红蛋白值选入协变量列表，将用药分组选入固定因子列表中，点击“模型”按钮。在模型设定界面，选择“构建”项，将用药前糖化血红蛋白值和用药选入模型中，去掉勾选的“在模型中包括截距”，点击“继续”按钮，再点击“确定”按钮（图7-24和图7-25）。结果见图7-26。

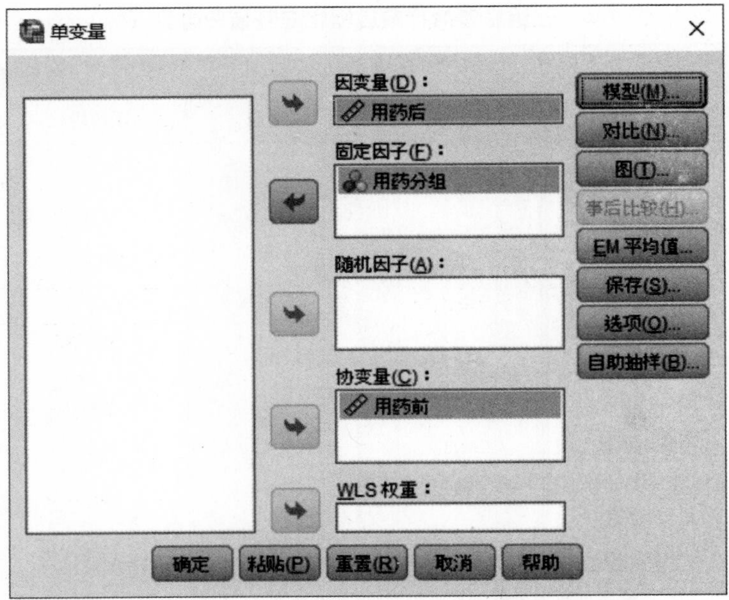

▲ 图 7–24　协方差分析 SPSS 软件菜单选择示意

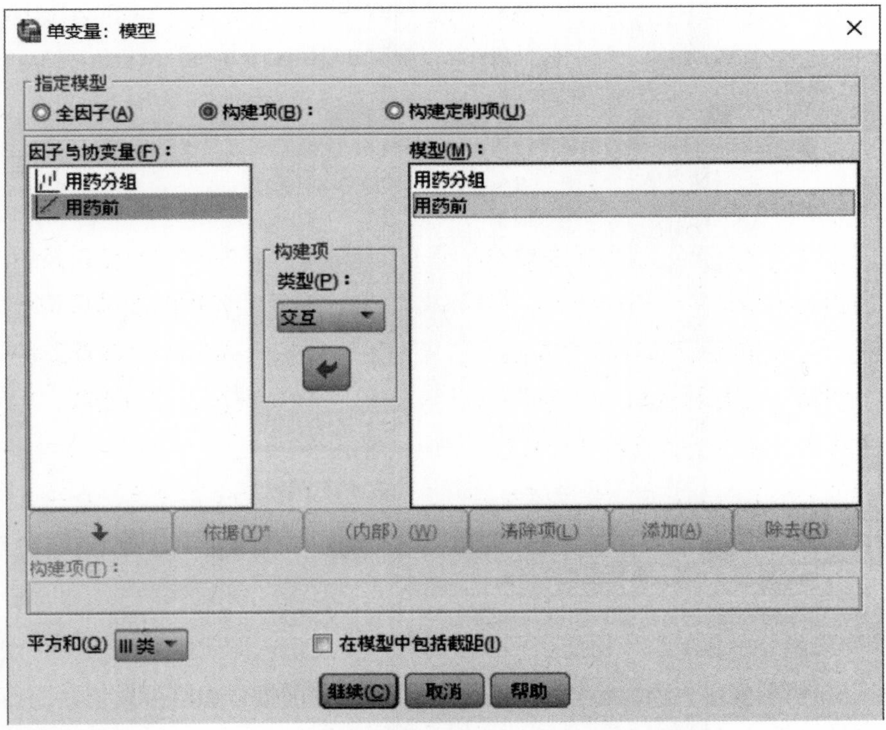

▲ 图 7–25　协方差分析 SPSS 软件菜单选择示意

主体间因子

	分期	个案数
用药分组	1	10
	2	10
	3	10

主体间效应检验

因变量：用药后

源	Ⅲ类平方和	自由度	均方	F	显著性
模型	2164.877[a]	4	541.219	2704.767	.000
用药分组	4.818	3	1.606	8.026	.001
用药前	8.967	1	8.967	44.815	.000
误差	5.203	26	.200		
总计	2170.080	30			

a. $R^2 = .998$（调整后 $R^2 = .997$）

▲ 图 7-26　协方差分析 SPSS 软件分析结果示意

【结果解释】结果共有两个部分，第一部分为三个处理分组的观测个数。第二部分为协方差分析的结果，用药前糖化血红蛋白含量和用药分组两个因素的均方值分别为8.967和1.606，统计量F值分别为44.815和8.026，P值分别为$P<0.001$和$P=0.001$。

【结论】在调整了用药前糖化血红蛋白水平后，不同用药分组之间用药后糖化血红蛋白值总体均数不全相同，差异有统计学意义。

7. 重复测量设计资料的方差分析

大多数医学研究都会有重复测量的记录，如果统计分析的时候只分析最后一次测量结果，会损失很多信息。因此统计分析的时候将受试对象的每次测量结果均纳入分析是更合理的。重复测量设计资料的方法分析就可用来分析结局指标为重复测量的计量资料。如果资料是重复测量的，但不是计量资料，而是分类资料或等级资料，则可使用广义估计方程来分析，有兴趣的读者可以参考相关教材。

【实例】例7-7，将手术要求基本相同的15名患者随机分为三组，在手术过程中分别采用A、B、C三种麻醉诱导方法，在T_0、T_1、T_2、T_3、T_4五个时相测量患者的收缩压，见表7-7，问：不同麻醉诱导方式下患者的收缩压是否相同？

【问题分析】本例研究是一个重复测量设计的资料，每名患者均在5个时间点测量了收缩压，收缩压是一个计量资料。因此可以考虑使用重复测量设计资料的方差分析方法进行统计分析。

【软件操作】首先将数据录入SPSS软件，将患者麻醉诱导访视录入第一列，A法为

表 7-7　不同麻醉诱导时相患者的收缩压（mmHg）

诱导方法	患者序号	麻醉诱导时相				
		T_0	T_1	T_2	T_3	T_4
A	1	120	108	112	120	117
A	2	118	109	115	126	123
A	3	119	112	119	124	118
A	4	121	12	119	126	120
A	5	127	121	127	133	126
B	6	121	120	118	131	137
B	7	122	121	119	129	133
B	8	128	129	126	135	142
B	9	117	115	111	123	131
B	10	118	114	116	123	133
C	11	131	119	118	135	129
C	12	129	128	121	148	132
C	13	123	123	120	143	136
C	14	123	121	116	145	126
C	15	125	124	118	142	130

“1”，B法为“2”，C法为“3”。再将5个时相的患者收缩压录入第二列至第六列，见图7-27。然后按顺序点击“分析”“一般线性模型”“重复测量”（图7-28），在“主体内因子名”列表中输入测量时间点名称，本例输入“时相”，在“级别数”框中输入重复测量的次数，本例为5次，然后点击“添加”按钮，再点击“定义按钮”（图7-29）。在下一个对话框中，将5次测量值选入“主体内变量”列表中，再将“麻醉诱导分组”选入“主体间因子”列表中，点击“确定”按钮（图7-30）。结果见图7-31至图7-33。

【结果解释】本例结果比较多，前两个部分是数据的基本信息，不再赘述。第三部分为麻醉诱导分组、麻醉诱导分组与麻醉诱导时相交互作用的多变量方差分析。依次计算相邻两个时点患者收缩压的差值作为因变量，进行多变量方差分析（此方法较复杂，有兴趣的读者可以查阅相关教材，本书不展开讲述）。

结果第四部分为“球对称”假设检验，若数据不符合“球对称”假设，则该使用随

	分组	T0	T1	T2	T3	T4
1	1	120	108	112	120	117
2	1	118	109	115	126	123
3	1	119	112	119	124	118
4	1	121	112	119	126	120
5	1	127	121	127	133	126
6	2	121	120	118	131	137
7	2	122	121	119	129	133
8	2	128	129	126	135	142
9	2	117	115	111	123	131
10	2	118	114	116	123	133
11	3	131	119	118	135	129
12	3	129	128	121	148	132
13	3	123	123	120	143	136
14	3	123	121	116	145	126
15	3	125	124	118	142	130

▲ **图 7-27　重复测量设计资料的方差分析 SPSS 软件菜单选择示意**

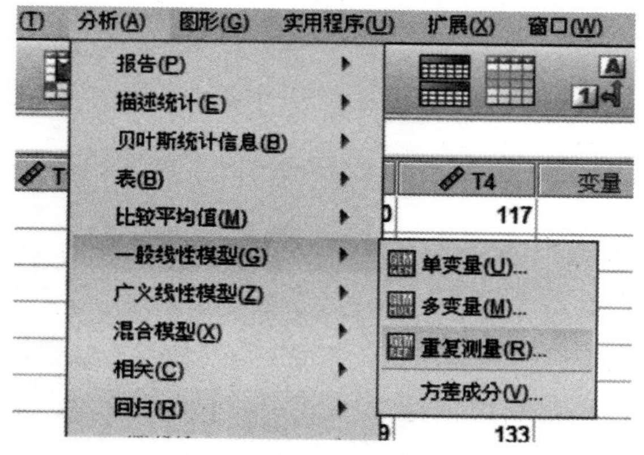

▲ **图 7-28　重复测量设计资料的方差分析 SPSS 软件菜单选择示意**

机区组方差分析会增加犯第一类错误的概率，需计算自由度的校正叙述予以校正。本例“球对称”假设检验的$P = 0.178$，符合“球对称”假设。

第五部分为单变量方差分析的结果，对麻醉诱导分组、麻醉诱导分组与麻醉诱导时相交互作用有无统计学意义进行检验，还进一步给出了不满足“球对称”假设校正的检验结果。软件给出的每个因素的第一行为未校正的结果，第二到第四行依次为Greenhouse-Geisser、Huynh-Feldt和Lower-bound法。本例符合“球对称”假设，因此结

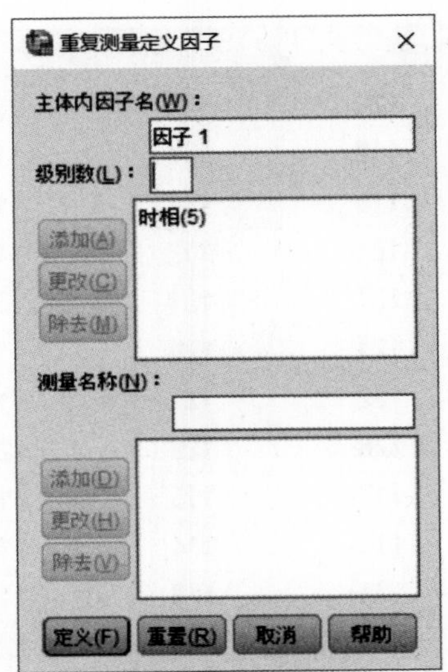

▲ 图 7-29 重复测量设计资料的方差分析 SPSS 软件菜单选择示意

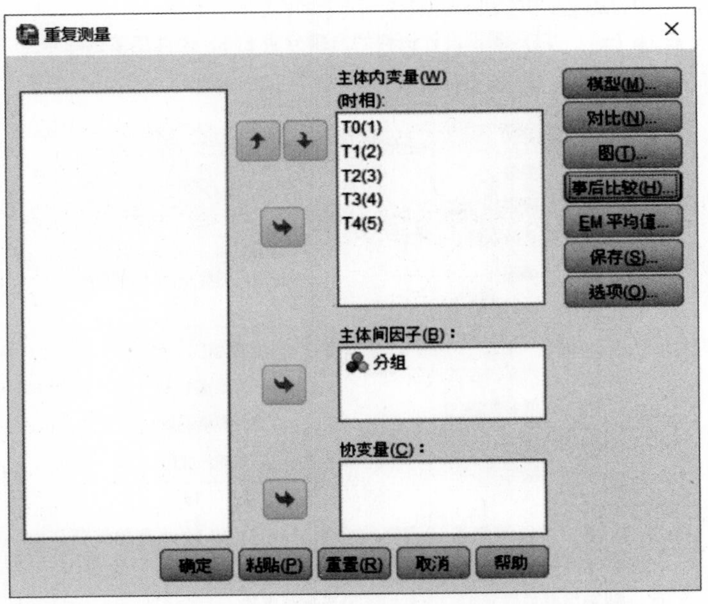

▲ 图 7-30 重复测量设计资料的方差分析 SPSS 软件菜单选择示意

果应看第一行“假设球形度”，麻醉诱导分组、麻醉诱导分组与麻醉诱导时相交互作用两因素的P值均小于0.001。

第六部分为重复测量变化次数变化趋势的检验结果。本例有5次测量结果，软件给出了线性（一次）、平方（二次）、立方（三次）和四次（第4阶）曲线的拟合结果。

多变量检验[a]

效应		值	F	假设自由度	误差自由度	显著性
时相	比莱轨迹	.983	126.659[b]	4.000	9.000	.000
	威尔克 Lambda	.017	126.659[b]	4.000	9.000	.000
	堆特林轨迹	56.293	126.659[b]	4.000	9.000	.000
	罗伊最大根	56.293	126.659[b]	4.000	9.000	.000
时相 * 分组	比莱轨迹	1.809	23.656	8.000	20.000	.000
	威尔克 Lambda	.008	22.215[b]	8.000	18.000	.000
	堆特林轨迹	20.600	20.600	8.000	16.000	.000
	罗伊最大根	13.376	33.440[c]	4.000	10.000	.000

a. 设计：截距 + 分组
　主体内设计：时相
b. 精确统计
c. 此统计是生成显著性水平下限的 F 的上限

莫奇来球形度检验[a]

测量：MEASURE_1

主体内效应	莫奇来 W	近似卡方	自由度	显著性	格林豪斯 – 盖斯勒	辛 – 费德特	下限
时相	.293	12.785	9	.178	.679	1.000	.250

检验“正交化转换后因变量的误差协方差矩阵与恒等矩阵成比例”这一原假设
a. 设计：截距 + 分组
　主体内设计：时相
b. 可用于调整平均显著性检验的自由度·修正检验值显示在“主体内效应检验”表中

▲ 图 7–31　重复测量设计资料的方差分析 SPSS 软件分析结果示意

主体内效应检验

测量：MEASURE_1

源		Ⅲ类平方和	自由度	均方	F	显著性
时相	假设球形度	2336.453	4	584.113	106.558	.000
	格林豪斯 – 盖斯勒	2336.453	2.715	860.644	106.558	.000
	辛 – 费德特	2336.453	4.000	584.113	106.558	.000
	下限	2336.453	1.000	2336.453	106.558	.000
时相 * 分组	假设球形度	837.627	8	104.703	19.101	.000
	格林豪斯 – 盖斯勒	837.627	5.430	154.272	19.101	.000
	辛 – 费德特	837.627	8.000	104.703	19.101	.000
	下限	837.627	2.000	418.813	19.101	.000
误差（时相）	假设球形度	263.120	48	5.482		
	格林豪斯 – 盖斯勒	263.120	32.577	8.077		
	辛 – 费德特	263.120	48.000	5.482		
	下限	263.120	12.000	21.927		

▲ 图 7–32　重复测量设计资料的方差分析 SPSS 软件分析结果示意

主体内对比检验

测量：MEASURE_1

源	时相	Ⅲ类平方和	自由度	均方	F	显著性
时相	线性	1008.807	1	1008.807	127.643	.000
	二次	276.576	1	276.576	41.383	.000
	三次	695.527	1	695.527	348.344	.000
	第 4 阶	355.544	1	355.544	66.540	.000
时相 * 分组	线性	141.453	2	70.727	8.949	.004
	二次	87.724	2	43.862	6.563	.012
	三次	278.413	2	139.207	69.720	.000
	第 4 阶	330.036	2	165.018	30.883	.000
误差（时相）	线性	94.840	12	7.903		
	二次	80.200	12	6.683		
	三次	23.960	12	1.997		
	第 4 阶	64.120	12	5.343		

主体间效应检验

测量：MEASURE_1

转换后变量：平均

源	Ⅲ类平方和	自由度	均方	F	显著性
截距	1 155 433.080	1	1 155 433.080	14 649.223	.000
分组	912.240	12	456.120	5.783	.017
误差	946.480	12	78.873		

▲ 图 7-33　重复测量设计资料的方差分析 SPSS 软件分析结果示意

最后一部分的结果是将每一次重复测量结果累加，并除以重复测量次数的平方根作为因变量的单变量方差分析的结果，本例的结果显示不同麻醉诱导方式的患者收缩压差异有统计学意义，$P = 0.017$。

【结论】麻醉诱导分组、麻醉诱导分组与麻醉诱导时相交互作用对患者收缩压影响有统计学意义，不同麻醉诱导方式的患者收缩压差异有统计学意义。

8. *方差分析后的组间两两比较*

前文已经讲过，当比较多组均数时，若采用组间多次t检验会增加犯第一类错误的概率，应当使用方差分析。但当方差分析检验的P值小于检验水准时，仅能说明多组均数不全相等，并不知道具体是哪组之间不同。方差分析后的组间两两比较（又称多重比较）可以回答这个问题。前文讲解的四种类型的方差分析均可在分析后进行组间两两比较，具体软件操作的方法和结果解释大致相同，因此本书仅介绍单因素方差分析后的组间两两比较。比较常见的两两比较方法有LSD-*t*检验、Dunnett-*t*检验和SNK-*q*检验，以上三种方法均可通过SPSS软件实现。

【实例】例7-8，对例7-4中三个用药组的低密度脂蛋白进行方差分析后的两两比较。

【问题分析】两两比较仅在方差分析中发现多组均数不全相同后才有必要进行，本例的方差分析结果显示$P<0.001$，因此有必要进行事后的两两比较。

【软件操作】数据录入和菜单选择与单因素方差分析完全相同，在选好因变量和分组变量后点击“事后比较”按钮，选择LSD、SNK和“邓尼特”。由于Dunnett-*t*检验是一个分组和其余所有分组进行比较，因此需要设定参考分组的类别，第一组为安慰剂组，因此本例选择第一组为参考分组（图7-34）。结果见图7-35和图7-36。

【结果解释】首先看LSD-*t*检验和Dunnett-*t*检验的结果。LSD-*t*检验方法比较了所有分组的组合，表中展示的依次是比较的第一个和第二个分组、两组比较指标的差值的均数、差值的标准误、检验的*P*值及差值的95%置信区间。安慰剂组和甲药组低密度脂蛋白差值为0.87mmol/L，$P=0.010$，差异有统计学意义。相似的，安慰剂组和乙药组低密度脂蛋白差值为1.665mmol/L，$P<0.001$，差异有统计学意义。甲药组和乙药组低密度脂蛋白差值为0.795mmol/L，$P=0.018$，差异有统计学意义。Dunnett-*t*检验的结果是甲药组和乙药组均和安慰剂组比较，结果解读方式和LSD-*t*检验相类似。SPSS软件并没有直接给出这两个检验的统计量*t*值，其计算很方便，每一个比较的统计量*t*值等

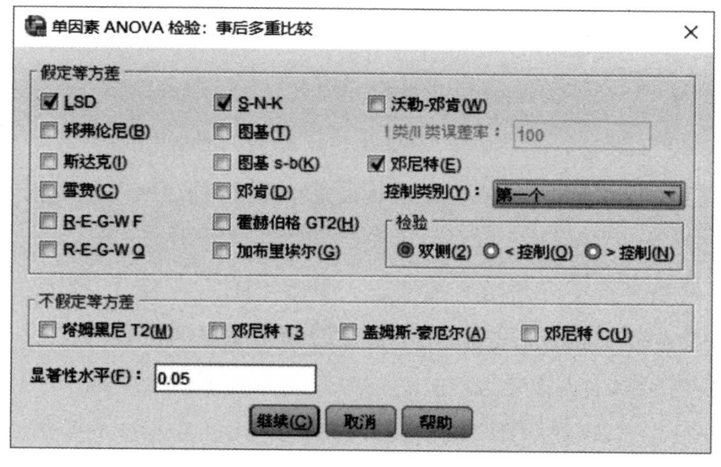

▲ 图 7-34 方差分析后的组间两两比较 SPSS 软件菜单选择示意

多重比较

因变量：低密度脂蛋白

源	(I) 分组	(J) 分组	平均值差值 (I-J)	标准错误	显著性	95% 置信区间	
						下限	上限
LSD	安慰剂	甲药	.870 00*	.314 58	.010	.2245	1.5155
		乙药	1.665 00*	.314 58	.000	1.0195	2.3105
	甲药	安慰剂	−.870 00*	.314 58	.010	−1.5155	−.2245
		乙药	.795 00*	.314 58	.018	.1495	1.4405
	乙药	安慰剂	−1.665 00*	.314 58	.000	−2.3105	−1.0195
		甲药	−.795 00*	.314 58	.018	−1.4405	−.1495
邓尼特 t（双侧）[b]	甲药	安慰剂	−.870 00*	.314 58	.019	−1.6040	−.1360
	乙药	安慰剂	−1.665 00*	.314 58	.000	−2.3990	−.9310

*. 平均值差值的显著性水平为 0.5
b. 邓尼特 t 检验将一个小组视为控制组，并将所有其他组与其进行比较

▲ 图 7−35　方差分析后的组间两两比较 SPSS 软件分析结果示意

齐性子集

低密度脂蛋白

	分组	个案数	Alpha 的子集 = 0.05		
			1	2	3
S-N-K[a]	乙药	10	1.8150		
	甲药	10		2.6100	
	安慰剂	10			3.4800
	显著性		1.000	1.000	1.000

将显示齐性子集中各个组的平均值
a. 使用调和平均值样本大小 = 10.000

▲ 图 7−36　方差分析后的组间两两比较 SPSS 软件分析结果示意

于差值均数除以差值标准误。例如LSD-t检验中，安慰剂组和甲药组比较的统计量t = 0.87/0.314 58≈2.77。

SNK-q检验的结果展示方式与上两种方式不太一样，其采用“同质子集”的方式来展示结果。若两个组被分在同一个子集中，则说明两组在该检验水准下差异无统计学意义，否则说明差异有统计学意义。本例的三组被划分到了三个不同的子集中，说明三组之间差异均有统计学意义。表中的数值为检验的q统计量。若一个子集中有差异无统计学意义的两组，最后一行的P值为该两组检验的P值。

二、计数资料的假设检验方法

1. 卡方检验和Fisher确切概率法

卡方检验是以χ^2分布为理论依据的一种用途广泛的假设检验方法，可以用于推断两个或多个总体率之间有无差别、两个分别变量之间有无关联性和频数分布的拟合优度检验等。

卡方检验：卡方检验用途广泛，本书仅介绍医学研究中常见的比较两个或多个总体率。

【实例】例7–9，某研究者为了比较大骨节病区的大骨节检出情况，分别随机抽取了河水饮用区377人，泉水饮用区301人，采用X线拍片进行大骨节病诊断，结果见表7–8。问：两个地区的大骨节病检出率是否不同？

表 7–8　不同地区大骨节病检出情况

地　区	检　出	未检出	合　计	检出率（%）
河水饮用区	75	302	377	19.89
泉水饮用区	99	202	301	32.89
合计	174	504	678	25.66

【问题分析】本例的资料为分类变量整理后的计数资料，分组为不同地区，检出的类别有两类（检出和未检出），像这样的资料又称四格表资料。可以使用卡方检验进行两组检出率的比较。

【软件操作】数据录入有两种方式：原始数据和整理后数据。原始数据有两列，分别为“是否检出大骨节病”和“是哪个饮水区”。数据集中一行代表的是一个观测对象（图7–37）。整理后数据有三列，前两列与原始数据相同，第三类为该类别观测的频数（图7–38），分析该种方式整理的数据需要进行加权操作。对频数加权的操作方法为，依次点击“数据”“个案加权”（图7–39），将“频数”选入“个案加权依据”列表中，再点击“确定”按钮（图7–40）。在频数加权后，两种数据录入方式的卡方检验的操作步骤是几乎一样的，本例用整理后的数据做示例。依次点击“分析”“统计描述”“交叉表”（图7–41）。在交叉表对话框中，将“地区”选入“行”列表，将“大骨节病”选入“列”列表。点击“统计”按钮（图7–42）。在新的对话框中勾选“卡方”复选框，点击“继续”按钮（图7–43），再点击“确定”按钮。结果见图7–44。

【结果解释】结果共有三个部分，第一部分是数据的基本描述信息。第二部分是交叉表。第三部分是卡方检验的结果，第一行是Pearson卡方检验的结果，也是本例应该选择的检验方法。统计量$\chi^2 = 14.819$，$P<0.001$。

【结论】两种饮水区的大骨节病检出率不同，差异有统计学意义。

	地区	大骨节病	变量
1	1	1	
2	2	0	
3	1	0	
4	1	0	
5	2	0	
6	1	0	
7	1	0	
8	2	1	
9	1	1	
10	1	1	
11	2	0	
12	1	0	
13	1	0	
14	2	1	
15	2	0	
16	2	0	
17	1	0	
18	2	0	

▲ 图 7-37　卡方检验 SPSS 软件菜单选择示意

	地区	大骨节病	频数
1	1	1	75
2	1	0	302
3	2	1	99
4	2	0	202
5			

▲ 图 7-38　卡方检验 SPSS 软件菜单选择示意

2. 校正卡方检验和Fisher确切概率法

由于χ^2分布是一个连续性分布，当四格表中的理论频数比较小的时候，估计的χ^2值会偏大，因此需要对χ^2值进行校正。当四格表中有格子的理论频数＜5但≥1，且总样本量≥40时，应选择连续性校正后的卡方检验结果。

若四格表中有格子的理论频数＜1或总样本量＜40时，应使用Fisher确切概率法来估计P值。该方法直接利用超几何分布来估计P值，没有统计量，一般无特殊假设的情况下，选择双侧的P值。

SPSS软件会给出是否有格子的理论频数＜5，没有格子的理论频数＜5。四格表资料两组率的比较方法选择归纳见图7–45。

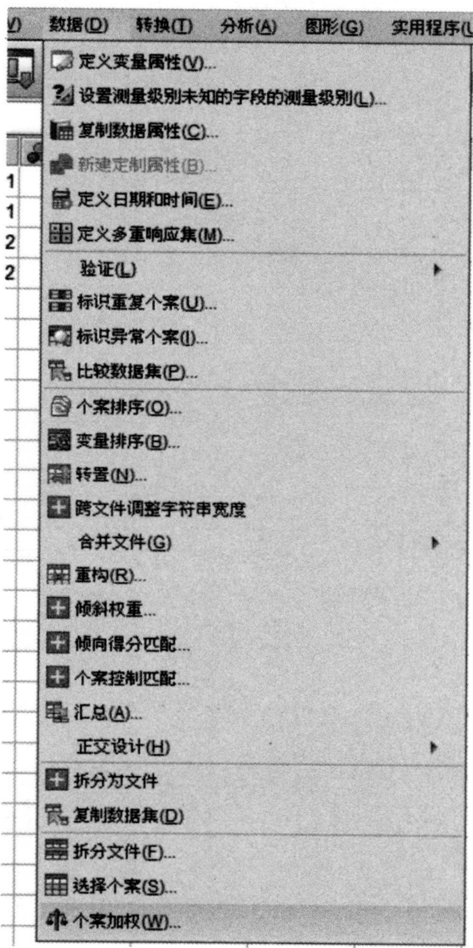

▲ 图 7–39　卡方检验 SPSS 软件菜单选择示意

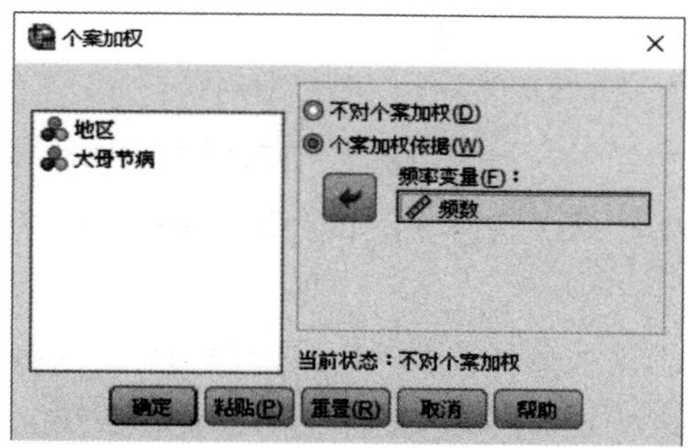

▲ 图 7–40　卡方检验 SPSS 软件菜单选择示意

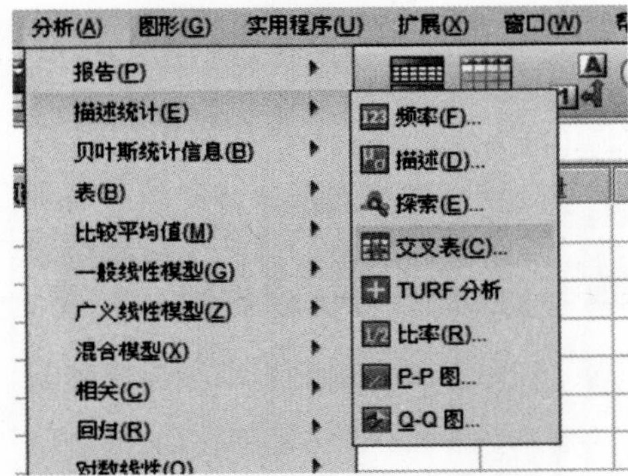

▲ 图 7-41 卡方检验 SPSS 软件菜单选择示意

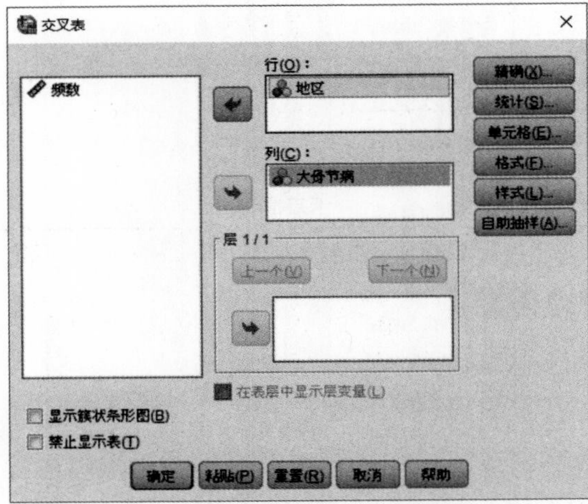

▲ 图 7-42 卡方检验 SPSS 软件菜单选择示意

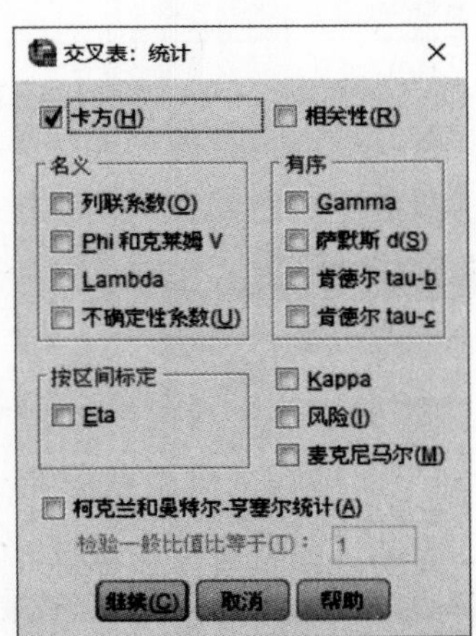

▲ 图 7-43 卡方检验 SPSS 软件菜单选择示意

个案处理摘要

	个案				总计	
	有效		缺失			
	N	百分比	*N*	百分比	*N*	百分比
地区 * 大骨节病	678	100.0%	0	0.0%	678	100.0%

地区 * 大骨节病交叉表

计数

地区	大骨节病		总计
	未检出	检出	
河水饮用区	302	75	377
泉水饮用区	202	99	301
总计	504	174	678

卡方检验

	值	自由度	渐进显著性（双侧）	精确显著性（双侧）	精确显著性（单侧）
皮尔逊卡方	14.819[a]	1	.000		
连续性修正[b]	14.145	1	.000		
似然比	14.757	1	.000		
费希尔精确检验					
线性关联	14.797	1	.000	.000	.000
有效个案数	678				

a. 0 个单元格（0.0%）的期望计数小于 5。最小期望计数为 77.25
b. 仅针对 2×2 表进行计算

▲ 图 7-44　卡方检验 SPSS 软件分析结果示意

三、基于秩次的非参数检验方法

前两节介绍的方法均为参数检验方法，其假定随机样本来自某已知分布（如正态分布）的总体，推断两个或两个以上总体参数是否相同的方法。参数检验法需要资料满足一些前提假设，如正态分布、方差齐性等。当资料总体分布不服从正态分布，总体分布未知，样本资料满足参数检验的应用条件，或一端或两端不明确数值时，参数检验就不再适用，此时需要考虑使用不考虑总体的参数和分布类型，而是对样本所代表的总体的

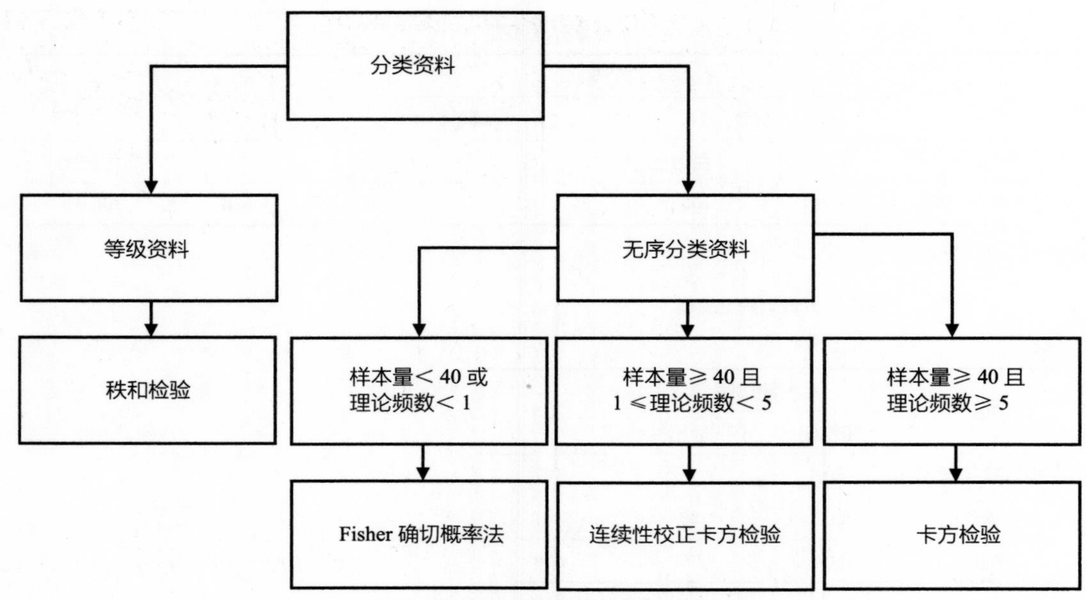

▲ 图 7-45　四格表资料两组率的比较方法

分布或分布位置进行假设检验的方法，也就是非参数检验（nonparametric test），又称任意分布检验。

1. 单样本及配对设计样本的符号秩检验

当单样本及配对设计样本资料服从正态分布可以使用本章第一部分介绍的单样本t检验或配对样本t检验。当不满足样本资料服从正态分布时，可以使用Wilcoxon符号秩检验（signed rank test），该方法是Wilcoxon于1945年提出，其目的是推断相关资料的差值是否来自中位数为零的总体。

(1) 配对设计样本的符号秩检验。

【实例】例7-10，已知一组患者治疗前后血清中D-二聚体的含量，问：治疗前后血清中D-二聚体的含量是否有差异?

【问题分析】比较同一组患者治疗前后的D-二聚体的含量，这属于自身配对设计，若治疗前后D-二聚体的含量差值不服从正态分布，则考虑使用配对设计样本的符号秩检验。

【软件操作】按照图7-46整理录入数据。将一名患者的治疗前后D-二聚体的测量值录入到同一行中，设定为两个变量。

依次点击“分析”“非参数检验”“旧对话框”“2个相关样本”，将治疗前数据选入“变量1”中，将治疗后数据选入“变量2”中，选中“威尔科克森”复选框，点击“确定”按钮（图7-47）。

	DDIMER治疗前	DDIMER治疗后
1	106.7	374.3
2	431.9	52.1
3	156.3	150.1
4	136.2	474.2
5	415.6	104.2
6	207.2	328.2
7	340.9	304.1
8	176.3	485.9
9	133.5	205.5
10	279.3	148.8
11		

▲ 图 7-46　配对资料符号秩检验数据集

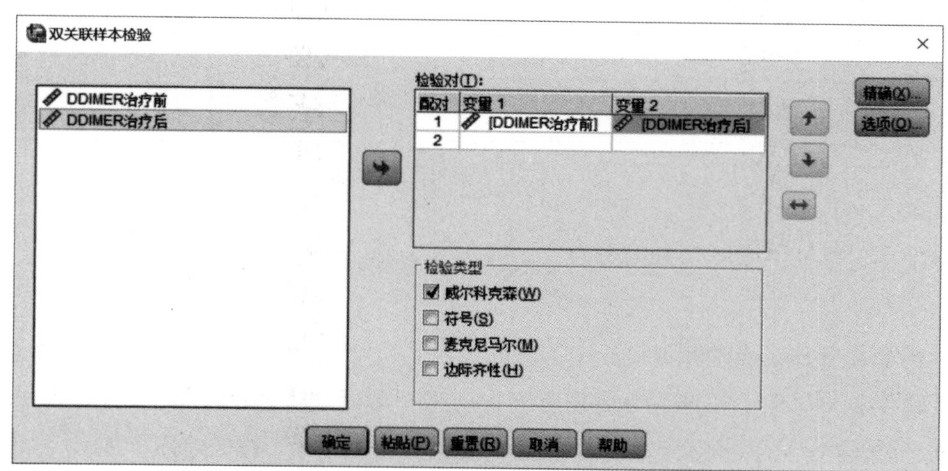

▲ 图 7-47　配对资料符号秩检验数据集对话框

【结果解释】分析结果共有两个部分（图7-48）。第一部分为数据编秩的情况，包括正秩和负秩的观测书、平均值和秩和。第二部分是Wilcoxon符号秩检验的结果，该检验统计量$Z = -0.153$，$P = 0.878$。

【结论】治疗前后血清D-二聚体含量均数差异无统计学意义，尚不能认为治疗前后血清D-二聚体含量总体均数不同。

(2) 单样本符号秩检验：单样本符号秩检验基本思想和配对样本符号秩检验基本一致。配对样本的符号秩检验是检验两个配对样本差值的中位数是否为0，而单样本符号秩检验则是直接检验该单样本的中位数是否与设定好的总体中位数相同，这个总体中位数可以不为0。SPSS软件操作上基本与配对样本符号秩检验一致。录入数据时，再额外录入一个新变量，该变量仅有一个值，即需要检验的总体中位数，其后续操作和结果解释均相同，在此不再赘述。

Wilcoxon Signed Ranks Test

Ranks

		N	Mean Rank	Sum of Ranks
D-DIMER1-DDIMER 治疗前	Negative Ranks	5[a]	5.20	26.00
	Positive Ranks	5[b]	5.80	29.00
	Ties	0[c]		
	Total	10		

a. D-DIMER1 < DDIMER 治疗前
b. D-DIMER1 > DDIMER 治疗前
c. D-DIMER1 = DDIMER 治疗前

Test Statistics[a]

	D-DIMER1-DDIMER 治疗前
Z	-.153[b]
Asymp.Slg.(2-talled)	.878

a. Wilcoxon Signed Ranks Test
b. Based on negative ranks.

▲ 图 7-48　Wilcoxon 符号秩检验分析结果

2. 两独立样本的秩和检验

【实例】例7-11，某研究者将患有高血压患者随机分配到新疗法组（10例）和传统疗法组（12例），试比较两组患者用药后舒张压（mmHg）（图7-49）。

【问题分析】该研究的设计为完全随机设计，经正态性检验，该样本不服从正态分布，因此考虑使用非参数检验。在SPSS软件中，两独立样本的非参数检验使用的是Mann-Whitney *U*检验，该方法与Wilcoxon秩和检验完全等价。

【软件操作】数据录入方式与两独立样本*t*检验的类似，数据集有两个变量。一个变量为患者用药后的收缩压，另一个变量为患者的分组，1代表传统疗法组，2代表新疗法组。依次点击“分析”“非参数检验”“旧对话框”“2个独立样本”，将血压值选入“检验变量列表”，将分组变量选入“分组变量”，点击“定义”按钮，1代表传统疗法组，2代表新疗法组。在检验方法中选中“曼-惠特尼U”，点击“确定”按钮（图7-50）。

【结果解释】结果共有两个部分（图7-51），第二部分是检验的统计量和*P*值，本例的统计量$Z=-0.660$，双侧渐进的*P*值为0.509，双侧精确的*P*值为0.539。

【结论】新疗法和传统疗法用药后患者收缩压中位数差异无统计学意义，尚不能认为两种治疗方法用药后患者收缩压中位数不同。

	group	sbp
1	1	140.0
2	1	145.0
3	1	125.0
4	1	136.0
5	1	142.0
6	1	105.0
7	1	132.0
8	1	100.0
9	1	98.0
10	1	100.0
11	2	99.0
12	2	109.0
13	2	108.0
14	2	120.0
15	2	130.0
16	2	131.0
17	2	109.0
18	2	107.0
19	2	106.0
20	2	143.0
21	2	112.0
22	2	100.0

▲ **图 7-49　两独立样本秩和检验数据**

Mann-Whitney Test

Ranks

	group	*N*	Mean Rank	Sum of Ranks
sbp	传统疗法	10	12.50	125.00
	新疗法	12	10.67	128.00
	Total	22		

Test Statistics[a]

	sbp
Mann-Whitney *U*	50.000
Wilcoxon *W*	128.000
Z	–.660
Asymp. Sig. (2-talled)	.509
Exact Sig. [2*(1–tailed Sig.)]	.539[b]

a. Grouping Variable: group
b. Not corrected for ties.

▲ **图 7-50　两独立样本秩和检验软件操作**

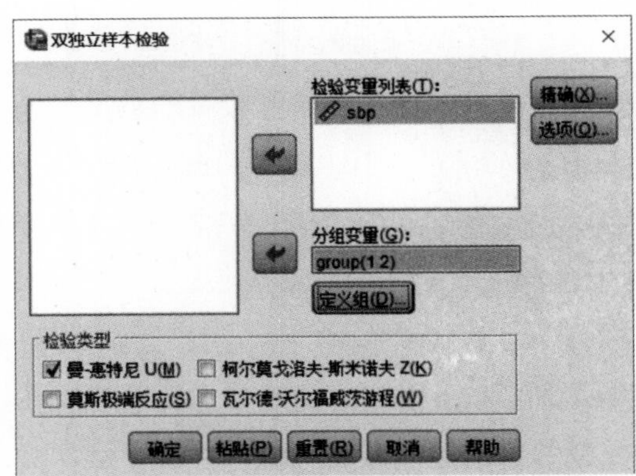

▲ 图 7–51 两独立样本秩和检验结果

3. 多独立样本的秩和检验

当分组变量水平数≥3的时候，为了不增加第一类错误的概率，不能对不同分组的样本进行多次的两两检验。若样本数据不服从正态分布或不满足方差齐性的假设时，可以使用Kruskal-Wallis *H*检验，该方法是由William Kruskal和W. Allen Wallis于1952年发明。

【实例】例7–12，某地开展卫生服务调查，调查了某地一级医院、二级医院和三级医院的单次门诊就诊费用，试分析三种类型医院的单次门诊就诊费用是否不同?

【问题分析】门诊就诊费用、住院费用这样的资料大部分情况下是不服从正态分布，该例分组变量有三个水平（一级医院、二级医院和三级医院），因此考虑使用Kruskal-Wallis *H*检验。

【软件操作】数据录入方法与完全随机设计方差分析基本一致（图7–52）。本例在Kruskal-Wallis *H*检验后还需进行组间的两两比较，因此本例软件操作不再使用“旧对话框”，具体操作步骤为：依次点击“分析”“非参数检验”“独立样本”。在“字段”对话框中，将医院变量选入“组”中，将门诊费用选入“检验字段”中，点击“运行”按钮（图7–53）。

【结果解释】结果共有七个部分，第一部分为假设检验的汇总，包括检验的无效假设、检验的方法、*P*值和结论。第二部分为Kruskal-Wallis *H*检验的具体结果，包括研究的样本量、检验的统计量、自由度和*P*值。本例的统计量$H = 25.812$，$P<0.001$。第三部分是资料的箱式图，描述了数据的分布情况。第四部分是两两比较的结果，表格从左至右依次为，检验的分组、检验统计量、标准误、标准化后的统计量、*P*值和校正后的*P*值。由于为了控制两两比较的第一类错误概率，SPSS软件使用了Bonferroni校正的方法，对第一类错误概率进行调整。本例经调整后，三个分组之间差异均有统计学意义

	hospital	fee
1	1	582
2	1	598
3	1	629
4	1	620
5	1	598
6	1	578
7	1	576
8	1	588
9	1	573
10	1	633
11	2	401
12	2	395
13	2	454
14	2	432
15	2	427
16	2	385
17	2	414
18	2	393
19	2	412
20	2	392
21	3	294
22	3	334
23	3	255
24	3	320
25	3	269

▲ 图 7-52　多组独立资料秩和检验数据

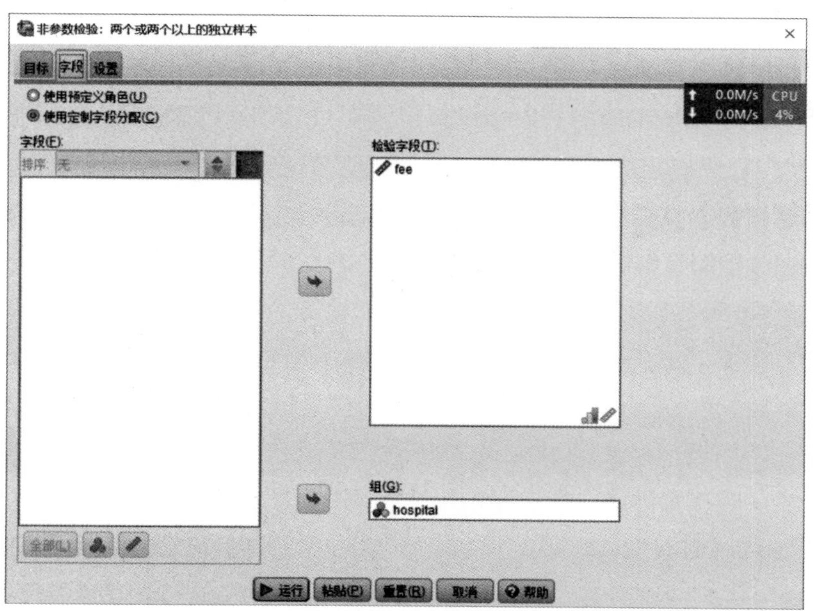

▲ 图 7-53　多组独立资料秩和检验软件操作界面

（调整后的P值均小于0.05）。第五部分是两两比较的示意图。第六和第七部分是数据的频数分布图。

【结论】三种类型医院的单次门诊就诊费用中位数差异有统计学意义，总体的单次门诊就诊费用中位数不同或不全相同，进一步进行多重比较说明三种类型医院单次门诊就诊费用中位数均不相同，差异均有统计学意义，三级医院高于二级医院高于一级医院。

4. 其他基于秩次的非参数检验

对于多个分组的相关样本，若不满足随机区组设计的方差分析的前提条件（样本服从正态分布且组间方差齐），则可以使用Friedman M检验，但该方法统计效率较低，在医学领域实际使用较少。

（郭轶斌　王春晖）

参考文献

[1] 贺佳，尹平．医学统计学 [M]. 第 2 版．北京：高等教育出版社，2020.
[2] 李晓松．医学统计学 [M]. 第 3 版．北京：高等教育出版社，2019.
[3] 张文彤，董伟．SPSS 统计分析高级教程 [M]. 第 3 版．北京：高等教育出版社，2019.
[4] 贺佳．SAS 统计软件应用 [M]. 第 4 版．北京：人民卫生出版社，2021.
[5] 颜虹，王彤．医学统计学 [M]. 第 5 版．北京：人民卫生出版社，2020.

第 8 章　线性回归和 Logistic 回归

医学研究中，经常需要探讨一个因变量与一组自变量之间的关系。当因变量为连续型变量时，通常可以使用线性和非线性模型来进行统计分析。例如，分析高脂血症患者血清中甘油三酯水平与总胆固醇、低密度脂蛋白、极低密度脂蛋白、高密度脂蛋白水平的关系。当因变量为分类变量时（包括两分类和多分类变量），如发病与不发病等，此时就要用到Logistic回归。

本章将简要介绍多元线性回归和Logistic回归的基本原理、应用时需注意的事项，以及SPSS软件如何实现。

一、多元线性回归

1. 基本概念

简单线性回归是研究一个因变量和一个自变量之间的线性趋势的数量关系。但在医学研究中，影响因变量的自变量可能不止一个，例如，影响成年后身高的因素可能包括性别、父母的身高、自身体重、运动量和营养状况等。因此，用来分析多个自变量与一个因变量的线性数量关系的方法称为多元线性回归（multiple linear regression），也有文献称之为多重线性回归。

(1) 多元线性回归的回归方程。

总体的多元线性回归方程可以记作公式8–1。

$$Y = \beta_0 + \beta_1 X_1 + \beta_2 X_2 + \ldots + \beta_m X_m + \varepsilon \qquad \text{（公式8–1）}$$

式中，Y为因变量，是一个计量资料。β_0为常数项，也称作截距项，β_1、β_2……β_m为自变量X_1、X_2……X_m的总体回归系数，ε为残差项。

(2) 多元线性回归的应用条件：①因变量Y与各个自变量X_1、X_2……X_m存在线性关系；②各个观测的因变量之间相互独立；③残差ε服从均数为0，方差为σ^2的正态分布。

(3) 多元线性回归的偏回归系数的假设检验：多元线性回归的偏回归系数的假设检验主要有两种方法，F检验和t检验，两者完全等价，在SPSS软件中，软件给出的是t检验的结果。

2. 注意事项

(1) 自变量筛选：在已经建立的多元线性回归模型中，并不是所有的自变量与因变量的关联均有统计学意义，为了使得构建的模型尽可能的简洁，便于解释，有必要找到一个"最优"的回归模型，使得回归方程内所有的自变量均有统计学意义，而不在回归方程中的自变量均没有统计学意义。主要有如下几种自变量筛选的方法。

① 全局择优法：该方法对自变量所有不同的组合均建立回归模型，比较所有建立的回归模型，从中挑选一个"最优"的回归模型。一般可以通过校正的决定系数和C_p统计量法来比较模型构建的好坏。当自变量数量比较大时，采用全局择优法的计算量太大；因此，全局择优法仅适合自变量不多的情况下。

② 逐步选择法：逐步选择法又具体分为前进法、后退法和逐步回归法三种。前进法是从无到有，逐个将有统计学意义的自变量纳入回归模型，直到全部有统计学意义的自变量均纳入模型中为止。后退法与之相反，先将所有自变量纳入回归模型中，再依次将无统计学意义的自变量排除模型，直到模型中没有可以排除的自变量为止。逐步回归法是前进法和后退法的结合，是一种双向选择的方法。回归模型中纳入一个有统计学意义的自变量后再进行一个后退法，如果模型有自变量变得没有统计学意义了，就会被排除模型。不断重复上述过程，直到没有自变量可以被纳入并且也没有自变量可以被排除为止。

在自变量较多的情况下，选择使用逐步回归法可以快速得结果。在实际应用多元线性模型进行影响因素筛选的时候，研究者的专业知识是很重要的。研究者可以根据研究目的及科学合理的专业知识，强行选入一个统计学上无意义的自变量，也可以将有统计学意义的自变量从模型中排除。

(2) 回归模型的评价。

① 决定系数（coefficient of determination），记作R^2，其实际意义为因变量Y的变异中回归关系所能解释的比例，反映了回归贡献的相对程度。

② 复相关系数（multiple correlation coefficient），记作R，反映应变量Y与多个自

变量间的线性相关程度，即因变量Y与通过回归方程估计的因变量Y的估计值之间的Pearson相关系数。

③ 当方程中包含很多自变量时，即使其中一些自变量在解释因变量Y的变异时贡献很小，但随着回归方程中自变量的增加，决定系数仍然会表现为只增不减，故为了消除自变量个数的影响，通常计算校正决定系数（adjusted coefficient of determination），记作R^2_{adj}。校正决定系数越大，说明回归效果越好。当方程中加入有统计学意义的自变量时，校正决定系数增大；反之，若方程中引入无显著作用的自变量时，校正决定系数可能减小。

(3) 样本含量：如果样本量比较小，估计的回归系数可能不稳定，根据经验，样本量至少是方程中自变量数量的5～10倍。Green提出估计样本含量的经验公式见公式8-2。

$$n \geqslant 8\left(1-R_e^2\right)/R_e^2+(m-1) \qquad \text{（公式8-2）}$$

其中，R_e^2为多元线性回归的预期决定系数。

(4) 多重共线性（multi-collinearity）：多重共线性指某些自变量间存在较强的线性关系，即其中部分自变量可以由其他自变量的线性方程来表示。其具体表现为四种情况：①模型拟合效果很好，但偏回归系数几乎都无统计学意义；②偏回归系数标准误变得很大，从而使t值变小；③偏回归系数估计值不稳定，随着样本含量的增减各偏回归系数发生较大变化，或当一个自变量被引入或剔除时其余变量偏回归系数有很大变化；④偏回归系数估计值的大小与符号与事先期望的不一致或与经验相悖，结果难以解释。

容忍度和方差膨胀因子（VIF）可以用来评价自变量的共线性，当方差膨胀因子＞10时，提示可能有严重的共线性，需要研究者注意。

(5) 变量间的交互作用：某一自变量对应变量Y的作用大小与另一自变量的取值有关，表明两个自变量间存在交互作用。回归方程中是否要考虑交互作用主要靠专业知识。

3. SPSS软件实现

【实例】例8-1，某研究者收集了200名高血压患者的舒张压（Y，mmHg）、性别（X_1）、年龄分组（X_2）、体重（X_3，kg）、血清甘油三酯（X_4，mmol/L）、患病时间（X_5，个月），试分析影响高血压患者舒张压的影响因素。本例为模拟数据，仅为展示软件操作，其结果不代表任何实际意义。

【问题分析】本例的因变量是舒张压，是一个计量变量，自变量有多个，因此可以考虑使用多元线性回归模型来分析这个问题。自变量中年龄分组（X_2）是个多分类的变量，由于分析前不知道其与因变量之间是否存在线性关系，因此先考虑将其转化为两个哑变量，当作无序分类变量纳入模型分析。

【软件操作】打开数据集，首先对年龄分组（X_2）进行哑变量转化，以年龄≤50岁（$X_2=1$）作为参照，读者可以根据需要选择不同的分组作为参照。构建两个哑变量：X_{2_1}和X_{2_2}。具体编码见表8-1。依次点击“转换”“重新编码为不同变量”，将X_2选入右侧“变量”中，然后在右侧输出变量名称中填写新变量名“X_{2_1}”，点击“变化量”按钮。然后点击“旧值和新值”按钮，在“旧值”中填入0，在“新值”中填入0，点击“添加”，然后根据哑变量赋值表中的赋值方式依次将其余两个分类赋值（图8-1）。用相同的方法生成第二个哑变量。

哑变量赋值完成后，依次点击“分析”“回归”“线性”，将因变量选入“因变量”中，将自变量选入自变量中，需要注意，这里不再选入原始的自变量X_2，而是选入新生成的两个哑变量X_{2_1}和X_{2_2}（图8-2）。

【结果解释】结果共有五个部分，第一部分为自变量纳入模型情况，目前是将所有

表 8-1　哑变量赋值

原始数值：X_2	变量意义	哑变量 1：X_{2_1}	哑变量 2：X_{2_2}
$X_2=1$	年龄≤ 50 岁（参照）	$X_{2\_1}=0$	$X_{2\_2}=0$
$X_2=2$	50 岁＜年龄≤ 60 岁	$X_{2\_1}=1$	$X_{2\_2}=0$
$X_2=3$	年龄＞ 60 岁	$X_{2\_1}=0$	$X_{2\_2}=1$

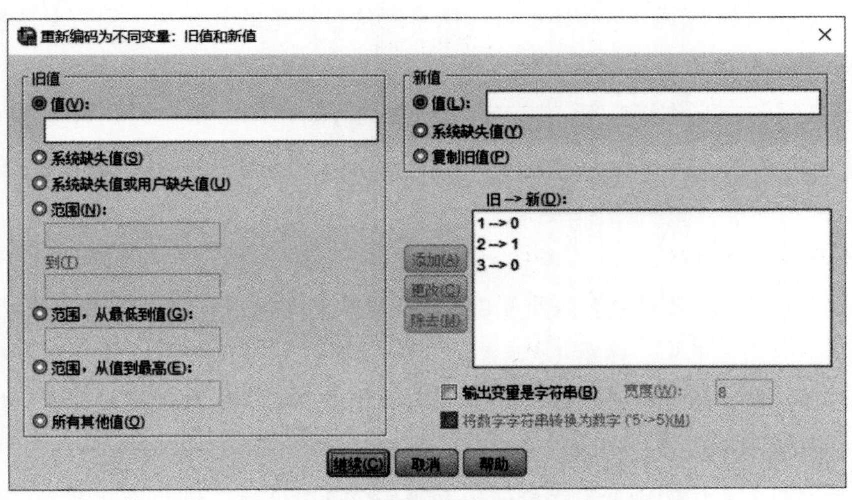

▲ **图 8-1　哑变量赋值**

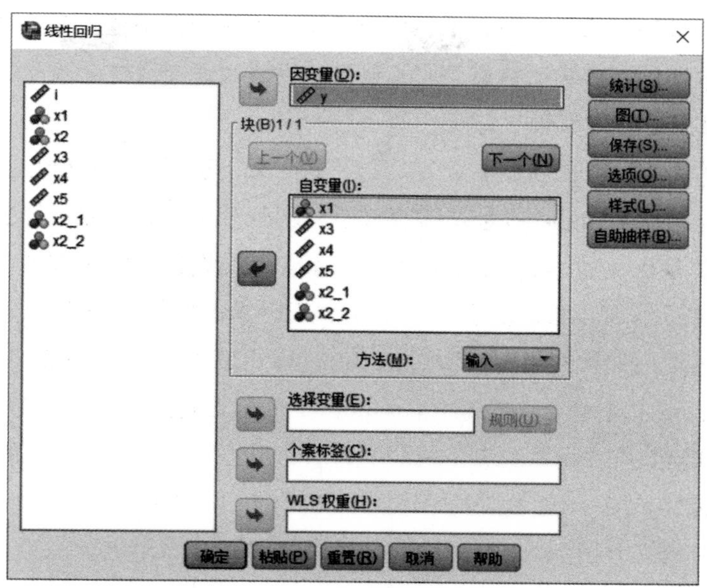

▲ 图 8–2　多元线性回归对话框

自变量均选入模型中。第二部分是模型的汇总信息，包括模型拟合的复相关系数、决定系数、调整的决定系数和剩余标准差。本例的决定系数为0.876，说明选入模型的自变量可以解释因变量变异的87.6%。复相关系数为0.767，说明原始因变量与通过构建的回归模型预测的因变量的Pearson相关系数为0.767。第三部分是对模型进行整体假设检验的结果，检验的统计量F = 106.183，P<0.001，说明模型构建有统计学意义。第四部分为模型的参数估计（图8–3），结果表中从左向右依次为：模型编号、变量名、回归系

Coefficients[a]

Model		Unstandardized Coefficients B	Unstandardized Coefficients Std. Error	Standardized Coefficients Beta	*t*	Sig.
1	(Constant)	54.184	3.356		16.144	.000
	x1	4.903	.960	.179	5.109	.000
	x3	.508	.031	.564	16.224	.000
	x4	.919	.492	.066	1.866	.064
	x5	–.043	.511	–.003	–.083	.934
	x2_1	11.778	1.484	.404	7.937	.000
	x2_2	24.036	1.405	.876	17.108	.000

a. Dependent Variable: y

▲ 图 8–3　多元线性回归参数估计

数估计值、标准化的回归系数估计值、t值和P值。本例回归系数检验除了X_4和X_5无统计学意义外，其余变量均有统计学意义。参数估计的第一行估计的是模型的常数项，也称截距项。自变量X_1的回归系数为4.903，其实际意义为在模型中其余变量不变的情况下，男性患者（$X_1=1$）比女性患者（$X_1=0$）舒张压平均高4.903mmHg，且有统计学意义（$P<0.001$）。自变量X_3的回归系数为0.508，其实际意义为在模型中其余变量不变的情况下，体重每增加1kg，舒张压平均增高0.508mmHg，且有统计学意义（$P<0.001$）。第一个哑变量（X_{2_1}）的回归系数为11.778，其实际意义为在模型中其余变量不变的情况下，50岁＜年龄≤60岁的患者（$X_{2\_1}=2$）比年龄≤50岁的患者（$X_{2\_1}=1$）舒张压平均高11.778mmHg，且有统计学意义（$P<0.001$）。与之相似，第二个哑变量（X_{2_2}）的回归系数为24.036，其实际意义为在模型中其余变量不变的情况下，年龄＞60岁的患者（$X_2=3$）比年龄≤50岁的患者（$X_2=1$）舒张压平均高24.036mmHg，且有统计学意义（$P<0.001$）。通过两个哑变量的回归系数，再加上参照组回归系数为0，可以构成数列0、11.778、24.036，其大致呈等差数列；因此，可以认为50岁＜年龄≤60岁的患者（$X_2=2$）与年龄≤50岁的患者（$X_2=1$）舒张压平均差异，与年龄＞60岁的患者（$X_2=3$）、50岁＜年龄≤60岁的患者（$X_2=2$）舒张压平均差异大致相同，即年龄分组与因变量之间大致存在线性关系，为了简化模型，可以将年龄分组看作等级变量纳入模型。当然，研究者也可以根据实际需要，将其依旧作为无序分类变量以哑变量的形式纳入回归模型中。

由于自变量的单位量纲不一定相同，因此无法直接通过回归系数的大小来判断改变量对于因变量影响程度的大小。参数估计结果中的标准化回归系数是对自变量进行标准化后得到的回归系数的估计值，其绝对值越大说明其对因变量的影响程度越大。本例所有自变量中标准化回归系数绝对值最大的是X_{2_2}，为0.876，说明通过本例的数据，5个自变量中患者年龄对于舒张压的影响最大。

若研究者需要对自变量进行筛选，SPSS提供的前进法、后退法和逐步回归法供选择。这里用逐步回归为例。操作步骤大致与不进行自变量筛选相同，仅在“方法”下拉框中选择需要的筛选方式即可，其结果与不进行变量筛选时基本相同，研究者选择筛选的最后一个模型的结果即可。

SPSS软件该提供了共线性诊断和残差分析的功能，在图8-2多元线性回归对话框中点击“统计”按钮，选择“共线性诊断”和“德宾-沃森”复选框即可。德宾-沃森统计量取值为0～4，2代表完全无自相关，越接近0或4说明正向或负向的自相关越强。一般，该统计量在1～3时，自相关问题都不大。在参数估计结果中会多出两列，即容忍度和方差膨胀因子。

研究者还可以将标准化后的残差值保存，绘制散点图来判断残差是否服从正态分布。

二、Logistic回归

当需要探索一个分类变量（因变量）和一组自变量之间的关系，可以使用Logistic回归。Logistic回归的因变量可以是两分类变量（发病或不发病），也可以是无序多分类变量（医疗保险类型：商业保险、城镇居民基本医疗保险、新农村合作医疗），甚至可以是有序变量（疗效评价：无效、有效、显效）。虽然因变量类型不同，但其基本思想和原理是相似的，本节将根据Logistic回归因变量的不同进行逐一介绍。

1. 两分类Logistic回归

(1) 基本概念

① 两分类Logistic回归模型：假设因变量Y是一个0-1两分类变量，其取值仅能为0或1。当$Y = 1$时，即出现结局事件，如研究对象罹患某病、治疗方法有效或患者死亡等。当$Y = 0$时，即未出现结局事件，如研究对象未罹患某病、治疗方法无效或患者存活等。需要读者注意的是，这里说的出现结局事件是根据具体的研究来确定的，若研究某疾病发病的因素时，结局事件就为发病，未发病认为是未发生事件。但若当研究某疾病不发病的因素时，结局事件应为不发病，发病则认为是未发生事件。

由于因变量Y的取值仅能为0或1，我们可以把估计具体的因变量Y的取值转化为估计因变量$Y = 1$的概率。但概率值的取值仅能为闭区间[0,1]，模型构建较为困难，因此需要对因变量Y进行变换，使其取值能为$(-\infty,+\infty)$，该变化称为Logit变换（公式8-3）。

$$\text{logit}(P) = \ln\left(\frac{P}{1-P}\right) \qquad \text{（公式8-3）}$$

其中，P为因变量$Y = 1$的概率，也就是发生事件的概率，其取值为闭区间[0,1]，ln为自然底数e为底的对数函数，这样logit(P)的取值就为$(-\infty,+\infty)$。当$P = 1$时，$\text{logit}(P) = +\infty$；当$P = 0.5$时，$\text{logit}(P) = 0$；当$P = 0$时，$\text{logit}(P) = -\infty$。

另有m个影响因变量Y的自变量X_1、X_2 …… X_m，β_1、β_2 …… β_m为自变量的回归系数，β_0为常数项，则Logistic回归模型可以表示为公式8-4。

$$\ln\left(\frac{P}{1-P}\right) = \beta_0 + \beta_1 X_1 + \beta_2 X_2 + \ldots + \beta_m X_m \qquad \text{（公式8-4）}$$

② 两分类Logistic回归系数的意义：Logistic回顾在医学领域有着广泛应用的原因

之一是其有良好的可解释性。Logit变换中分数部分 $\frac{P}{1-P}$ 是流行病学常用的描述疾病发生强度的统计指标，称为优势（odds）。当疾病发生的概率（P）与不发病的概率（$1-P$）的概率相等时，优势等于1；发病概率大于不发病概率，优势大于1；反之，优势小于1。

常数项β_0表示暴露剂量为0（没有任何发生事件危险因素）时个体发生事件（后文简称发病）与不发生事件（后文简称为不发病）概率之比的自然对数。回归系数β_j（j = 1、2 …… m）表示自变量X_j改变一个单位是logit(P)的改变量，它与衡量危险因素作用大小的比值比[也就是我们熟悉的优势比（odds ratio，OR）]有对应的关系。

举例而言，自变量X_j为是否吸烟（$X_j = 1$为吸烟，$X_j = 0$为不吸烟），因变量Y为是否罹患肺癌（$Y = 1$为患病，$Y = 0$为未患病）。那X_j的回归系数β_j的意义为公式8-5。

$$\begin{aligned}\ln(\mathrm{OR_j}) &= \ln\left[\frac{P_1/(1-P_1)}{P_0/(1-P_0)}\right]\\ &= \mathrm{logit}(P_1) - \mathrm{logit}(P_0)\\ &= \beta_j(1-0)\\ &= \beta_j\end{aligned} \qquad \text{（公式8-5）}$$

也就是$\mathrm{OR_j} = \exp(\beta_j)$，其中$P_1$和$P_0$分别为吸烟和不吸烟罹患肺癌的概率。

若$\beta_j = 0$时，$\mathrm{OR_j} = 1$，说明吸烟对罹患肺癌不起作用；若$\beta_j > 0$时，$\mathrm{OR_j} > 1$，说明吸烟对罹患肺癌有正向作用，吸烟是一个罹患胃癌的危险因素；若$\beta_j < 0$时，$\mathrm{OR_j} < 1$，说明吸烟对罹患肺癌有负向作用，吸烟是一个罹患胃癌的保护因素。

③ 两分类Logistic回归系数估计和假设检验：Logistic回归系数估计使用的是极大似然估计（maximum likelihood estimation，MLE），该方法主要思想是构建一个样本似然函数，然后求取似然函数最大值时的回归系数值即为回归系数的估计值。该方法求解过程可以通过统计软件实现。

当回归系数的估计值不为0时，还不能直接得出结论，还需对回归系数进行假设检验。常用的检验方法有似然比检验、Wald检验和计分检验。在大样本的情况下这三种方法得到的检验结果是一致的，SPSS软件中可以得到Wald检验的结果，比较适合单个自变量的检验，其检验的统计量服从卡方分布，读者可以根据软件给出的Wald卡方值和P值进行统计推断。

(2) 注意事项

① 变量筛选：与多元线性回归分析类似，当自变量个数较多时，为了使最终建立的Logistic回归模型比较稳定和便于解释，应尽可能地将回归效果显著的自变量选

入模型中，将作用不明显的自变量排除在外。具体算法有前进法、后退法和逐步法。Logistic回归变量选择算法的步骤和思路与多元线性回归的基本一致，但其用的检验统计量不再是*F*统计量，而是似然比统计量、Wald统计量和计分统计量之一。SPSS统计软件可以自动实现该功能，读者对具体过程有兴趣可以查阅相关资料。

② 变量取值形式：Logistic回归的自变量类型无特殊要求，可以是连续型变量和分类变量（包括两分类、无序多分类和等级变量）。

两分类变量建议取值为0和1，例如“是否吸烟”变量可以将“吸烟”取值为1，将“不吸烟”取值为0。

无序多分类变量纳入Logistic回归模型中需要对其进行哑变量处理，这与多元线性回归中的方式基本一致。

等级变量可以直接以原有形式纳入模型，也可以进行哑变量处理后纳入模型，选择模型纳入方式的考虑与多元线性回归中的方式基本一致。

连续型变量（如年龄、血红蛋白含量等）直接纳入Logistic回归模型时要满足对数线性的假设，也就是自变量与Logit变换后的因变量呈线性关系。若不满足该假设，则直接将连续型变量纳入模型是不合适的。应首先对其进行合适的分类，使其成为等级变量纳入模型，通过观察估计的回归系数是否呈大致的等差数列，或OR值呈大致等比数列来判断该变量与因变量之间存在大致的线性关系。若大致满足线性关系，则可以考虑将连续型变量直接纳入模型或以等级变量的形式纳入，若不满足则可以考虑将该变量以无序分类变量的形式纳入或对该变量进行合适的变换纳入模型。也可以考虑将该连续型变量转化为两分类变量纳入，但这样可能会损失大量连续型变量携带的信息，这样操作须谨慎。

③ 样本量考虑：Logistic回归的所有统计推断都建立在大样本基础上，因此要求有足够的样本量。回归方程中自变量（分析的影响因素）个数越多所需的样本量也越大。有研究表明，各组样本量大于自变量（欲分析的影响因素）个数的20倍时，参数估计的偏差是可以接受的。还有一种经验方法认为，阳性结局发生率＜0.5时，两分类Logistic回归所需样本量与自变量个数有关；通常每一自变量至少需要10例具有阳性结局的样本，以保证结果的稳定。

④ 模型拟合优度检验：诊断Logistic回归的拟合优度的方法有很多，如Pearson卡方、Deviance法和HL（Hosmer-Lemeshow）统计量等。SPSS软件可以实现的是HL统计量（SPSS中文操作界面翻译为“霍斯默-莱梅肖拟合优度”）。HL统计量服从卡方分布，当卡方检验无统计学意义时表示拟合较好，反之则表示拟合不好。

⑤ 回归模型应用条件：首先，Logistic回归要求各个研究对象之间是相互独立的。

例如研究感染某传染病的因素时不能使用Logistic回归。因为传染病是会互相传染的，每个个体是否被感染不是相互独立的而是相互关联的，此时应该选用传染病模型进行分析。

其次，自变量与Logit变换后的因变量之间存在线性关系，否则应考虑使用广义可加模型。

⑥ 关于OR值的解释：OR是“odds ratio”的简称，翻译成中文可以是比值比或优势比，其在医学文献中说明的是危险因素和结局之间关联的强度（strength of association），它是两个优势（odds）的比（ratio）。优势是指发生事件的概率与不发生事件概率的比，例如假设一组患者的死亡率是0.3，则死亡的比值为0.3/（1–0.3）≈0.43。通过优势的公式，我们可以知道，当发生事件的概率比较低的时候，优势的数值与发生概率的值比较接近，例如，当发生事件的概率为0.05时，odds = 0.05/（1–0.05）≈0.052。当两个人群发生结局事件的优势相除得到的就是比值比。例如，某疾病男性的病死率是0.25、女性的病死率时0.30，则男性患者死亡的odds = 0.25/（1–0.25）≈0.33，而女性患者死亡的odds = 0.3/（1–0.3）≈0.43。因此以女性患者为参照，男性患者死亡的OR = 0.33/0.43≈0.78。此时，男性患者病死率和女性患者病死率的比值（也就是所谓的RR值，“risk ratio”，中文称作相对危险度）为0.25/0.3≈0.83。通过该例子，可知通过Logistic回归估计得到的OR值不能简单地理解为两类人群发生结局事件的风险比例。此时，我们能得到男性的病死率低于女性患者，男性患者死亡的优势是女性患者死亡优势的0.78倍。当然，如果事件发生率很低时，我们可以用Logistic回归估计得到的OR值对RR值进行估计。

此外，研究者在应用Logistic回归得到的OR值还需注意，不同模型得到的同一个因素的OR值是无法直接比较的。根据数理统计的原理，在模型中加入结局的独立解释自变量，我们关心的处理的OR值也会随之增大。如果加入模型的变量与关心的处理因素有关时，处理因素的OR值也会增大。

2. 无序多分类和有序Logistic回归

无序多分类Logistic回归是两分类Logistic回归的推广模型。为了便于理解可以把多分类Logistic回归模型理解成若干个简单的两分类Logistic回归模型，要注意这些两分类Logistic回归模型的参数估计和假设检验是放在一起进行的。

当因变量不仅是多分类变量，而且变量的各个分类之间还存在着等级关系，如慢性病危险因素研究中观察结果为“无、轻、中、重”，则可以使用有序Logistic回归。

无序分类Logistic回归模型和有序Logistic回归模型的参数估计、假设检验、自变量选择和模型拟合评价均与两分类Logistic回归模型类似。

3. 条件Logistic回归

条件Logistic回归（conditional logistic regression）是针对配对资料分析的一种方法。在流行病学的病例对照研究中，为了控制一些重要的混杂因素，可以把病例和对照按照年龄、性别等条件进行配对，形成多个匹配组（每个匹配组可以看作一个层）。条件Logistic回归模型与非条件Logistic回归（常规Logistic回归）的不同之处在于常数项上，不同匹配组的常数项可以各不相同，但内在假定了每个危险因素的致病能力在不同匹配组中相同。

4. SPSS软件实现

(1) 两分类Logistic回归

【实例】例8-2，某研究者欲研究罹患高脂血症的危险因素，调查了1000名居民，收集了他们是否罹患高脂血症（Y）和相应的危险因素（X_1–X_7），包括是否罹患高血压（X_1）、是否有高脂血症家族史（X_2）、是否吸烟（X_3）、性别（X_4）、年龄（X_5）、体质指数BMI（X_6）和动物脂肪摄入（X_7），自变量的赋值见表8-2。本例为模拟数据，仅为展示软件操作，其结果不代表任何实际意义。

表 8-2　模型中变量赋值编码

变量名	标　签	变量类型	赋　值	含　义
Y	是否罹患高脂血症	两分类	0	否
			1	是
X_1	是否罹患高血压	两分类	0	否
			1	是
X_2	是否有高脂血症家族史	两分类	0	否
			1	是
X_3	是否吸烟	两分类	0	否
			1	是
X_4	性别	两分类	0	女
			1	男
X_5	年龄（岁）	连续型		
X_6	体质指数 BMI（kg/m^2）	连续型		
X_7	动物脂肪摄入	有序分类	1	低
			2	中
			3	高

【问题分析】因变量是否罹患高脂血症（Y）为两分类变量，可以考虑使用两分类的Logistic回归来分析影响因素。

【软件操作】打开数据集（图8-4）。然后依次点击“分析”“回归”“二元Logistic”，将因变量Y选入“因变量”框中，将待分析的影响因素（X_1～X_7）选入“协变量”框中，点击“分类”按钮，将分类变量（X_1、X_2、X_3、X_4和X_7）选入“分类协办量”中（图8-5）。一般我们将“否”这个分类作为参照组，因此下面的“参考类别”选中“第一个”，再点击“变化量”按钮，其余变量均按此操作。若读者想以“是”为参照分组可以选中“最后一个”（图8-6）。点击“继续”按钮。再点击“选项”按钮，勾选“Exp（B）的置信区间”复选框，来要求软件输出自变量的OR值及95%置信区间（图8-7）。点击“确定”按钮。此时，我们不对自变量进行筛选，将所有的自变量均纳入模型分析。

【结果解释】结果共有十个部分（图8-8至图8-11）。第一部分是数据集的基本信息，描述了纳入分析、数据缺失的观测数。第二部分是因变量的赋值情况，本研究探索的是罹患高脂血症（$Y=1$）的危险因素。第三部分是分类自变量的编码赋值情况，本例选择的是以“第一个”为参照分类，因此分类变量中赋值数值最小的分类为参照分组。

	i	x1	x2	x3	x4	x5	x6	x7	y
1	1	0	0	0	1	52.29	24.50	1	1
2	2	1	0	1	1	60.07	24.97	2	1
3	3	1	0	1	0	74.86	20.67	1	1
4	4	0	0	0	0	53.69	21.50	1	0
5	5	0	0	0	1	50.89	24.70	3	1
6	6	1	0	0	1	65.64	24.01	2	0
7	7	1	0	0	0	55.91	26.04	2	0
8	8	1	0	0	1	51.51	20.11	2	0
9	9	0	0	0	0	42.08	20.54	3	1
10	10	0	0	1	0	60.15	18.00	3	0
11	11	0	0	0	0	55.29	24.23	2	0
12	12	0	0	0	0	59.57	25.26	2	0
13	13	1	0	0	0	75.91	20.49	2	1
14	14	0	0	0	0	70.64	15.35	2	1
15	15	0	1	0	1	59.27	19.80	2	0
16	16	1	0	0	0	55.43	16.07	2	0
17	17	1	0	1	0	49.16	18.25	2	0
18	18	0	0	0	1	62.35	18.39	2	1
19	19	1	1	0	1	72.72	21.60	1	0
20	20	0	1	0	1	41.61	24.86	3	1

▲ 图 8-4　数据集

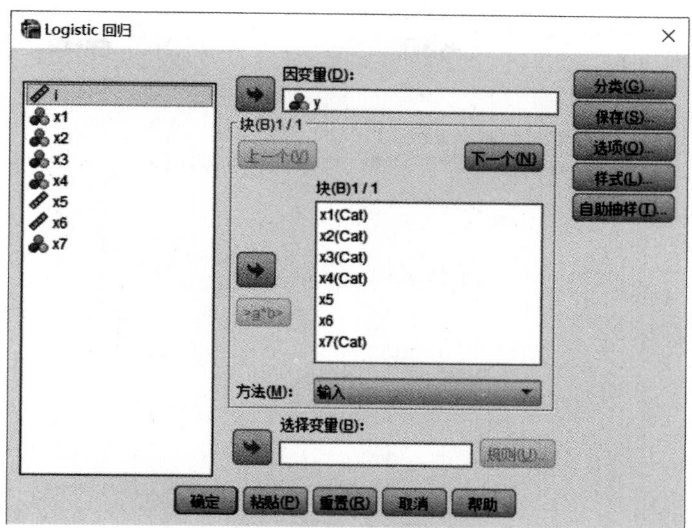

▲ 图 8-5　Logistic 回归对话框

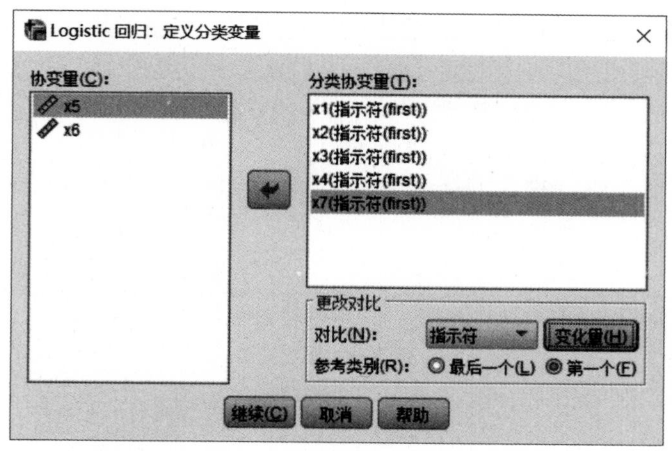

▲ 图 8-6　定义分类变量对话框

第四至六部分为自变量还未进入模型时的参数估计情况。第七至十部分为所有自变量均纳入后的参数估计结果。其中第七部分为模型整体的假设检验，本例模型整理检验的 $P<0.001$，说明该模型建立有统计学意义。第八部分是模型拟合的参数，包括–2倍的对数似然值和两个“伪”决定系数（“伪”用以与线性回归模型中的决定系数区别）。这两个决定系数反映了当前模型中自变量能解释因变量变异占因变量总变异的比例。第九部分为纳入自变量后回归模型的预测能力，根据预测因变量 $Y = 1$ 的概率值是否大于0.5判断是否出现阳性的结局，本例的预测总正确率为61.2%。第十部分是研究者最关心的部分，也就是自变量的参数估计和OR值及其95%置信区间的估计。根据本例的结果，我们可以

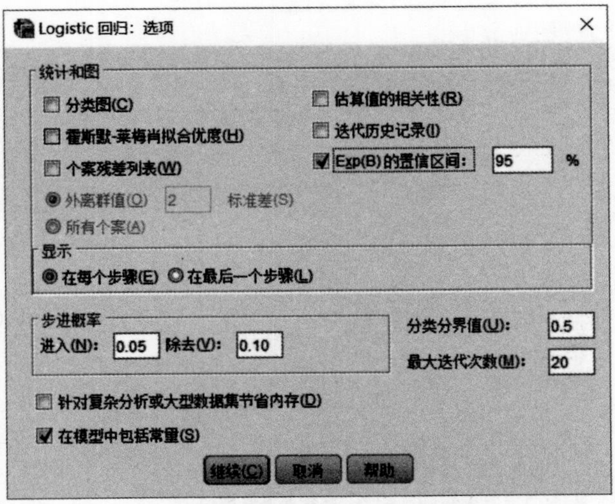

▲ 图 8–7 选项对话框

Case Processing Summary

Unweighted Cases[a]		*N*	Percent
Selected Cases	Included in Analysis	1000	100.0
	Missing Cases	0	.0
	Total	1000	100.0
Unselected Cases		0	.0
Total		1000	100.0

a. If weight is in effect, see classification table for the total number of cases.

▲ 图 8–8 观测汇总

构建回归方程公式8–6。

$$\text{logit}(P) = -2.310 + 0.563X_1 + 0.165X_2 + 0.534X_3 + 0.212X_4 + 0.011X_5 + 0.051X_6 + 0.302X_{7\_1} + 0.589X_{7\_2} \quad \text{（公式8–6）}$$

其中，X_{7_1}指X_7的第1个哑变量，即摄入动物脂肪为中等水平，X_{7_2}指X_7的第2个哑变量，即摄入动物脂肪为高水平。

对回归系数进行假设检验，X_1、X_2、X_3、X_6和X_{7_2}的P值小于0.05，回归系数有统计学意义。

X_1的回归系数为0.563，对应的OR值及其95%置信区间为1.756（1.318，2.340），$P<0.001$，说明居民罹患高血压与罹患高脂血症关联有统计学意义，罹患高血压与

Dependent Variable Encoding

Original Value	Intemal Value
0	1
1	0

Categorical Variables Codings

		Frequency	Parameter coding	
			(1)	(2)
x7	1	191	.000	.000
	2	514	1.000	.000
	3	295	.000	1.000
x2	0	787	.000	
	1	213	1.000	
x3	0	701	.000	
	1	299	1.000	
x4	0	499	.000	
	1	501	1.000	
x1	0	699	.000	
	1	301	1.000	

▲ **图 8-9　因变量和自变量编码赋值情况**

罹患高脂血症的概率增高有关，罹患高血压的患者（$X_1 = 1$）罹患高脂血症的优势是没有罹患高血压的患者（$X_1 = 0$）罹患高脂血症的优势的1.756倍，95%置信区间为1.318～2.340。

X_5的回归系数为0.011，对应的OR值及其95%置信区间为1.011（0.998，1.025），$P = 0.091$，说明居民年龄与是否罹患高脂血症关联无统计学意义。居民年龄为增加1岁，罹患高脂血症的优势增加0.011倍，95%置信区间为0.998～1.025。

X_{7_1}和X_{7_2}的回归系数分别为0.302和0.589，对应的OR值分别为1.352和1.803，P值分别为0.083和0.002，说明与动物脂肪摄入低水平的居民相比，中等水平的居民罹患高脂血症的优势是其1.352倍，但无统计学意义。而高水平的居民比低水平的居民相比罹患高脂血症的优势是其1.803倍，关联有统计学意义。

本例中，将X_7先作为无序分类变量纳入了模型，估计了摄入动物脂肪中等水平、高

Block 0: Beginning Block

Classific ation Table[a,b]

Observed			Predicted		
			y		Percentage Correct
			0	1	
Step 0	y	0	191	.000	.000
		1	699	.000	
	Overall Percentage		301	1.000	

a. Constant is included in the model.
b. The cut value is .500

Variables in the Equation

		B	S.E.	Wald	df	Sig.	Exp(B)
Step 0	Constant	.298	.064	21.742	1	.000	1.347

Variables not in the Equation

			Score	df	Sig.
Step 0	Variables	x1(1)	14.408	1	.000
		x2(1)	1.461	1	.227
		x3(1)	12.562	1	.000
		x4(1)	2.949		.086
		x5	2.634	1	.105
		x6	4.762	1	.029
		x7	9.547	2	.008
		x7(1)	.267	1	.606
		x7(2)	6.854	1	.009
	Overall Statistics		48.176	8	.000

▲ 图 8-10　未纳入自变量时模型情况

水平的居民于摄入动物脂肪低水平的居民的回归系数，分别为0.302和0.589，可以看出加上参照为0，构建的回归系数数列0、0.302、0.589基本呈等差数列。对应的OR值分别为1.352和1.803，加上参照为1，构建的OR值数列为1、1.352、1.803，基本呈等比数列，可以认为低水平与中水平之间的风险差异与中水平和高水平的罹患高脂血症的风险差异基本一致，为了进一步简化模型，可以考虑将X_7作为等级变量纳入回归模型分析。

Block 1: Method = Enter

Omnibus Tests of Model Coefficients

		Chi-square	df	Sig.
Step 1	Step	49.568	8	.000
	Block	49.568	8	.000
	Model	49.568	8	.000

Model Summary

Step	-2 Log likelihood	Cox & Snell R Square	Nagelkerke R Square
1	1314.742[a]	.048	.065

a. Estimation terminated at iteration number 4 because parameter estimates changed by less than .001

Block 1: Method = Enter

Classification Table[a]

Obesrved			Predicted y 0	Predicted y 1	Percentage Correct
Step 1	y	0	151	275	35.4
		1	113	461	80.3
	Overall Percentage				61.2

Variables in the Equation

		B	S.E.	Wald	df	Sig.	Exp(B)	95% CI for EXP(B) Lower	95% CI for EXP(B) Upper
Step 0	x1(1)	.563	.146	14.802	1	.000	1.756	1.318	2.340
	x2(1)	.165	.162	1.038	1	.308	1.179	.859	1.619
	x3(1)	.534	.147	13.240	1	.000	1.705	1.279	2.273
	x4(1)	.212	.131	2.605	1	.107	1.236	.956	1.599
	x5	.011	.007	2.855	1	0.91	1.011	.998	1.025
	x6	.051	.022	5.469	1	.019	1.053	1.008	1.099
	x7			9.473	2	.009			
	x7(1)	.302	.174	3.000	1	.083	1.352	.961	1.903
	x7(2)	.589	.193	9.343	1	.002	1.803	1.235	2.631
		−2.310	.672	11.829	1	.001	.099		

a. Variable (s) entered on step 1: x1, x2, x3, x4, x5, x6, x7.

▲ 图 8-11 纳入所有自变量时模型情况

进一步分析，我们可以考虑使用前进法对自变量进行筛选，并将自变量X_7作为等级变量纳入模型（图8-12）。此时，在二元Logistic回归对话框中，不选入X_7为分类变量，并在“方法”下拉框“向前：瓦尔德”，即前进法，筛选的统计量选择“Wald χ^2”。在“选项”中可以设定那个进入的标准，本例为0.05。结果显示（图8-13），通过四步的筛选，最终纳入回归模型的自变量有四个，分别为X_1、X_3、X_6和X_7。前三个自变量的回归系数和OR值的解释与上述解释一致，不再赘述。等级变量X_7的回归系数为0.394，OR值及95%置信区间为1.342（1.114，1.618），$P = 0.002$，说明，动物脂肪摄入每增加一个等级，罹患高脂血症的优势会增加1.342倍，并且关联有统计学意义。

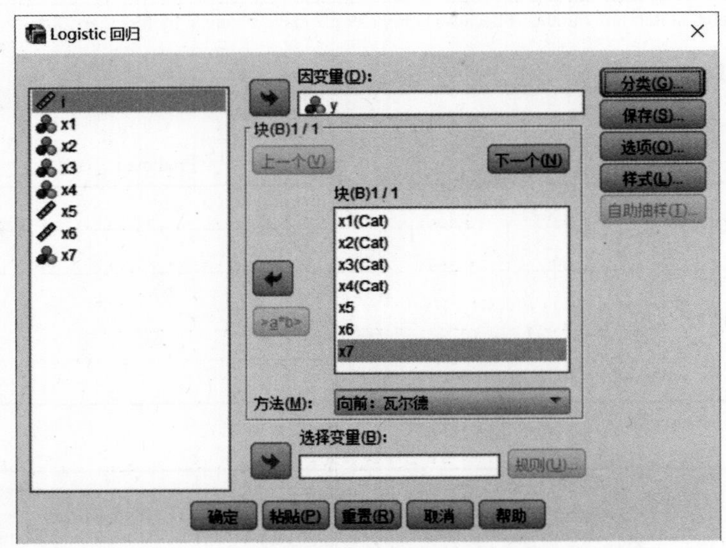

▲ 图 8-12　Logistic 回归对话框

(2) 无序多分类的Logistic回归

【实例】例8-3，某保险公司开发了A、B、C三种商业医疗保险产品，并且抽样调查了100人想要投保的产品（Y），还收集了调查人群的性别（X_1）、年龄（X_2）、最高学历（X_3）、收入（X_4）和基本医疗保险投保情况（X_5），试分析不同特征人群的投保倾向。本例数据为模拟数据，仅供软件操作示例使用，其结果不代表任何实际意义。

【问题分析】本例的因变量是倾向于投保哪种保险产品，保险产品有三种，且无顺序，因此可以使用无序多分类的Logistic回归来分析该问题。

【软件操作】打开数据集，依次点击“分析”“回归”“多元Logistic”，将因变量（Y）选入“因变量”中，本例选择C产品作为参考分类，读者也可通过点击“参考类别”按钮选择不同的参考分类。将分类变量选入“因子”中，将计量变量选入“协变

Variables in the Equation

		B	S.E.	Wald	df	Sig.	Exp(B)	95% CI for EXP(B)	
								Lower	Upper
Step 1[a]	x1(1)	.543	.144	14.265	1	.000	1.721	1.298	2.281
	Constant	.140	.076	3.429	1	.064	1.151		
Step 2[b]	x1(1)	.560	.145	14.951	1	.000	1.750	1.318	2.324
	x3(1)	.525	.145	13.143	1	.000	1.690	1.273	2.244
	Constant	−.016	.087	.036	1	.850	.984		
Step 3[c]	x1(1)	.557	.145	14.700	1	.000	1.746	1.313	2.321
	x3(1)	.529	.145	13.223	1	.000	1.697	1.276	2.256
	x7	.290	.095	9.356	1	.002	1.337	1.110	1.610
	Constant	−.625	.217	8.259	1	.004	.535		
Step 4[c]	x1(1)	.566	.146	15.097	1	.000	1.762	1.324	2.344
	x3(1)	.530	.146	13.227	1	.000	1.699	1.277	2.261
	x6	.051	.022	5.364	1	.021	1.052	1.008	1.098
	x7	.294	.095	9.569	1	.002	1.342	1.114	1.618
	Constant	−1.772	.543	10.669	1	.001	.170		

a. Variable(s) entered on step 1: x1.
b. Variable(s) entered on step 2: x3.
c. Variable(s) entered on step 3: x7.
d. Variable(s) entered on step 4: x6.

▲ **图 8-13 前进法变量筛选时参数估计**

量”中，本例自变量均为分类变量（图8-14）。

【结果解释】结果共有五个部分，第一部分是观测的汇总信息。第二部分是对模型所有自变量的似然比检验，本例全模型似然比检验的P<0.001，模型构建有统计学意义（图8-15）。第三部分是模型拟合情况是三种伪决定系数，其含义与以前的模型相同，不再重复解释，见图8-16。

第四部分是模型各变量的似然比检验结果，本例中最高学历（X_3）和基本医疗保险投保情况（X_5）无统计学意义，其余三个自变量有统计学意义（图8-17）。

第五部分为模型的参数估计，本例以C保险产品为参照，选择A产品的影响因素有性别（X_1）、年龄（X_2）和收入（X_4），选择B产品的影响因素有年龄（X_2）和收入（X_4）。其回归系数和OR值的解释同两分类Logistic回归，不再赘述，见图8-18。

(3) 有序分类资料Logistic回归

【实例】例8-4，某医院调查了500名就诊的患者，收集了患者对医院就诊的整体

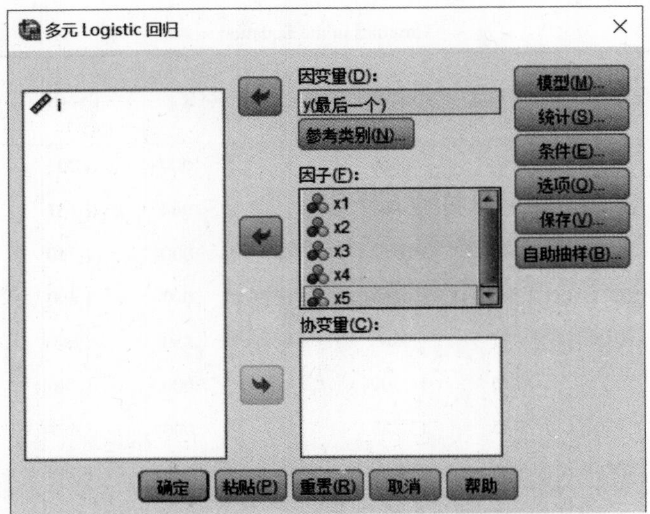

▲ 图 8-14　多元 Logistic 回归对话框

Model Fitting Information

Model	Model Fitting Criteria -2 Log Likelihood	Likelihood Ratio Tests		
		Chi-Square	df	Sig.
Intercept Only	403.465			
Final	331.266	72.199	16	.000

▲ 图 8-15　多元 Logistic 全模型似然比检验

Pseudo R-Square

Cox and Snell	.134
Nagelkerke	.153
McFadden	.069

▲ 图 8-16　多元 Logistic 模型拟合

满意度Y（满意、一般、不满意）、患者的性别（X_1）、年龄分组（X_2）、是否初诊（X_3）、最高学历（X_4）、是否参保基本医疗保险（X_5）、患者入院来源（X_6），试分析影响就医整体满意度的影响因素。本例数据为模拟数据，仅供软件操作示例使用，其结果不代表任何实际意义。

【问题分析】本例的因变量是个有序的分类变量，因素考虑使用有序分析资料的Logistic回归。

Like lihood Ratio Tests

Effect	Model Fitting Criteria -2 Log Likelihood of Reduced Model	Like lihood Ratio Tests		
		Chi-Square	df	Sig.
Intercept	331.266[a]	.000	0	
x1	348.297	17.031	2	.000
x2	356.390	25.124	4	.000
x3	333.318	2.052	4	.726
x4	354.902	23.636	4	.000
x5	334.588	3.322	2	.190

The chi-square statistic is the difference in -2 log-likelihoods between the final model and a reduced model. The reduced model is formde by omitting an effect from the final model. The nul hypothesis is that all parameters of that effect are 0.
a. This reduced model is equivalent to the final model because omitting the effect does not increase the degrees of freedom.

▲ 图 8-17　多元 Logistic 模型拟合

【软件操作】打开数据集，依次点击“分析”“回归”“有序”，将因变量*Y*选入“因变量”，将分类变量选入“因子”中，将计量变量选入“协变量”中，本例自变量均为分类变量（图8-19）。

【结果解释】结果与无序多分类Logistic回归的结果相类似，一共有五个部分，前四个部分的解释同前，不再复述。第5部分是有序Logistic回归的参数估计（图8-20），与无序多分类Logistic回归的参数估计不同，有序Logistic回归的每个自变量仅有一个回归系数的估计值，而无序多分类Logistic回归的每个自变量有*m*-1个回归系数的估计值，*m*为因变量分类数。但有序Logistic回归有*m*-1个截距（常数项）。本例中，年龄分组（X_2）、是否初诊（X_3）、最高学历（X_4）和患者入院来源（X_6）对患者就医整体满意度关联有统计学意义（$P<0.05$）。年龄越大，患者越倾向于满意（回归系数>0），非初诊患者（$X_3=0$）比初诊患者（$X_3=1$）更倾向于不满意（回归系数<0）。SPSS在有序Logistic回归中不支持输出OR值及其置信区间，需要读者手工计算，计算方法为e^{β}，e为自然底数，β为自变量的回归系数。本例中性别的$OR=e^{0.254}=1.289$，其95%置信区间为（$e^{-0.100}$，$e^{0.608}$），即（0.905，1.837）。

有序Logistic回归需要进行平行性检验，也就是不管因变量的分割点在什么位置，模型中各自变量的回归系数都保持不变。具体操作为在有序Logistic回归对话框中点击“输出”按钮，选中“平行线检验”，结果见图8-21。本例平行性检验的$P=0.209$，$P>0.05$，说明各个回归方程互相平行，可以使用有序Logistic回归。若平行性假设不满足，可以使用前面介绍的无序分类的Logistic回归。

Parameter Estimates

y[a]		B	Std. Error	Wald	df	Sig.	Exp(B)	95% Confidence Interval for Exp (B)	
								Lower Bound	Upper Bound
1	Intercept	1.169	.370	9.958	1	.002			
	[x1=0]	–.887	.218	16.484	1	.000	.412	.269	.632
	[x1=1]	0[b]			0				
	[x2=1]	–1.233	.292	17.851	1	.000	.291	.164	.516
	[x2=2]	–.814	.246	10.978	1	.001	.443	.274	.717
	[x2=3]	0[b]			0				
	[x3=1]	–.251	.367	.468	1	.494	.778	.379	1.597
	[x3=2]	–.053	.309	.029	1	.665	.949	.517	1.740
	[x3=3]	0[b]			0				
	[x4=1]	–1.226	.320	14.689	1	.000	.293	.157	.549
	[x4=2]	.015	.256	.003	1	.953	1.015	.615	1.676
	[x4=3]	0[b]			0				
	[x5=0]	.343	.319	1.155	1	.282	1.409	.754	2.633
	[x5=1]	0[b]			0				
2	Intercept	–.004	.440	.000	1	.993			
	[x1=0]	–.483	.250	3.725	1	.054	.617	.377	1.008
	[x1=1]	0[b]			0				
	[x2=1]	–1.088	.357	9.271	1	.002	.337	.167	.679
	[x2=2]	–.345	.278	1.542	1	.214	.708	.411	1.221
	[x2=3]	0[b]			0				
	[x3=1]	.262	.417	.394	1	.530	1.299	.574	2.942
	[x3=2]	.057	.370	.024	1	.877	1.059	.513	2.184
	[x3=3]	0[b]			0				
	[x4=1]	–.708	.353	4.029	1	.045	4.92	.247	.983
	[x4=2]	.019	.303	.004	1	.950	1.019	.563	.1847
	[x4=3]	0[b]			0				
	[x5=0]	–.382	.435	.771	1	.380	.683	.291	1.601
	[x5=1]	0[b]			0				

a. The reference category is: 3.
b. This parameter is set to zero because it is redundant.

▲ 图 8–18　多元 Logistic 参数估计

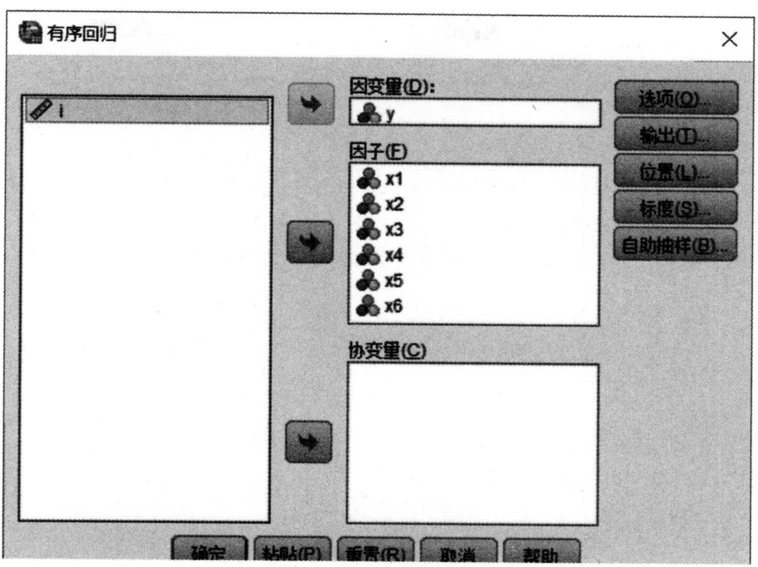

▲ **图 8-19 有序 Logistic 对话框**

Parameter Estimates

		Estimate	Std. Error	Wald	df	Sig.	95% Confidence Interval for Exp (B)	
							Lower Bound	Upper Bound
Threshold	[y = 1]	−.528	.407	1.685	1	.194	−1.326	.269
	[y = 2]	2.500	.428	34.173	1	.000	1.662	3.338
Location	[x1 = 0]	.254	.181	1.983	1	.159	−.100	.608
	[x1 = 1]	0[a]			0			
	[x2 = 1]	1.425	.259	30.277	1	.000	.918	1.933
	[x2 = 2]	.789	.206	14.687	1	.000	.385	1.192
	[x2 = 3]	0[a]			0			
	[x3 = 0]	−.476	.196	5.918	1	.015	−.859	−.092
	[x3 = 1]	0[a]			0			
	[x4 = 1]	1.660	.271	37.411	1	.000	1.128	2.192
	[x4 = 2]	1.375	.234	34.651	1	.000	.917	1.833
	[x4 = 3]	0[a]			0			
	[x5 = 0]	.309	.319	.939	1	.333	−.316	.935
	[x5 = 1]	0[a]			0			
	[x6 = 1]	−.264	.331	.637	1	.425	−.912	.384
	[x6 = 2]	.034	.344	.010	1	.921	−.641	.709
	[x6 = 3]	0[a]			0			

Link function: Logit.
a. This parameter is set to zero because it is redundant.

▲ **图 8-20 有序 Logistic 参数估计**

Test of Parallel Lines[a]

Model	–2 Log Likelihood	Chi–Square	df	Sig.
Null Hypothesis	402.904			
General	390.823	12.080	9	.209

The null hypothesis states that the location parameters (slope coefficients) are the same across response categories.
a. Link function: Logit.

▲ 图 8–21　有序 Logistic 平行线检验

（郭轶斌　王春晖）

参考文献

[1] Norton E C, Dowd B E, Maciejewski M L. Odds ratios—current best practice and use [J]. Jama the Journal of the American Medical Association, 2018, 320(1):84.
[2] 贺佳，尹平 . 医学统计学 [M]. 第 2 版 . 北京：高等教育出版社 ,2020.
[3] 李晓松 . 医学统计学 [M]. 第 3 版 . 北京：高等教育出版社 ,2019.
[4] 张文彤，董伟 . SPSS 统计分析高级教程 [M]. 第 3 版 . 北京：高等教育出版社 ,2019.
[5] 贺佳 . SAS 统计软件应用 [M]. 第 4 版 . 北京：人民卫生出版社 ,2021.
[6] 颜虹，王彤 . 医学统计学 [M]. 第 5 版 . 北京：人民卫生出版社 ,2020.

第9章　混杂因素的控制方法

一、混杂因素

由于观察性研究不对研究对象进行随机分组并直接施加处理，而是根据受试对象是否处于某种状态或自身的特征进行分组。因此，研究对象的基线变量在各个分组间可能存在着明显的差异。此时，若直接比较结局变量，将会得到一个有偏倚的处理效应。

在观察性研究中，部分的基线变量既影响研究对象的分组（处理或暴露），又对结局变量有影响，这样的变量被称为混杂因素（confounding factor）。根据混杂因素是否被研究者观测到，可以将混杂因素分为已观测（measured）混杂因素和未观测（unmeasured）混杂因素。

例如，某人发现一个火灾现场出现的消防车数量越多，则这次火灾伤亡人数也就越多，因此得到结论，火灾的伤亡人数与出现在现场的消防车数量有关。但事实上，因为火灾越严重，现场的消防车会越多，火灾的伤亡人数也会越多，导致了出现火灾现场出现的消防车数量越多，则这次火灾伤亡人数也就越多的“假象”。在这个例子中，“火灾的严重程度”既与消防车数量（处理因素）有关，又与火灾伤亡人数（结局因素）有关，是一个典型的混杂因素。

如果观察严重程度类似的火灾，可能就不会得到消防车数量越多火灾伤亡人数也越多的现象，甚至还会观察到消防车数量越多火灾伤亡人数也越少的现象。从上述的例子中可以得知，混杂偏倚对于观察性研究结论有着很大的影响，因此在进行观察性研究时控制混杂因素是非常重要的。

混杂因素可以通过合理科学的研究设计来控制。例如，研究者可以对研究对象进行随机化分析，使得研究对象的分组（处理因素）只与随机数有关，与包括基线变量的混杂因素均无关，从而切断混杂因素与结局之间的关联。然而，并不是所有的分组（处理因素）都可以通过随机化分配给受试对象。例如，对人体明确有害的因素（吸烟、饮酒等）和某些费用需要患者自行承担的治疗方法等不符合伦理和保护受试者的处理因素。此外，研究者还可以通过设定合理的受试对象纳入和排除标准来控制可能的混杂因素。

除了上述在设计阶段的方法，研究者还可以在数据的统计分析阶段控制混杂因素。目前，在医疗卫生领域常用的控制混杂因素的统计学方法包括匹配、分层、多变量的回归分析、倾向性评分法及工具变量法等。本章将重点介绍倾向性评分法。

二、倾向性评分匹配

1. 倾向性评分法

目前，主要有两种控制观察性研究中由于非随机分组带来的偏倚的方法，即工具变量（instrumental variable，IV）法和倾向性评分（propensity score，PS）法。工具变量法在经济学领域有着一定的应用，但在生物医学领域应用较少。该方法通过选取工具变量采用回归方法将研究对象处理分解为与混杂因素相关和不相关的两部分，利用分解出的与同混杂因素不相关的部分同结局变量进行分析，消除处理因素与混杂因素间的关系，最终获得处理因素真实的效应值。工具变量法能控制未观测（unmeasured）和无法观测（unmeasurable）的混杂因素，但常常受限于很难寻找合适的工具变量。

本章主要介绍的方法是倾向性评分法，也有学者将其翻译为倾向得分法、倾向值法等。该方法最早由美国著名统计学家Rubin和Rosenbaum于1983年提出。

倾向性评分法是一个“家族”，具体可以分为以下四种：匹配法（matching）、加权法（weighting）、分层法（stratification）和协变量调整法（covariate adjustment）。其中，倾向性评分匹配法（propensity score matching，PSM）在医疗卫生领域中的应用最为常见。

2. 倾向性评分

在了解倾向性评分匹配之前，我们有必要先了解一下什么是倾向性评分。倾向性评分的实际意义为，在给定某个研究对象观测到的协变量后，其被分配到处理组的条件概率。例如，某研究者想要研究吸烟和罹患肺癌是否相关，分组因素为是否吸烟，结局因素为是否罹患肺癌。该研究可能的混杂因素有一般资料（性别、年龄、BMI等）、是否饮酒、肺癌家族史、生活习惯等。那该研究中，倾向性评分就是每个研究对象根据已经收集到的协变量（一般资料、是否饮酒、肺癌家族史等）估计其吸烟的概率；因此，倾向性评分是一个0～1的数值。一般来说，一位年长男性且有饮酒习惯的研究对象比一位年轻女性且无饮酒习惯的研究对象吸烟概率高，前者的倾向性评分值也会高于后者。

3. 倾向性评分匹配

倾向性评分匹配的基本思想是将处理组和对照组倾向性评分相近或相同的研究对象配对。这样可以使得处理组与对照组基线均衡，进而可以直接比较两组研究对象的结局。

(1) 倾向性评分匹配的步骤

① 估计倾向性评分值：进行倾向性评分分析的第一步均为估计倾向性评分值，也就是在目前观测到的协变量的情况下，估计每一个研究对象被分配到处理组的条件概率。估计倾向性评分值常使用到的方法为Logistic回归、Probit回归、机器学习法（支持向量机、回归树、随机森林和神经网络）。

Logistic回归是最早提出的估计倾向性评分的方法，由于其原理为人们所熟悉且容易实现，也是目前最常用的估计方法。应用该方法要注意三点：a.要检验协变量和应变量之间的对数线性关系的假设；b.处理协变量与应变量之间的非线性和交互关系较为困难；c.处理组观测数与协变量个数之比小于8时，估计的倾向性评分值的效果不佳。

Probit回归的拟合效果优于Logistic回归，但其解释不如Logistic回归直观，其应用不如Logistic回归广泛。

机器学习法是一种非参数的方法，对模型的假设也较少，对于估计模型中变量的选择难度也较小，可以很好处理高维数据和存在非线性关系和广泛交互作用的数据。此外无须通过数据填补就可以处理变量数值缺失的问题；但机器学习模型的可解释性一般较差，无法得到一个实际可用并且可以解释的模型。

② 进行匹配：估计完倾向性评分后，第二步就是根据所估计的倾向性评分值来进行匹配。目前，最常用的倾向性评分匹配方法为1∶1无放回的卡钳贪婪匹配（one-to-one without replacement greedy matching with a caliper）。其匹配的基本思路是，对处理组和对照组的研究对象进行随机排序，选择一个处理组对象，从对照组寻找一个与其倾向性评分差值最小且小于事先确定的卡钳值的对象，将两者配成一对。若没有符合这个标准，则将该处理组对象移出处理组，该对象不参与匹配。使用过的对照组对象从对照组中移除，不再参与其他处理组对象的匹配。重复这个过程，直至所有对照组对象均与所有的处理组对象形成匹配或对照组中搜寻不到合适的对象与剩余的处理组对象形成配对为止。该方法之所以被称作是“贪婪”匹配是因为在每一步中，与处理组对象倾向性评分值最接近的对照组对象进行了匹配，即使该对照组对象可能与后续处理组对象的倾向性评分值更为接近。

与“贪婪”匹配相对的匹配方法为最优匹配（optimal matching）。贪婪匹配并没有使总体的组间倾向性评分值达到最小。最优匹配是从总体的角度出发，统筹兼顾，确保匹配后的对子处理组与对照组之间的倾向性评分差值的总和达到最小。

无放回的匹配指的是一个对照组对象只能匹配一个处理组对象，一旦这个对照组对象配对成功后，就不能再成为与其他的处理对象进行匹配的潜在对象。也就是说，每个对照组对象最多只能被匹配一次；相反，有放回的匹配指的是对照组对象能有机会与多个处理组对象配对。当处理组和对照组的倾向性评分分布显著不同时，使用有放回的匹配，可能会提高匹配的质量。例如，当处理组大部分对象的倾向性评分比较大，而对照组仅有少量对象倾向性评分较大时，无放回的匹配会使得大量处理组对象无法找到其能配对的对照组对象，或仅能找到倾向性评分差值较大的对象。从而在匹配后数据集中损失样本量或组间基线协变量不均衡。而有放回的匹配可以使倾向性评分比较大的对照组对象多次与处理组对象进行匹配，从而一定程度上减少基线不均衡的情况。然而，有学者认为有放回的匹配并不能减小估计的偏倚，却会增加处理效应估计值的方差，使得估计的均方误（mean squared error，MSE）大于无放回匹配。另外，由于匹配后的数据集的各个对子中存在关联，一个对照组对象使用超过一次会增加估计处理效应的难度。

匹配中设定卡钳值是为了保证匹配的质量，只有两个对象的倾向性评分值的差值小于或等于事先设定好的阈值（卡钳值）时，这两个对象才能形成匹配。这样可以提升匹配的精度，优化了匹配后数据集协变量的均衡程度。如果将卡钳值设置得比较大，就失去了卡钳匹配的优势。反之，如果将卡钳值设定得过小，匹配就变得很困难，很多处理组对象不能寻找到与其能配对的对照组对象，使得匹配后的数据集损失了大量样本，改变了样本的代表性，从而增加了效应估计的偏倚。Rosebaum和Rubin建议使用倾向性评分标准差的0.25倍作为卡钳值。Austin建议使用0.2倍对数变换后的倾向性评分的合并标准差作为卡钳值。研究者也可以根据研究实际的匹配情况调整卡钳值或者确定是否设定卡钳值。

如果匹配中不设置卡钳值，也就是依次为处理组对象寻找对照组中与其倾向性评分值最接近的对象，不论其与对照组倾向性评分值差异有多少。这种匹配方法被称为最邻近匹配（nearest-neighbor matching）。当对照组对象数量大于处理组时，可以保证所有处理组对象均得到匹配。但若两组协变量之间差异较大，则匹配后的样本协变量的组间均衡性可能不佳。

如果研究的对照组对象比较多，或者研究者想要增加匹配后样本的统计分析效率，可以采用1：M的匹配（one-to-many matching），目的是让一个处理组对象与M个对照组对象匹配（M≥2）。其增加统计功效的思想与1：M的病例对照研究相同。在病例对照研究中，随着每个病例匹配的对照数M越多，其统计功效就会越大。根据Pitman率递增公式2M / (M + 1)，1：1配对的效率为1，1：2时约为1.3，1：3时约为1.5。随着M值的增大，效率增加，但增加的幅度越来越小，而工作量显著增加。因此，一般M不大于4，否则得不偿失。在实际的医学研究中，1：M匹配使用较少，主要是因为目前还没有合适的方法来检验1：M匹配后数据的组间均衡性。

最后，笔者推荐研究者先采用1：1无放回最邻近匹配，匹配后评估组间协变量均衡性。若两组均衡性较好，则进行效应估计。若组间协变量仍存在较大的差异，且研究的样本比较多，则可以考虑进一步设置卡钳值，卡钳值设定为0.2倍对数变换后的倾向性评分的合并标准差。根据协变量均衡性和匹配率来调整卡钳值的大小。若对照组对象数量远远大于处理组则可以考虑使用1：2或1：3的匹配。

总之，匹配这个步骤是倾向性评分匹配分析中最关键也是最复杂多变的一步，研究者应根据每个研究的实际情况确定最终使用的匹配方法。研究者还可以比较几种不同的匹配方法估计的处理效应有无显著的差别，会不会使得最终的结果发生实质性的改变，以及结果是否和研究预期相似等方面来判定匹配的稳健程度。

③ 评估协变量组间均衡性：协变量组间均衡性（balance）指的是处理组与对照组对象的基线协变量的相似程度，一定程度上反映了匹配的质量。有研究者使用假设检验的方法来对协变量的均衡性进行评价。即对于连续性的协变量采用独立样本t检验，对于分类变量使用χ^2检验，若假设检验$P>0.05$认为组间协变量均衡。这种方法虽然简单易行，但是假设检验很大程度上会受到样本量的影响：当样本量较大时，即使组间存在较小的差异，仍会由于较小的标准误使得检验的P值很小。此外，假设检验是通过样本的统计量去推断总体的参数，而评价基线协变量的均衡性的目的是比较样本间可比性。假设检验着重在总体参数是否有差异上，而基线协变量均衡性的评价着重在样本间的比较。

因此，有学者提出使用标准化差异（standardized difference，SD）来评价协变量的组间均衡性。对于连续性协变量，其计算方法如下（公式9–1）。

$$SD=\frac{(\bar{x}_T-\bar{x}_C)}{\sqrt{(S_T^2+S_C^2)/2}} \qquad \text{（公式9–1）}$$

其中，$\bar{x}_T$和$\bar{x}_C$分别为处理组和对照组对象的连续性协变量均数，S_T^2和S_C^2分别为处理组和对照组对象的协变量的方差。

对于分类变量，其计算方法如下（公式9–2）。

$$SD=\frac{(P_T-P_C)}{\sqrt{[P_T(1-P_T)+P_C(1-P_C)]/2}} \qquad \text{（公式9–2）}$$

其中，P_T和P_C分别为处理组和对照组对象的分类协变量（两分类）的构成比。

当基线协变量为多分类时，应将其转化为相应的哑变量后，计算每个哑变量的标准化差异。标准化差异的绝对值小于0.1可以认为协变量在组间已经均衡。

④ 结局效应估计：由于倾向性评分匹配后的样本，协变量已经均衡，因此可以直接比较处理组和对照组对象的结局指标来估计处理效应。关于假设检验方法使用的是独立样本的方法还是配对样本的方法，学术界还存在一定的争议。综合现有的资料，笔者认为经过倾向性评分匹配后的样本可能不是完全独立的，形成匹配的对子的倾向性评分值是很接近的，因此这两个对象的协变量是来自于相同的多变量分布的。由于研究选取的协变量一般是与结局有关的，因此两个对象的结局也存在一定的相关性。所以使用配对的方法是可以接受的。因此笔者建议对于服从正态分布的连续性结局变量可以采用配对t检验，若不服从正态分布可以使用符号秩检验（sign rank test），对于两分类的结局变量可以使用McNemar卡方检验（配对卡方检验）。

根据数据模拟研究结果来看，使用独立或配对的方法估计的处理效应差异很小。读者使用独立样本的方法也是可以的。

⑤ 敏感性分析：倾向性评分匹配的过程相对比较复杂，为了保证分析结果的可靠性，笔者建议在估计完处理效应后，还应进行敏感性分析。敏感性分析可以从以下几个角度考虑。

a. 不使用倾向性评分方法，直接比较两组的结局变量。

b. 采用回归的方法，对于连续性计量结局变量使用多元线性回归，对于分类变量使用Logistic回归，对于时间—事件（time-to-event）变量使用Cox回归，对于离散型计量变量使用泊松回归或负二项回归等。

c. 使用不同的倾向性评分方法，例如使用下节介绍的倾向性评分逆概率加权法来对倾向性评分匹配法的结果进行敏感性分析。

d. 使用不同的协变量估计倾向性评分值。

e. 使用不同的方法估计倾向性评分。

f. 使用独立和配对的方法来估计处理效应。

g. 使用工具变量法等其他可以控制混杂因素的方法。

若采用上述的几种敏感性分析的思路得到的结果相差很小，则说明分析的结果较为稳健，有一定的可信度。若不同分析方法结果差异比较大，则说明分析可能存在问题，要分析产生差异的原因，并进一步完善分析。

(2) 倾向性评分匹配注意事项

① 倾向性评分匹配适用情形：首先，倾向性评分方法本质上是一种因果推断

（causal inference）的方法，其有两个前提假设：所有混杂因素均被观测到；研究对象均有可能接受所有的处理。对于第一点，要求研究者尽可能地收集研究对象的信息，至少要保证没有遗漏关键的混杂因素。对于第二点，指的是研究对象能自由改变自己的选择，使其接受或者不接受处理。例如，在倾向性评分分析中，研究对象的性别是不能作为分组因素的。在大多数情况下，一个人的性别是无法改变的，虽然人类可以通过手术改变性别，但是这时的处理因素成为变性手术，而不是性别本身。

其次，倾向性评分方法不能控制时依性混杂（time-dependent）。时依性混杂是指随时间变化，会影响到随后的处理，同时又会受到前次处理的影响，并且能影响结局的因素。例如某研究者研究齐多夫定对于人免疫缺陷病毒（HIV）感染的患者生存率的影响，患者CD4淋巴细胞水平就是一个时依性的混杂因素：CD4淋巴细胞水平会随着时间变化；上一阶段齐多夫定的治疗会直接影响当前CD4细胞水平，而当前的CD4水平又关系到下一阶段是否使用齐多夫定治疗；CD4淋巴细胞水平是HIV感染患者生存或死亡的影响因素之一。此时，倾向性评分方法是无法控制CD4淋巴细胞水平这样的时依性混杂因素，可以使用边缘结构模型（marginal structural model，MSM）来进行分析。读者可以查阅相关文献，在这里不对该方法进行赘述。

② 估计倾向性评分模型自变量的选择：倾向性评分值的估计是倾向性评分方法的第一步，如果倾向性评分值估计不准确，则会影响到后续所有的分析。在估计倾向性评分时应该选取那些变量，目前学术界还没有一个统一的观点。根据数据模拟研究结果和笔者个人实际操作经验，纳入的因素至少要符合以下四个标准：a.选入的因素一定是发生在接受处理因素之后的变量；b.可以选入只与结局因素有关的变量；c.可以选入既和结局因素有关又和处理因素有关的变量；d.不可以选入只与处理因素有关的变量。

如果估计倾向性评分的模型选入了只与处理因素有关而和结局因素无关的变量，即使处理因素会影响结局因素，经过倾向性评分方法后却得不到这样的结论。举例而言，研究者要研究吸烟和肺癌的关系，但研究者在倾向性评分估计模型中选入了研究对象“是否随身携带打火机”这个只和处理因素（吸烟）强烈相关却与结局因素（罹患肺癌）无关的变量。最终，通过倾向性评分方法会得到吸烟和罹患肺癌无关的有偏倚的结果。

③ 倾向性评分匹配 vs. 多变量回归分析：多变量回归也是一种常用的用来估计处理效应的方法。回归和倾向性评分有什么不同呢？

首先，回归方法得到的处理效应估计值是一个条件处理效应（conditional treatment effect），倾向性评分方法得到的是一个边际处理效应（marginal treatment effect）。条件处理效应反映的是个体（individual）的平均处理效应（average effect of treatment），边际处理效应是总体（population）的平均处理效应。

其次，回归方法会受到模型的前提假设的限制，例如多元线性模型要求自变量与应变量之间要存在线性关系，Cox回归要求服从比例风险关系等等。而倾向性评分方法可以直接比较结局，不受到模型前提假设的影响。

最后，倾向性评分方法只能估计处理因素一个因素的效应值，而回归分析可以得到所有协变量的效应值。

(3) 倾向性评分SPSS软件实现：SPSS软件在22.0版本以上后就可以实现内置的倾向性评分匹配，笔者使用的是SPSS26.0软件。需要注意的是，笔者为SPSS软件合法用户，读者需要使用该软件，请购买正版的软件。

本例使用的数据为冠状动脉旁路移植术（CABG）与第二代药物涂层支架（2nd DES）治疗三支病变冠心病患者的比较。处理因素为使用CABG还是2nd DES治疗。结局指标选择的是全因死亡率。可能的混杂因素包括患者年龄、性别、糖尿病、高血压、吸烟史、eGFR和疾病史等因素。

① 估计匹配前协变量的标准化差值：选取年龄（连续性变量）和性别（分类变量）两个为例。支架组患者的平均年龄为71.1岁，标准差为11.4岁，搭桥组患者平均年龄为68.5岁，标准差为9.4。

$$SD = \frac{71.1 - 68.5}{\sqrt{(11.4^2 + 9.4^2)/2}} = 0.2489$$

支架组和搭桥组患者男性的比例分别为0.73和0.80。

$$SD = \frac{(0.73 - 0.80)}{\sqrt{[0.73(1 - 0.73) + 0.80(1 - 0.80)]/2}} = -0.1657$$

这两个变量的标准化差异的绝对值均超过了0.1，这两个协变量在两组间不均衡。

② 使用SPSS软件自带菜单进行倾向性评分匹配：如图9–1所示，按顺序点击“数据”“倾向得分匹配”，将分组变量选入“组指示符”，将要调整的协变量选入“预测变量”。在“倾向变量名”中输入估计得到的倾向性评分值的变量名，本例为“PS”。在“匹配容差”设置卡钳值，本例为“0.02”。在“个案ID”中选入变量中的ID号，也就是每个患者的编号。最后，在“匹配ID变量名”中设定新产生的匹配结果的变量，本例为“Match_ID”，在“输出数据集名称”中设定新产生的数据集的名称，本例为“Match”。图9–2所示，点击“选项”按钮，在“合格个案数变量”中输入“E_case”，选择不放回的匹配。“优先考虑完全匹配”复选框指是否完全匹配到倾向性评分值一模一样的个案，一般不勾选。“最优化执行性能”复选框指系统综合考虑

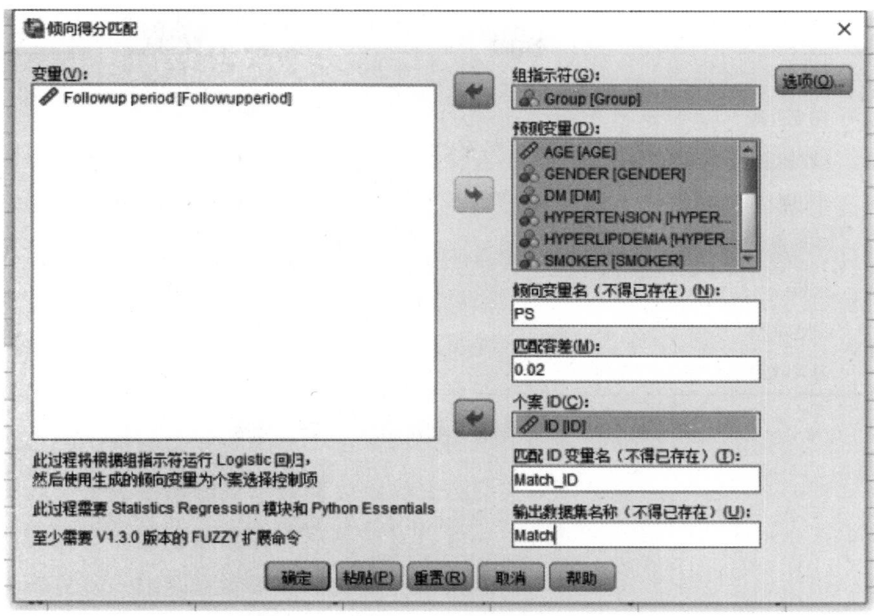

▲ 图 9–1　倾向性匹配评分 SPSS 操作页面

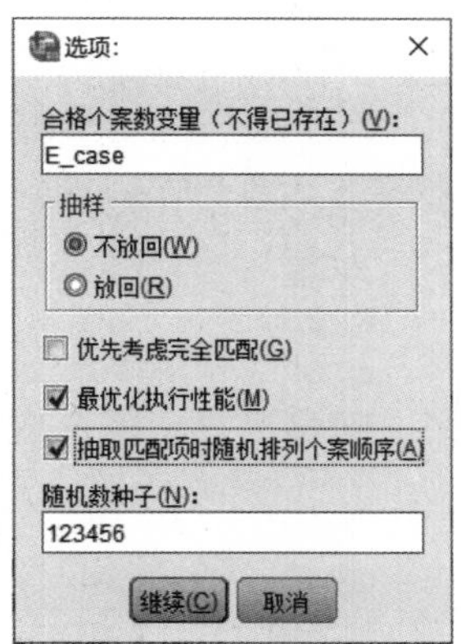

▲ 图 9–2　倾向性匹配评分 SPSS 操作页面

模糊匹配（倾向性评分值在卡钳值范围内）和精确匹配（倾向性评分值一模一样），一般勾选。“抽取匹配项时随机排列个案顺序”复选框指如果对照组有多个满足匹配条件的观测对象，那么软件会默认随机将其与处理组对象匹配，建议勾选。在“随机数种子”框中输入随机数种子，如果设定一样的随机数种子，则匹配的结果可以重现。

结果显示156对实现模糊匹配（两个对象倾向性评分值差异在卡钳值0.02之内），有83个对象没有匹配（图9–3和图9–4）。

③ 匹配后协变量组间均衡性评价：对匹配后数据的年龄和性别两个变量计算标准

个案控制匹配统计

匹配类型	计数
完全匹配	0
模糊匹配	156
不匹配（包括缺失键）	83
不匹配（键有效）	83
抽样	不具有替换功能
日志文件	none
最大限度地提高匹配性能	yes

▲ **图 9–3　倾向性匹配评分 SPSS 输出结果**

PS	E_case	match_id
.41483	1.00	266.00
.54010	1.00	389.00
.24795	1.00	261.00
.86860	.00	.
.33498	1.00	315.00
.43777	1.00	405.00
.63775	.00	.
.54732	1.00	264.00
.48374	1.00	247.00
.35679	1.00	349.00
.60792	.00	.
.46084	1.00	267.00
.49143	1.00	317.00
.27617	1.00	277.00
.72556	.00	.
.62647	1.00	426.00
.22034	1.00	331.00
.21078	1.00	262.00
.46035	1.00	390.00
.59255	1.00	303.00

▲ **图 9–4　倾向性匹配评分 SPSS 输出数据集**

化差异。匹配后样本，支架组患者的平均年龄为69.3岁，标准差为12.0岁，旁路移植组患者平均年龄为68.8岁，标准差为10.0。标准化差异为0.0453，其绝对值＜0.1，也远远小于匹配前的0.2489。匹配后样本，支架组和旁路移植组患者男性的比例分别为0.78和0.79。标准化差异为-0.0243，其绝对值＜0.1，也远远小于匹配前的0.1657。说明通过倾向性评分匹配，这两个协变量得到了较好的均衡。

④ 处理效应估计：该研究的结局是一个生存资料，由于协变量在组间已经均衡。因此，可以直接进行单因素的比较，也就是K-M曲线法和Log-rank检验比较两组的生存率。

匹配后的数据集中还包含了部分未匹配成功的观测，在进行分析前，需要将匹配成功的观测挑选出来。具体的步骤为，依次点击“数据”“选择个案”，点击“如果条件满足”点选框及“如果”按钮，在条件文本框中输入“MISSING(match_id) = 0”，也就是要筛选“match_id”变量不为空的观测（成功匹配的对象），点击“继续”按钮，再点击“确定”按钮（图9–5和图9–6）。

然后按照K-M曲线绘制和Log-rank检验的步骤进行分析。该研究匹配后Log-rank检验的$P = 0.317$，暂不能认为两组全因死亡率差异有统计学意义。

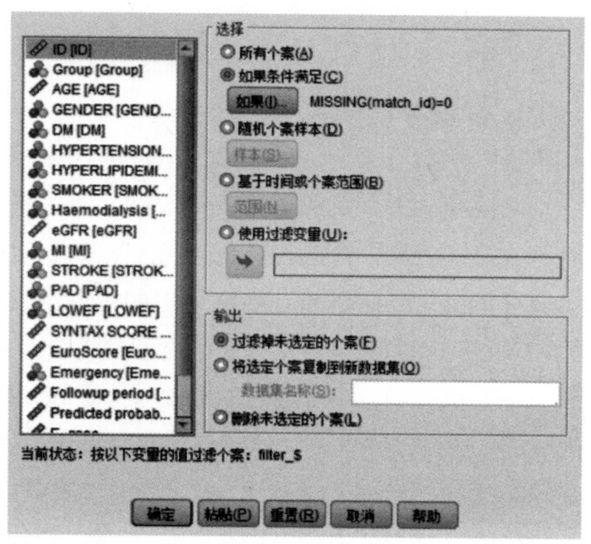

▲ 图 9–5　倾向性匹配评分后 SPSS 筛选数据页面

三、倾向性评分逆概率加权

1. 逆概率加权

逆概率加权（IPTW）是由Robins于1986年提出。逆概率加权用于倾向性评分加权是在边缘结构模型（MSM）的框架下进行的。边缘结构模型的基本思想是首先构造逆概率权重，然后通过该权重对原始样本加权，从而构建了一个虚拟人群。在该虚拟人群中，协变量的分布与处理分组无关，也就是协变量在组间是均衡可比的。

在介绍倾向性评分逆概率加权前，要为读者介绍一下三个处理效应：个体处理效应

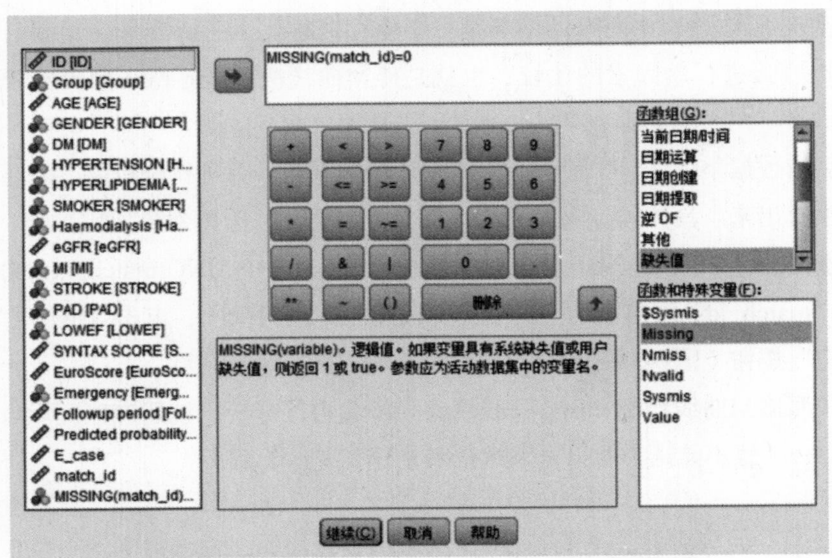

▲ 图 9-6　倾向性匹配评分后 SPSS 筛选数据页面

（individual treatment effect，ITE）、平均处理效应（average treatment effect，ATE）和接受处理人群的处理效应（average treatment effect among the treated，ATT）。

例如，为研究某戒烟措施的效果，处理因素为是否接受某戒烟措施，结局选择期望寿命。个体处理效应为具体的某个具体研究对象如果接受该戒烟措施后期期望寿命的增加值。这个是无法观察得到的。因为一个对象如果接受了该戒烟措施就无法观察其若不接受该戒烟措施的期望寿命。同样的，一个对象如果没有接受该戒烟措施就无法观察其接受该戒烟措施的期望寿命。所以对于每个个体而言ITE是无法得到的。这就是因果推断中的反事实框架（counterfactual framework），有兴趣的读者可以参考相关的资料进一步了解，这对理解倾向性评分法为什么可以均衡协变量、控制混杂因素从而进行因果推断很有帮助。

因此，研究者更关心总体人群（包括戒烟和没有戒烟）接受戒烟措施后期望寿命增加的量，也就是ATE，以及实际中的吸烟人群接受了该戒烟措施后对于他们的期望寿命的影响，也就是ATT。

对于ATE和ATT两种效应，权重计算方式也是不同的，具体如下。

(1) 平均处理效应（ATE）

处理组对象的权重见公式9-3。

$$W_T = \frac{1}{PS} \qquad \text{（公式9-3）}$$

对照组对象的权重见公式9–4。

$$W_C = \frac{1}{1-PS} \qquad \text{（公式9–4）}$$

其中，*PS*为该对象的倾向性评分值。

(2) 接受处理人群的处理效应（ATT）。

处理组对象的权重见公式9–5。

$$W_T = 1 \qquad \text{（公式9–5）}$$

对照组对象的权重见公式9–6。

$$W_C = \frac{PS}{1-PS} \qquad \text{（公式9–6）}$$

其中，*PS*为该对象的倾向性评分值。

通过该权重构建一个虚拟人群，通过上述公式可知，一个对象出现在该组的概率越小，其在虚拟人群中的权重就越大，因此该方法被称作“逆概率”加权。

2. 倾向性评分逆概率加权注意事项

逆概率加权最大的问题在于对极端权重很敏感，当组间受试者差异较大、特征重叠性较差时很难实现准确效应估计。此时，必须去除极端权重对于处理效应估计的影响。目前常用的方法为极端权重截尾。例如丢弃权重超过阈值的受试者，或用阈值替换极端权重，或只加权分析倾向性评分值在经验最优区间[0.1，0.9]内的对象。

3. 倾向性匹配逆概率加权SPSS软件实现

倾向性匹配逆概率加权方法在SPSS软件中无特定的模块，但也可以操作实现。本例使用的数据仍然为冠状动脉旁路移植术（CABG）与第二代药物涂层支架（2nd DES）治疗三支病变冠心病患者的比较。需要指出的是，本例的数据是笔者根据该研究模拟产生，并非实际的原始数据，结果不代表任何含义，仅供读者理解软件实现的过程。

① 估计倾向性评分：图9–7所示，本例使用Logistic回归估计倾向性评分值，依次点击“分析”“回归”“二元Logistic”。将分组变量“Group”选入“因变量”，将其余需要调整的变量选入“协变量”中，变量选择方法选择“输入”法。图9–8所示，点击

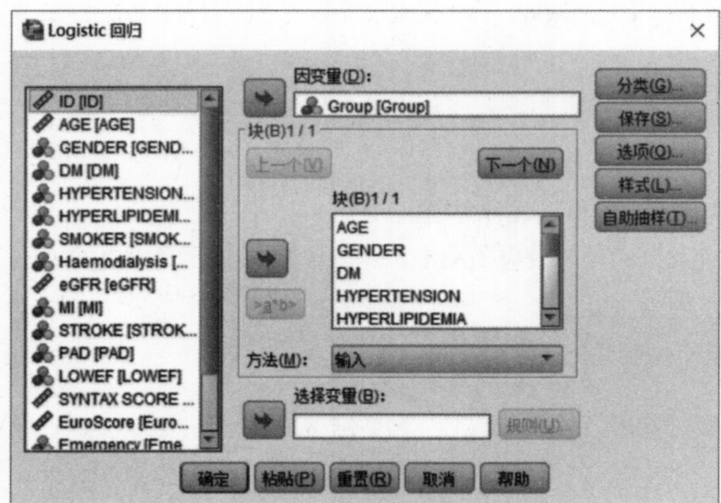

▲ 图 9-7　倾向性匹配逆概率加权 SPSS 软件进行 Logistic 回归

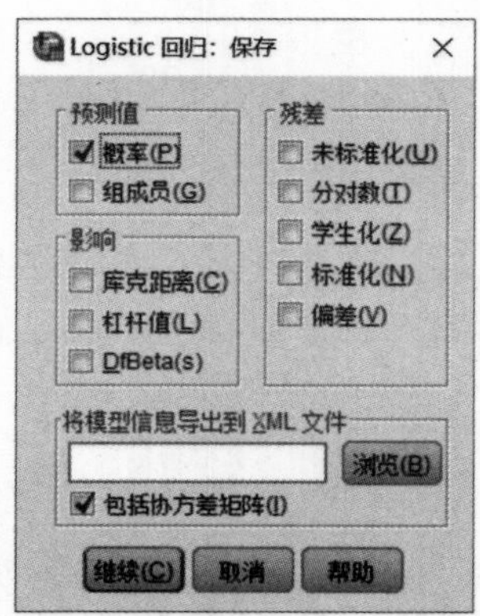

▲ 图 9-8　倾向性匹配逆概率加权 SPSS 软件进行 Logistic 回归

“保存”按钮，勾选“概率”复选框，软件就会将估计的PS值保存成一个新的变量，然后点击“继续”按钮，再点击“确定”按钮。经过logistic回归估计的倾向性评分值就保存在名为“PRE_1”变量中。

② 计算权重：本例使用ATE权重，ATT权重操作方式与ATE类似，读者可以自行尝试。依次点击“转换”“计算变量”。在“目标变量”中输入新生成权重的变量名“weight”，在右方“数学表达式”文本框中输入处理组权重计算公式“1/PRE_1”，也就是倾向性评分值的倒数。然后点击下方“如果”按钮，在新的对话框中选中“在个案满足条件时包括”单选框，在条件文本框中输入“Group = 1”，也就是计算处理组对象的权重，点击“继续”按钮，最后点击“确定”按钮。相似的，接下来计算对

照组的权重，依次点击“转换”“计算变量”。在“目标变量”中输入新生成权重的变量名“weight”，在右方“数学表达式”文本框中输入处理组权重计算公式“1/（1-PRE_1）”。然后点击下方“如果”按钮，在新的对话框中选中“在个案满足条件时包括”单选框，在条件文本框中输入“Group = 0”，也就是计算对照组对象的权重，点击“继续”按钮，最后点击“确定”按钮（图9-9至图9-12）。

③ 评价加权后协变量组间均衡性：首先要用上一步计算的权重对每个观测对象进行加权，依次点击“数据”“个案加权”，点击“个案加权依据”单选框，将上一步计算的权重“weight”变量选入“频率变量”，最后点击“确定”按钮（图9-13）。

然后，分别计算两组对象协变量的加权均数和加权频率。本例依旧选取年龄变量作为连续性变量的例子，性别作为分类变量的例子。依次点击“分析”“统计描述”“探索”，将分组变量“Group”选入“因子列表”，将年龄变量“AGE”选入“因变量列表”，点击“确定”按钮。结果显示支架组患者的年龄的加权均数和标准差分别为70.26岁和11.16岁，旁路移植组患者的年龄的加权均数和标准差分别为70.25岁和8.98岁。通过连续性变量的标准化差异公式计算SD。

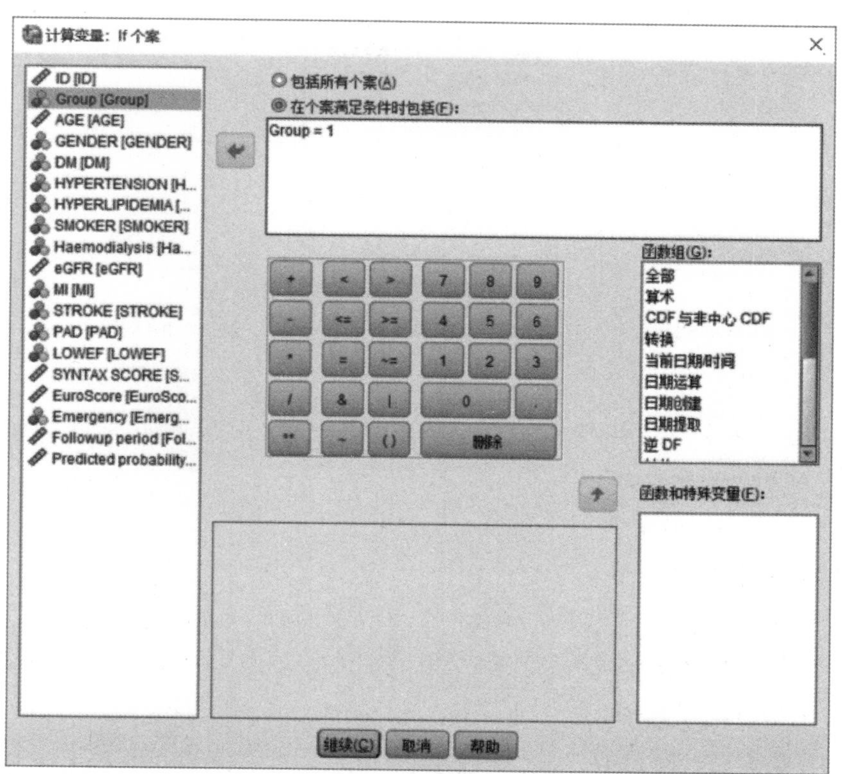

▲ **图 9-9　倾向性匹配逆概率加权 SPSS 软件计算权重**

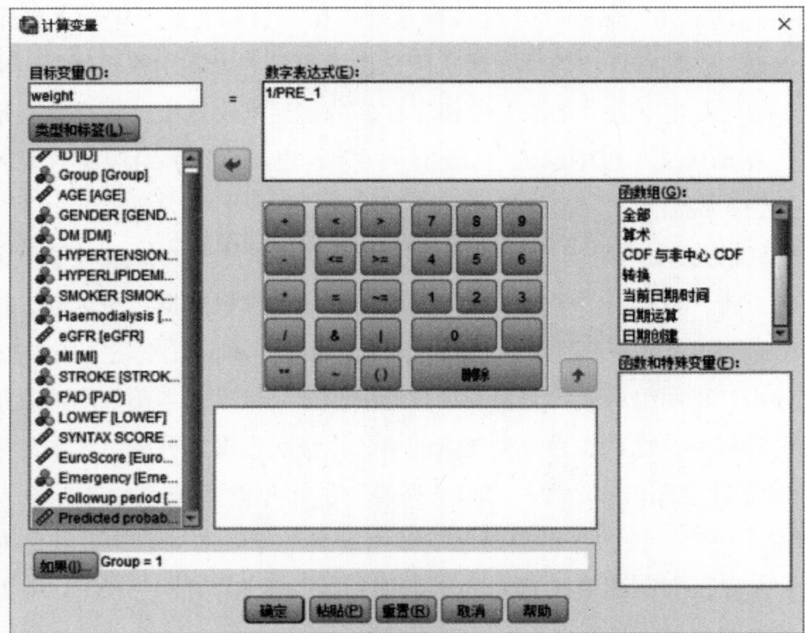

▲ 图 9–10　倾向性匹配逆概率加权 SPSS 软件计算权重

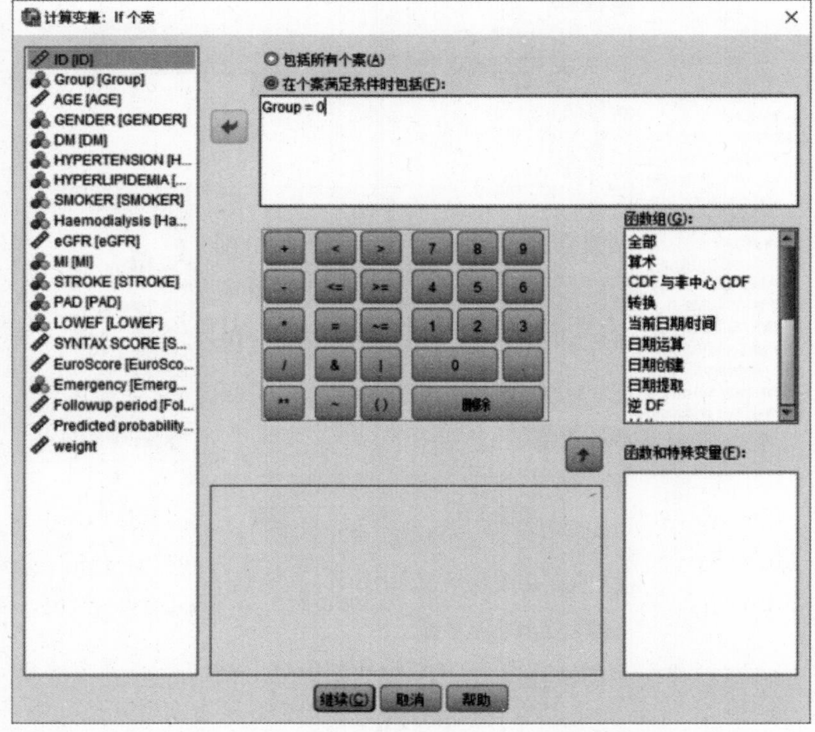

▲ 图 9–11　倾向性匹配逆概率加权 SPSS 软件计算权重

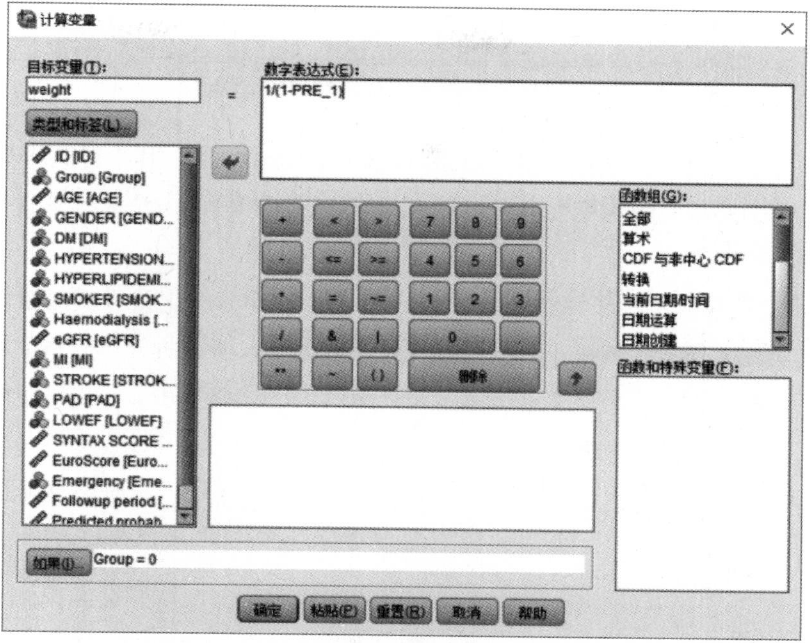

▲ 图 9-12　倾向性匹配逆概率加权 SPSS 软件计算权重

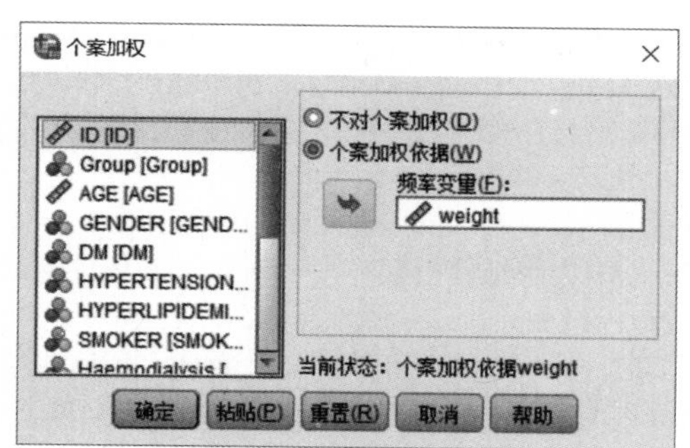

▲ 图 9-13　倾向性匹配逆概率加权 SPSS 软件个案加权

$$SD=\frac{70.26-70.25}{\sqrt{(11.6^2+8.98^2)/2}}=0.0001$$

依次点击“分析”“统计描述”“交叉表”，将分组变量“Group”选入“行”，将性别变量“GENDER”选入“列”，点击“单元格”按钮，在新的对话框中选中“百分比”中的“行”复选框，点击“继续”按钮，最后点击“确定”按钮。通过计算的结果可知，支架组和旁路移植组男性患者加权构成比分别为0.739和0.725。通过分类变量的标准化差异公式计算SD。

$$SD = \frac{(0.739 - 0.725)}{\sqrt{[0.739(1 - 0.739) + 0.725(1 - 0.725)]/2}} = 0.0316$$

综上，加权后年龄和性别的标准差差异为0.0001和0.0316，其绝对值均小于0.1，说明加权后这两个变量组间均衡性良好。读者可以尝试用相同的方法来计算其他变量的标准化差异值。

④ 估计处理效应：由于该数据集已经在上一步估计标准化差异值的时候进行过加权操作，这里就无须再次加权，若读者保存这个数据集，下次打开再分析的时候要记得对观测进行加权。对加权好的数据集直接进行K-M曲线绘制和log-rank检验即可，在这里就不赘述分析的步骤和结果。

（郭轶斌　王春晖）

参考文献

[1] 孙振球，徐勇勇 . 医学统计学 [M]. 第 4 版 . 北京 : 人民卫生出版社 , 2014.
[2] Hong Liu, Yan-Bo Xu, Cheng-Cheng Guo, et al. Predictive value of a nomogram for melanomas with brain metastases at initial diagnosis [J]. Cancer Medicine, 2019(8): 7577-7585.
[3] 吴美京 , 吴骋 , 王睿 , 等 . 倾向性评分法中评分值的估计方法及比较 [J]. 中国卫生统计 , 2013, 30(3): 440-444.
[4] 郭轶斌 . 分类资料全局最优倾向性评分区间匹配的研究与应用 [D]. 上海 : 海军军医大学 , 2019.
[5] 张天一 , 叶小飞 , 张新佶 , 等 . 边缘结构模型—— 一种控制时依性混杂的方法 [J]. 中国卫生统计 , 2015, 32(1): 171-173.
[6] 郭申阳 , 马克·W. 弗雷泽 , 郭志刚 , 等 . 倾向值分析 [M]. 重庆 : 重庆大学出版社 , 2012.
[7] 苏毓淞 . 倾向值匹配法的概述与应用 [M]. 重庆 : 重庆大学出版社 , 2017.
[8] 秦宇辰 , 郭威 , 阮一鸣 , 等 . 重叠加权法在医学研究混杂因素控制中的应用 [J]. 中国卫生统计 , 2020, 37(3): 45-48.
[9] 郭威 . 基于统计学习的逆概率加权方法研究及其在医学中的应用 [D]. 上海 : 海军军医大学 , 2018.
[10] Tsuneyoshi H, Komiya T, Kadota K, et al. Coronary artery bypass surgery is superior to second generation drug-eluting stents in three-vessel coronary artery disease: a propensity score matched analysis [J]. European journal of cardio-thoracic surgery, 2017, 52(3):462-468.

第 10 章　生存分析及 SPSS 软件实现

回顾性队列研究是一类应用范围非常广泛的研究设计类型，常用于进行临床疗效的比较和评价、健康结局预测及预后因素探索等。队列研究根据研究对象的入组情况，可分为固定队列和动态队列。固定队列（fixed cohort）是指研究对象都在某一固定时点或一个短时期内进入队列，所有对象都经过相同的观察期限，直至观察期结束。动态队列（dynamic cohort）是指在队列确定以后，持续有新的观察对象进入队列，原来的队列成员可能退出或失访，可能因出现结局事件而终止观察，也可能在研究结束时仍未出现感兴趣的终点事件。另外，在队列人群的随访观察中，常常不仅记录终点事件的发生与否，还记录各个观察对象所经历的时间长短。生存分析（survival analysis）就是一类在队列研究中常用的将终点事件与出现终点事件所经历的时间结合起来分析的统计方法。本章结合一个实际例子讲解生存分析的基本概念、生存率的估计和比较，以及Cox回归模型，并介绍如何使用SPSS软件对实际数据进行分析。

一、生存分析的基本概念

【实例】例10–1，为探讨心肌梗死后患者生存时间的影响因素，研究者收集了500例患者的随访时间、生存结局及影响因素。随访时间定义为心肌梗死发作后的入院日期至患者死亡或失访（删失）日期。影响因素包括患者的年龄、性别、BMI和初始心率。案例数据来源于伍斯特心脏病研究（Worcester Heart Attack Study）数据库，其变量赋值见表10–1，摘取其中10例患者的随访记录见表10–2。

图10–1采用示意图表示了编号为4、5、8、9和10号共五个患者的生存情况。用“×”表示“死亡”，“○”表示“删失”。第4、8、9号个体“死亡”，其终点标记为“×”。第5、10号个体为删失，其终点标记为“○”，这两个个体删失的原因均为

表 10-1　心肌梗死患者生存资料变量赋值表

变　量	变量标签	变量赋值
ID	患者编号	
AGE	年龄（岁）	入院年龄
GENDER	性别	男性 = 0；女性 = 1
BMI	体重指数	kg/m^2
HR	初始心率	
LENFOL	随访时间（d）	
FSTAT	生存结局	删失 = 0；死亡 = 1

表 10-2　心肌梗死患者的生存时间及其影响因素

ID	AGE	GENDER	BMI	HR	LENFOL	FSTAT
1	83	0	25.54	89	2178	0
2	49	0	24.02	84	2172	0
3	70	1	22.14	83	2190	0
4	70	0	26.63	65	297	1
5	70	0	24.41	63	2131	0
6	70	0	23.24	76	1	1
7	57	0	39.49	73	2122	0
8	55	0	27.11	91	1496	1
9	88	1	27.43	63	920	1
10	54	0	25.54	104	2175	0

“已到截止日期”，终点事件“死亡”仍未发生。例10-1的500例患者的生存分布见图10-2所示的直方图，该图由患者的随访时间（LENFOL）获得，组距为250d，横轴是随访时间，纵轴是频率（%）。

由上面的分析可以看出，生存资料的特点主要有三个方面：①效应变量有2个，一是生存时间，二是生存结局；②存在截尾（或删失）数据；③生存时间通常不服从正态分布（多数情况下是右偏态分布）。

学习生存分析，需要先了解一些基本的概念。

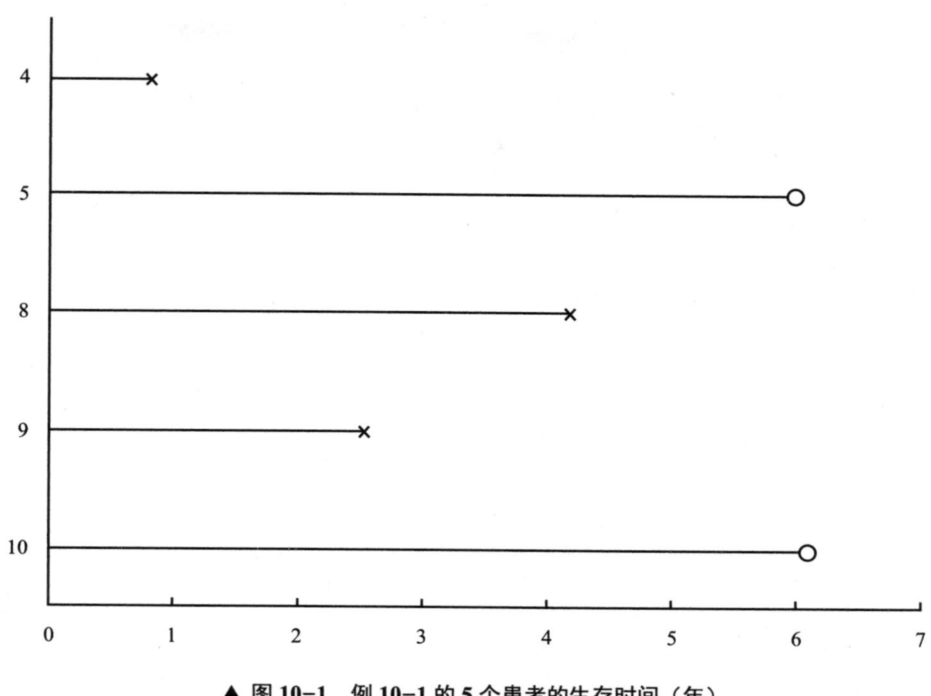

▲ 图 10-1　例 10-1 的 5 个患者的生存时间（年）

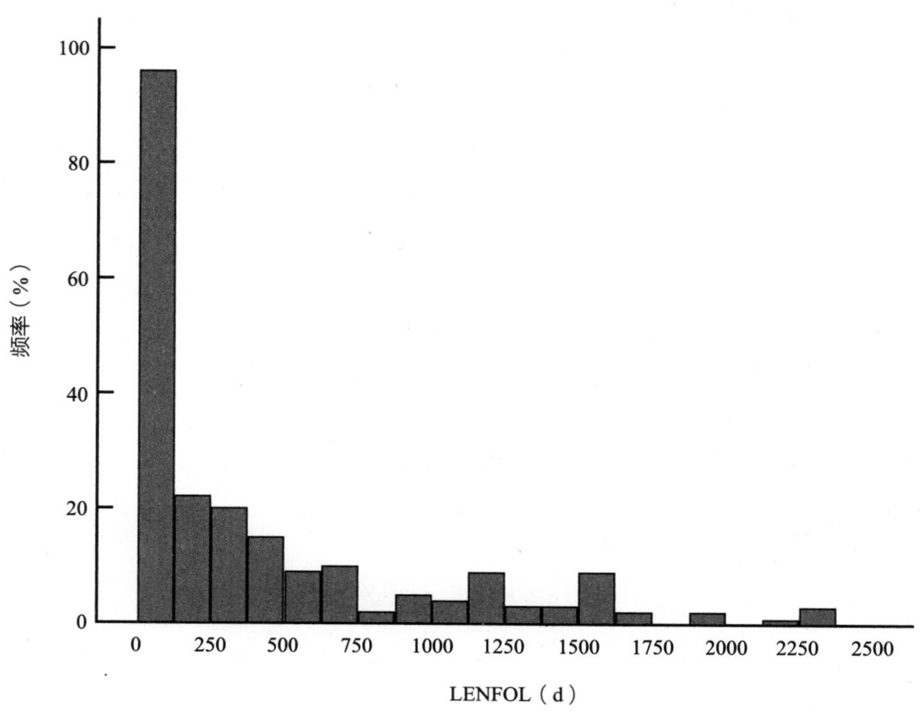

▲ 图 10-2　例 10-1 生存时间的分布直方图

1. 死亡事件

死亡事件又称失效事件（failure event）或终点事件（endpoint），它是一个广义的概念，泛指标志着某种处理措施失败或失效的特征事件。一般在设计阶段根据研究目的来确定，如肿瘤患者术后的死亡、白血病患者化学治疗后的复发、肾脏移植术后的肾衰竭等。

2. 生存时间（survival time）

生存时间指从某起点事件开始到观察对象发生终点事件所经历的时间，可用天、周、月、年等时间单位记录，常用符号t表示。生存时间也是一个广义的概念，在临床上既可以代表患者真正的存活时间，如从恶性肿瘤疾病确诊到患者死亡的时间、肾移植患者的存活时间等；也可以泛指研究者关心的某现象的持续时间，如白血病患者化学治疗后的缓解时间、从手术结束到肿瘤复发的时间等。生存时间根据其不同的特点，可分为以下两种类型。

(1) 完全数据（complete data）：从观察起点到发生终点事件所经历的时间，如患者的生存时间为350d。完全数据提供了观察对象确切的生存时间，是生存分析的主要依据。

(2) 删失数据（censored data）：又称为截尾数据，是指生存时间的观察过程被其他原因（非终点事件）所截止。删失数据提供的信息是不完整的，研究者不知道观察对象准确的生存时间，所以删失数据有时又称作不完全数据。如果删失数据的比例过高，这会导致生存分析的结果不太可靠。很多临床研究者对于删失数据的认识不够，常常将失访或研究终止等原因造成的删失数据在分析时舍弃，这种处理方式是不妥的。删失数据提供的信息虽然不完整，但仍有使用价值，在分析时随意舍弃容易导致效应估计的偏倚。

3. 生存率（survival rate）

生存率又称为生存函数（survival function）或累积生存概率（cumulative probability of survival），指的是患者经历t_k个单位时间后仍存活的概率，常用$S(t)$表示。它是描述生存时间分布的主要工具。如果数据中没有删失数据，那么按公式10–1计算$S(t)$。

$$\hat{S}(t_k)=P(T\geqslant t_k)=\frac{t_k\text{时刻仍存活的例数}}{\text{观察开始时的总例数}}$$（公式10–1）

其中，T为患者的存活时间。从生存率的计算公式可以看出，当时间点$t_k=0$时，生存率的取值为1，随着时间的推移，生存率的取值逐渐减小。如果资料中含有删失数据（这种情况在实际中更为常见），那么在计算时必须对分母进行分时段校正。校正公式为$\hat{S}(t_k)=P(T\geqslant t_k)=p_1\cdot p_2\cdot\ldots\cdot p_k$，其中$p_1$、$p_2$……$p_k$表示各时点的生存概率。由此可见，在生存分析中，生存率$S(t)$的实质就是累积生存概率。例如，人们通常所谓的“3年生存率”的含义并非是指“恰好在第3年的生存概率”，而是指“在3年之内一直存活的概率”，它等于第1年、第2年和第3年生存概率的连乘积。

4. 风险率与风险比

(1) 风险率（hazard rate）：也称为风险函数（hazard function）、条件死亡率、瞬时死亡率等，常用$h(t)$表示，它表示已存活到时点t的个体，在接下来的一个瞬间发生终点事件的概率。实际计算时，常用公式10–2进行估计。

$$h(t)=\frac{\text{死于区间}(t, t+\Delta t)\text{的病例数}}{\text{在}t\text{时刻仍存活的病例数}\times\Delta t}$$（公式10–2）

风险率随着时间推移可表现为多种形式。若风险率为一常数，表示死亡速率保持不变；若风险率随时间递增，则表明死亡速率随时间而增大，反之亦然。

(2) 风险比（hazard ratio，HR）：是指同一时点两个不同个体的风险率之比，这个比值与流行病学中的相对危险度（relative risk，*RR*）非常接近。用公式10–3计算HR。

$$\text{风险比}=\frac{\text{第一个个体的}h_1(t)}{\text{第二个个体的}h_2(t)}$$（公式10–3）

理论上，每个时点上都有相应的风险率$h(t)$，也就可以估计各个时点上的风险比HR。如果风险比与时间无关，也就是说在任何时刻t，两个个体的风险比都是相等的，则称为等比例风险（proportional hazard，PH），否则称为非比例风险或时间依赖的（time-dependent）。后文我们将提到，Cox回归模型的前提条件之一就是要求资料满足等比例风险假定。

二、Kaplan-Meier生存曲线及比较

生存分析的主要目的大致可以概括为描述、比较、影响因素分析和预测四个方面。具体地，描述就是对生存过程的描述，根据样本数据估计不同时点总体的生存率、生存曲线及中位生存时间等指标；比较就是通过假设检验对不同处理/暴露组的生存率进行比较；影响因素分析就是探索和了解影响生存时间长短的因素或者平衡某些混杂因素的影响后，评价某个或某些因素对于生存率的影响；预测就是指对具有不同因素水平的个体的未来生存情况进行预测。本节主要介绍生存率的估计及组间比较。

1. Kaplan-Meier生存曲线

生存率的估计方法有寿命表法和Kaplan-Meier法等。寿命表法适用于样本量较大，

生存时间分段记录的资料。Kaplan-Meier法不仅适用于小样本也适用于大样本生存资料，只要给出每个样本的生存时间及说明该生存时间是精确的还是截尾的信息即可。对于临床回顾性队列研究或随访资料，研究者常常能获得患者的精确生存时间信息，此时，生存率的估计及生存曲线的绘制通常基于Kaplan-Meier法，这也是目前回顾性临床研究的主流做法。

Kaplan-Meier法也称为乘积极限法（product-limit method），由Kaplan-Meier在1958年提出。它的基本思想是利用t_k时刻之前各时间点上的条件生存率的连乘积来估计在时刻t_k的生存率，因而不需要对被估计的资料的分布作任何假设，所以它是一种非参数方法。

考虑一个简单的示例。某研究起始有16个病例入组。随访至15个月时发生了第1例死亡，而之前已有2人发生删失。因此，生存率在第15个月时从100%下降到13/14，即92.86%。注意分母是14，而非16。因为在发生第1例死亡之前，有2人的生存时间已删失，只有14人在被持续随访中。

随着时间推移，另有7人在90个月时的下一个死亡之前发生删失。此时，在生存超过15个月的13个病例中，有5/6 = 83.3%的人在90个月后仍存活。如需知道在研究起始存活的人在90个月后仍存活的比例，用92.86%乘以83.33%，得到77.38%，这就是Kaplan-Meier法计算得到的在90个月时的生存率。

(1) 生存曲线：在用Kaplan-Meier法估计得到各个时间点的生存率之后，以生存时间为横轴，以各个时间点的生存率为纵轴就可以绘制出一条阶梯状的曲线，即为生存曲线（survival curve），简称K-M曲线。K-M曲线是一条连续的阶梯形下降的曲线，当样本量较大及发生终点事件的时点较多时，阶梯形就不明显了。在应用时要注意曲线的高度和下降的坡度，曲线高、下降平缓表示高生存率或较长的生存期，曲线低、下降陡峭表明生存率较低或较短的生存期。对于两条生存曲线的比较，曲线之间的距离越宽（直观上为分叉越大），表明两组病例的生存率差别越大，也就越容易得出有统计学差异的结论。图10–3为奥西替尼（Osimertinib）组和表皮生长因子受体——酪氨酸激酶抑制药（EGFR-TKI）组治疗晚期非小细胞肺癌患者后的生存曲线图，纵轴为总生存率，横轴为自随机化之日起的随访时间。奥西替尼组的生存曲线在上方，且两组生存曲线的差异有统计学意义（P = 0.046），说明奥西替尼组患者的生存情况好于EGFR-TKI组。需要注意的是，生存曲线上需要标注删失值（图10–3），作者在生存曲线上绘制了纵向的刻度标记用于指示相应时点的删失病例。

(2) 中位生存时间：中位生存时间（median survival time）又称半数生存时间，表示恰好有50%的个体尚存活的时间。由于生存时间的分布总是偏态的，所以常常采用中位生存时间而不是平均生存时间表示生存时间的集中趋势。中位生存时间越长，表示疾病的预后越好；反之，中位生存时间越短，表示预后越差。中位生存时间可以直观地根据生存曲线得到，生存曲线纵轴（生存率）为0.5时所对应的横轴的生存时间即为中位生存时间。奥西替尼组和EGFR-TKI组的中位总生存期分别为38.6个月和31.8个月（图10–3）。

有时，由于疾病的生存率较高或者随访时间较短，资料中发生终点事件的例数太少，导致整个研究期间的生存率均高于0.5，也就无法估计中位生存时间。此时，可以报告某个感兴趣时间点的生存率（如1年生存率、3年生存率等），而不必报告中位生存时间。

另外，有些文献中会报道中位随访时间（median follow-up）。不少研究者会把它误认为是中位生存时间。其实，中位随访时间是随访时间的中位数。它的估计采用所谓的“reverse Kaplan-Meier method”，即将原来生存结局变量中的“删失”当作“发生终点事件”，将“发生终点事件”当作“删失”，重新进行Kaplan-Meier分析，计算中位生存时间。这时的中位生存时间即为所求的中位随访时间。

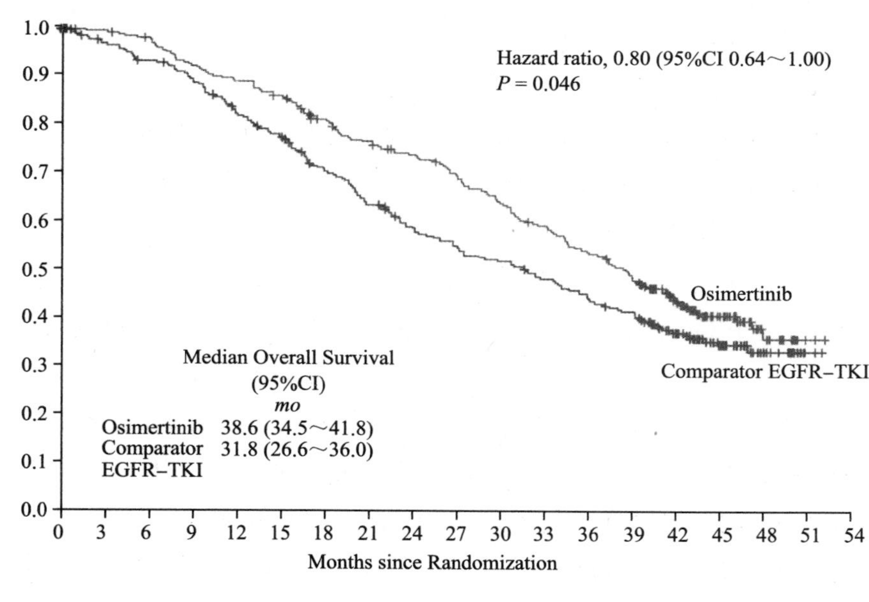

No. at Risk																		
Osimertinib	279	276	270	254	245	236	217	204	193	180	166	153	138	123	86	50	17	2	0
Comparator EGFR–TKI	277	263	252	239	219	205	182	165	148	138	131	121	110	101	72	40	17	2	0

▲ 图 10–3　奥西替尼组和表皮生长因子受体——酪氨酸激酶抑制药组晚期非小细胞肺癌患者的生存曲线

引自 Ramalingam SS, Vansteenkiste J, Planchard D, et al. Overall survival with osimertinib in untreated, ***EGFR***–mutated advanced NSCLC. N Engl J Med，2020, 382(1):41–50.

2. 生存率的比较

在利用K-M法得到各组的生存曲线后，只通过直接观察来确定生存曲线之间是否有差异是不充分的，还需要进行假设检验。医学文献中最常用的两组或多组生存曲线的比较方法是Log-rank检验。

Log-rank检验又称时序检验，属于非参数检验，它对于各组的生存分布不做任何预先的假设。它的基本思想是比较每个组中观察到的事件数O_i，与在零假设（所有的生存曲线间无差别）为真的情况下，每个组别期望的事件数E_i的差异，从而构造出近似服从自由度为组数−1的卡方分布的检验统计量。设组数为g，统计量的近似公式见公式10–4。

$$\chi^2=\sum_{i}^{g}\frac{(O_i-E_i)^2}{E_i} \quad \text{（公式10–4）}$$

在应用Log-rank检验时，有如下几点需要注意。

(1) Log-rank检验的前提条件要求各组生存曲线不能交叉。生存曲线交叉提示存在混杂因素，此时可以考虑使用两阶段（two-stage）法进行组间生存率的比较。两阶段法由Qiu和Sheng在2008年提出，其基本思想是，第一阶段使用Log-rank检验比较两组生存曲线的差异，若差异有统计学意义则整个检验结束；否则进行第二阶段检验，此阶段在出现生存曲线交叉的前提下，检验两条生存曲线的交叉是否有统计学意义。两阶段法可通过R包“TSHRC”实现。

(2) 对于生存曲线的比较，除Log-rank检验外，有时还可选用Breslow检验。两者的区别在于，无论事件何时发生，Log-rank检验对所有事件赋予相同权重，而Breslow检验对各时间点的存活例数作为权重，因而在对随访早期的组间差异较敏感。从统计角度来讲，如果对于组间疗效差别没有太多先验信息，研究者假设各组生存率差别在整个研究期间变化不大，应优先考虑选用Log-rank检验；如果研究之前认为一开始两组差别较大，而随着时间推移，组间差别减小，此时也可以选用Breslow检验。具体到特定疾病研究领域，例如，对于肿瘤临床试验，国家药品监督管理局药品审评中心（CDE）发布的《抗肿瘤药物临床试验统计学设计指导原则（试行）》指出，对于总生存期（overall survival，OS）的假设检验，通常基于Log-rank检验。对于基于回顾性的肿瘤研究数据分析，建议也按照该指导原则推荐的方法进行单因素分析。

(3) 若有三条及以上的生存曲线进行比较，应考察对假设检验的检验水准进行校正，以控制第一类错误的膨胀。最常用的校正方法为Bonferroni法，具体做法是用α = 0.05除以比较次数k，得到新的检验水准$\alpha' = \alpha / k$，然后将各条生存曲线两两比较得到的原始P值与α'进行比较。例如，若要分析A、B、C、D四组之间任意两组的差异，即要进行6次成对比较，此时比较次数$k = 6$，$\alpha' \approx 0.0083$；若只进行三个实验组分别与对照组的比较，而对三个实验组之间的相互比较不感兴趣，则仅需进行3次成对比较，此时k应设为3，$\alpha' \approx 0.0167$。

三、Cox比例风险回归模型

前文所述的Log-rank检验或Breslow检验，均属于单因素分析方法。在做单因素分析时，仅仅考虑了单个自变量与生存率之间的关系而忽略了其他自变量或协变量的影响。同时，Log-rank检验和Breslow检验只能对分类自变量（如新疗法vs.传统疗法，男性vs.女性）进行分析，不能分析连续自变量对生存率的作用，且仅能得到组间检验的P值而不能估计暴露/处理效应的大小。

1. Cox回归模型的基本形式

为了解决上述问题，英国统计学家D. R. Cox在1972年提出了一种能够处理多因素生存分析资料的比例风险回归模型（Cox's proportional hazards regression model），简称为Cox回归模型。该模型不直接考察生存率$S(t)$与各个自变量的关系，而是用风险函数$h(t, X)$作为因变量，模型的基本形式见公式10–5。

$$h(t, X) = h_0(t) \exp(\beta_1 X_1 + \beta_2 X_2 + \ldots + \beta_m X_m) \quad \text{（公式10–5）}$$

其中，参数β_1、β_2 …… β_m称为自变量X_1、X_2 …… X_m的偏回归系数，它们需要通过样本数据进行估计；exp表示以自然数e为底的指数函数。$h_0(t)$是当自变量向量$X = 0$时，$h(t, X)$的基准风险率，由于Cox模型未对$h_0(t)$作任何假定，所以Cox模型在处理问题时具有比较大的灵活性；另外，在$h_0(t)$未知的情况下，仍可根据公式10–5对参数β进行估计，故Cox模型属于半参数模型。

2. 参数的意义及解释

我们在本章"一、生存分析的基本概念"提到过风险比的概念，它是两个不同个体的风险函数之比。设第一个个体的自变量取值为$X^* = (X_1^*, X_2^*, \ldots, X_m^*)$，第二个个体的自变量取值为$X = (X_1, X_2, \ldots, X_m)$，则在时间点$t$时，两个体风险比HR计算见公式10–6。

$$\begin{aligned} \text{HR} &= \frac{h(t, X^*)}{h(t, X)} = \frac{h_0(t)\exp(\beta_1 X_1^* + \beta_2 X_2^* + \ldots + \beta_m X_m^*)}{h_0(t)\exp(\beta_1 X_1 + \beta_2 X_2 + \ldots + \beta_m X_m)} \quad \text{（公式10–6）} \\ &= \exp[\beta_1(X_1^* - X_1) + \beta_2(X_2^* - X_2) + \ldots + \beta_m(X_m^* - X_m)] \end{aligned}$$

举例而言，要分析性别（男性 = 0，女性 = 1）与生存情况的关系，我们想知道相对于男性，女性患者的死亡风险率高了多少或低了多少。这是一个关于二分类自变量的问题。首先不考虑其他的影响因素，仅考虑性别变量，那么问题转化为估计$h_{女}(t) / h(t)_{男}$的大小，依据公式10–6可做如下计算。

$$HR = \frac{h_{女}(t)}{h_{男}(t)} = \exp[\beta_1(女性 - 男性)] = \exp[\beta_1(1 - 0)] = \exp(\beta_1)$$

结论可以这样解释：当$\beta_1>0$时，HR>1，说明女性比男性的死亡风险更大；当$\beta_1 = 0$时，HR = 1，说明性别因素与结局无关联；当$\beta_1<0$时，HR<1，说明女性比男性的死亡风险更小。

假设自变量X_i取值为连续型变量，设X^*_i和X_i分别表示在不同情况下的取值，若不考虑其他的自变量，按公式10–6，则对应的HR为$HR = \exp[\beta_1(X^*_i - X_i)]$。进一步，若同时考虑其他的影响因素，此时对于任意一个自变量X_i，它的回归系数β_i的流行病学解释是：其他自变量保持不变时，自变量X_i每变化一个观察单位所得的风险比的自然对数值。

在得到HR的点估计值后，还需要知道HR的置信水平，考察是否有统计学意义。此时，可依据公式$\exp(\beta_i \pm z_{\alpha/2} \times S_{\beta_i})$得到HR的双侧$1-\alpha$置信区间（通常$\alpha$取0.05），公式中$S_{\beta_i}$为$\beta_i$的标准误。

3. 参数估计与假设检验

Cox回归借助于部分似然函数（partial likelihood function），采用最大似然估计获得模型参数β_i的估计值b_i。然后采用类似于Logistic回归的情形，采用似然比检验、Wald卡方检验和计分检验对回归系数进行假设检验。

4. 自变量的筛选

在进行Cox回归分析的时候，研究者首先需要解决的问题就是回归模型应该纳入哪些自变量及如何纳入这些自变量。笔者认为，自变量筛选首先应基于临床专业知识，如果某些自变量有明确的临床意义（与疾病预后显著相关），无论它们在后续的单因素分析时有无统计学意义，均可纳入回归模型。在此基础上进行其他自变量的单因素分析，将单因素分析的$P<0.1$（0.15或0.2，根据实际情况选择）的自变量纳入多因素回归模型。在设定模型的自变量筛选方式时，将有明确临床意义的自变量强制保留在模型中，其余自变量可通过逐步回归法进行自动筛选。

逐步回归法的自变量引入的检验水准通常设为0.05，剔除的检验水准可设为0.1，一般剔除标准要大于等于引入标准，即所谓的“严进宽出”原则。需要注意的是，单因素分析常常采用Log-rank检验（分类自变量）或单因素Cox回归（分类或连续自变量均可）。SPSS软件提供了条件参数估计似然比检验（条件）、偏最大似然估计的似然比检验（LR）和Wald卡方检验三种模型假设检验方法及向前法（forward）和向后法（backward）两种自变量进出策略，共组合成6种逐步回归变量筛选方法。一般认为，条件参数估计似然比检验和偏最大似然估计的似然比检验结果较为可靠。对于临床研究者，笔者建议首选“向前（LR）”或“向前（条件）”进行Cox回归模型的变量筛选。

值得注意的是，在基因组学或影像组学的数据分析中，经常遇到自变量个数多、多重共线性较强，同时样本例数不大甚至可能少于变量个数的情况，此时可首先借助LASSO算法筛选自变量，然后将筛选出的自变量纳入下一阶段的经典Cox回归模型中进行分析。

5. 比例风险假定的检验及不满足情况下的解决方案

Cox回归模型的重要前提之一是要求资料满足比例风险假定，即风险比不随时间变化而变化。只有比例风险假定条件满足，Cox回归模型的结果才比较可靠。常采用如下方法进行比例风险假定的检验：①对于分类变量，如果各组间的K-M曲线不交叉，则可认为没有违反比例风险假定。②以生存时间t为横轴，以负对数生存率的对数值$\ln[-\ln\hat{S}(t)]$为纵轴，绘制各个组别的生存曲线，如果分类变量的各个组别对应的曲线平行，则认为没有违反比例风险假定。③对于分类或连续变量X，可以将各个变量分别与对数生存时间$\ln(t)$做乘积，构建交互作用项$X\ln(t)$，该交互作用项又称为外在时间依赖的协变量（简称“外在时依协变量”）。然后将该时依协变量与其他自变量一起放入Cox回归模型中，考察该时依协变量系数的统计学意义，若无统计学意义则认为协变量的效应不随时间改变，即满足比例风险假定。④Schoenfeld残差法：对于连续型协变量，拟合Cox回归模型所得到的残差（即Schoenfeld残差）与时间秩次的线性函数，如果该线性函数的斜率不为0，即Schoenfeld残差与时间秩次有线性相关趋势，则认为该协变量不满足比例风险假定。同时，可以绘制每个自变量随时间变化的Schoenfeld残差图，残差图上的横轴代表时间，若残差均匀地分布则表明残差与时间相互独立。

在随访资料分析时，有时会出现比例风险假定不满足的情况。如一项在新英格兰医学杂志上发表的Ⅲ期随机对照试验研究了贝伐珠单抗联合传统化学治疗药（卡铂+紫杉醇）对比传统化学治疗药（卡铂+紫杉醇）对于卵巢癌疗效的研究，其主要结局指标是无进展生存率（PFS）。两组的PFS生存曲线出现了交叉（图10-4），提示数据不满足比例风险假定。

当PH假定不满足时，可以根据具体情况选用如下方法来解决。

(1) 将不满足PH假定的分类自变量（如性别等）作为分层变量，用其余自变量拟合

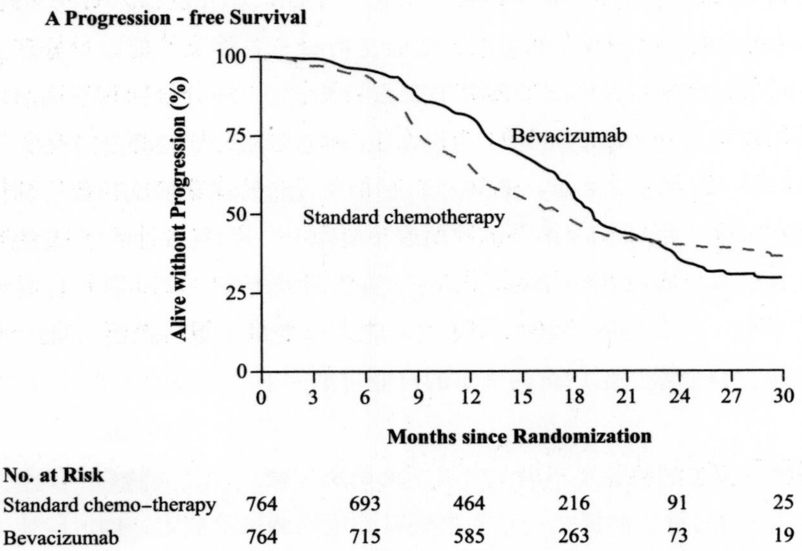

No. at Risk						
Standard chemo-therapy	764	693	464	216	91	25
Bevacizumab	764	715	585	263	73	19

▲ 图 10-4 贝伐珠单抗联合传统化学治疗药（卡铂 + 紫杉醇）对比标准化学治疗方案（卡铂 + 紫杉醇）在治疗卵巢癌时的无进展生存曲线

引自 Perren TJ, Swart AM, Pfisterer J, et al. A phase 3 trial of bevacizumab in ovarian cancer. N Engl J Med，2011, 365 (26): 2484–2496.

分层Cox回归，这种方法允许基线风险函数在该自变量的各个层（男性、女性）中可以变化，但其他影响因素（包括关注的主要研究变量在内）的相对危险度在各个时间点及层内保持不变。分层Cox回归的缺点就是无法估计分层变量（性别）本身对于生存结局的作用，如果主要研究变量（如不同治疗方式）不满足PH假定，而我们需要估计该变量的效应，此时显然就不适合采用分层Cox回归进行分析。

(2) 如果不满足PH假定的是外在时依性协变量，即可按照前述方法构建时依性Cox回归模型。假设时依性协变量是年龄，则模型的形式可以写作：$h(t, X) = h_0(t)\ \exp[\beta_1 \times age + \beta_2 \times age \times \ln(t) + \ldots + \beta_m X_m]$，在估计得到$age$和$age$与$\ln(t)$的交互项的系数$\beta_1$和$\beta_2$后，由于$age$对生存结局的作用会随着时间的变化而变化，故系数$\beta_1$不能全面地反映其效应大小。实际上，这种情况下$age$对生存结局的作用是时间变量的函数，即$HR_{age} = \exp[\beta_1 \times age + \beta_2 \times age \times \ln(t)]$，若需计算某个感兴趣时点的$HR_{age}$值，只需将具体的$t$值代入前式计算即可。

(3) 第三种可以考虑的解决方案是采用限制性平均生存时间（restricted mean survival times，RMST）作为度量组间治疗效应大小的评价指标。RMST与ROC曲线下面积的思想较为类似，它在数值上等于从研究起点直到某一特定时间点的生存曲线$S(t)$下的面积。RMST数值越大，说明治疗效果越好。治疗组之间RMST的差值和比值可以作为衡量治疗效果大小的绝对指标和相对指标。统计学家建议在肿瘤临床研究中同时报告HR和RMST，以期全面反映数据特征。另外，当生存曲线存在交叉时，最好在交叉点之前或之后的时间段，分别报告两组的RMST之差或之比，以区分早期和晚期治疗效果。研究者可以调用R包“survRM2”中的“rmst2”函数轻松获得未校正协变量及校正协变量后的组间RMST的差值或比值。例如，在前面介绍的贝伐珠单抗联合传统化学治疗药对比标准化学治疗方案治疗卵巢癌的随机临床试验中，研究者计算了试验随访至36个月时，全人群中贝伐珠单抗联合传统化学治疗药组的RMST为21.8个月，而对照组（标准化学治疗方案组）的RMST略少于试验组，为20.3个月，组间差值为1.5个月（95%CI 0.1～2.9）。

四、SPSS软件实现

1. 例10–1生存率的估计及生存曲线的比较

(1) 建立SPSS数据库：将例10–1中500例心肌梗死患者的生存资料整理成SPSS数据，进行生存分析。数据由500行7列构成，分别代表500例心肌梗死患者和7个变量。7个变量分别为ID、AGE、GENDER、HR、BMI、LENFOL和FSTAT。SPSS变量视图见图10–5。

(2) SPSS软件实现方法：采用Kaplan-Meier法估计生存率及比较两组生存曲线。SPSS操作步骤如下。

① 点击菜单栏“分析”→“生存分析”→“Kaplan-Meier”（图10–6）。

② 打开主对话框，按图10–7设置时间变量（T）、状态（U）；定义事件（D），在单值（S）栏填“1”代表结局事件，点击“继续”返回主对话框。

③ 定义分组变量：将“性别”变量选入“因子（F）”栏。

④ 选项设置：点击“选项”，打开“选项”对话框，按图10–8进行勾选。

whas500.sav [DataSet1] - IBM SPSS Statistics 数据编辑器

文件(F)　编辑(E)　查看(V)　数据(D)　转换(T)　分析(A)　图形(G)　实用程序(U)　扩展(X)　窗口(W)　帮助(H)

	名称	类型	宽度	小数位数	标签	值	缺失	列	对齐	测量
1	ID	数字	11	0	患者编号	无	无	11	右	标度
2	AGE	数字	11	0	年龄（岁）	无	无	11	右	标度
3	GENDER	数字	11	0	性别	{0, 男性}...	无	11	右	名义
4	HR	数字	11	0	初始心率	无	无	11	右	标度
5	BMI	数字	13	12	体重指数（kg/m^2）	无	无	13	右	标度
6	LENFOL	数字	11	0	随访时间（天）	无	无	11	右	标度
7	FSTAT	数字	11	0	生存结局	{0, 删失}...	无	11	右	名义
8										

▲ 图 10–5　例 10–1 的数据库变量视图

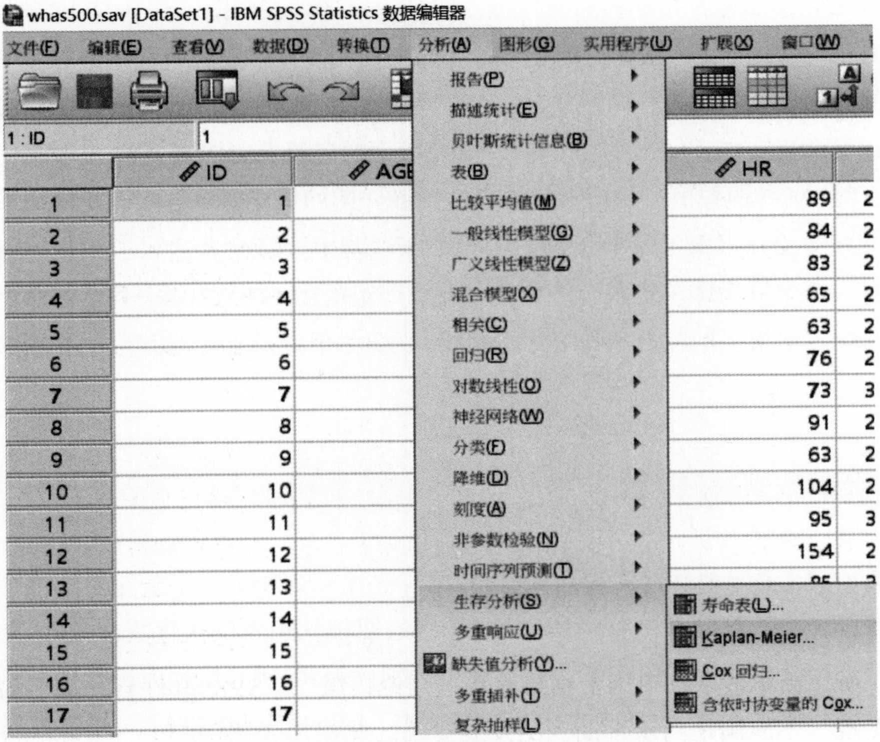

▲ **图 10-6　调用 Kaplan-Meier 模块**

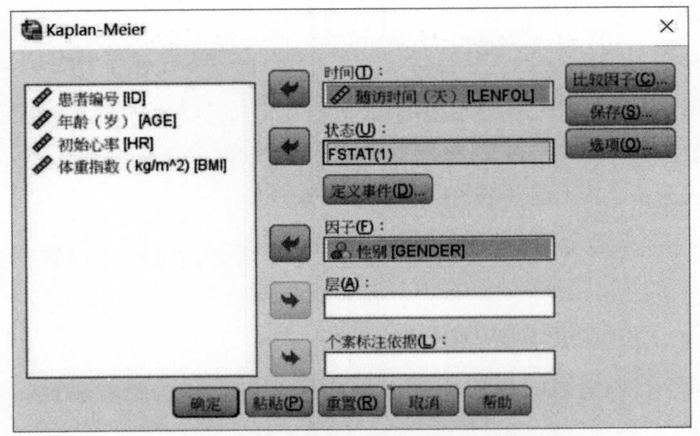

▲ **图 10-7　Kaplan-Meier 对话框**

⑤选择生存曲线比较的方法：点击“比较因子（C）”，打开“比较因子级别”对话框，本例勾选前两个检验统计量（图10-9）。然后回到主对话框，点击“确定”输出结果。

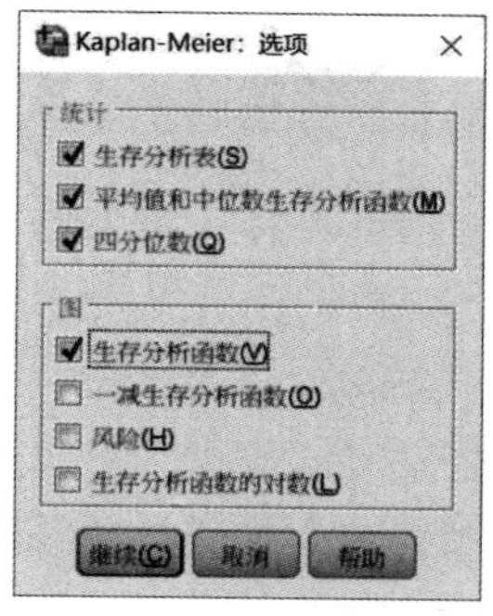

▲ **图 10-8　Kaplan-Meier 选项对话框**

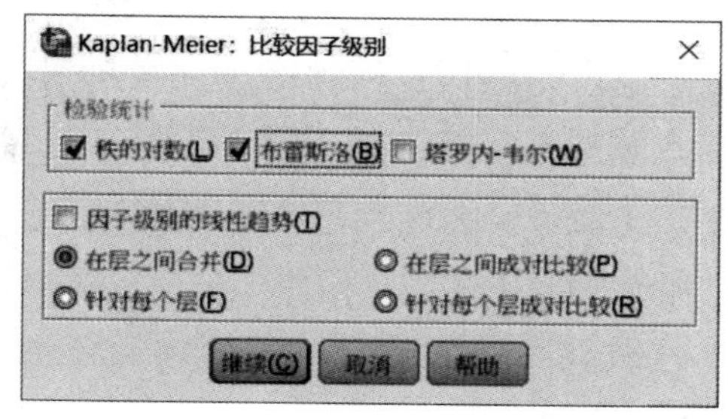

▲ **图 10-9　Kaplan-Meier 比较因子级别对话框**

(3) 主要的输出结果和解释：主要结果见表10-3至表10-5，以及图10-10。从图10-10可见，女性患者的生存曲线在下方，提示女性患者人群的生存率较低；男性患者的生存曲线在上方，提示男性人群的生存率较高。经过Log-rank检验和Breslow检验（表10-5），$P<0.05$，说明两组生存率的差异有统计学意义。需要注意两点：第一，当前软件输出的结果为单因素分析的结果，鉴于例10-1为观察性数据，存在一定的混杂因素，所以尚不能依据单因素结果直接下结论；第二，SPSS软件自动输出的K-M曲线并不美观，不能满足高水平期刊的发表要求。建议读者调用R包“survminer”中的“ggsurvplot”函数绘制K-M曲线，通过自定义函数的参数进行相应的统计图形设置。

表 10-3　Kaplan-Meier 法估计的不同性别的生存率

性别	序号	时间	状态	当前累积生存分析比例		累积事件数	其余个案数
				估算	标准错误		
男性	1	1.000	死亡			1	299
	2	1.000	死亡			2	298
	3	1.000	死亡			3	297
	4	1.000	死亡			4	296
	5	1.000	死亡			5	295
	6	1.000	死亡	0.980	0.008	6	294
	7	2.000	死亡			7	293
	…	…	…	…	…	…	…
	299	2178.000	删失			111	1
	300	2192.000	删失			111	0

（续表）

性别	序号	时间	状态	当前累积生存分析比例		累积事件数	其余个案数
				估算	标准错误		
女性	1	1.000	死亡			1	199
	2	1.000	死亡	0.990	0.007	2	198
	3	2.000	死亡			3	197
	4	2.000	死亡			4	196
	5	2.000	死亡			5	195
	6	2.000	死亡			6	194
	7	2.000	死亡	0.965	0.013	7	193
	…	…	…	…	…	…	…
	199	2353.000	死亡	0.128	0.105	103	1
	200	2358.000	死亡	0.000	0.000	104	0

表 10–4　生存时间的平均值和中位数

性别	平均值[a]				中位数			
	估算	标准错误	95% 置信区间		估算	标准错误	95% 置信区间	
			下限	上限			下限	上限
男性	1448.506	55.852	1339.035	1557.976	2160.000			
女性	1260.208	75.267	1112.684	1407.732	1317.000	177.039	970.004	1663.996
总体	1417.215	48.137	1322.867	1511.562	1627.000	159.555	1314.271	1939.729

a. 如果已对生存分析时间进行检剔，那么估算将限于最大生存分析时间

表 10–5　生存曲线比较的假设检验

	总体比较		
	χ^2	自由度	显著性
Log Rank (Mantel-Cox)	7.791	1	.005
Breslow (Generalized Wilcoxon)	5.537	1	.019

针对“性别”的不同级别进行的生存分析分布等同性检验

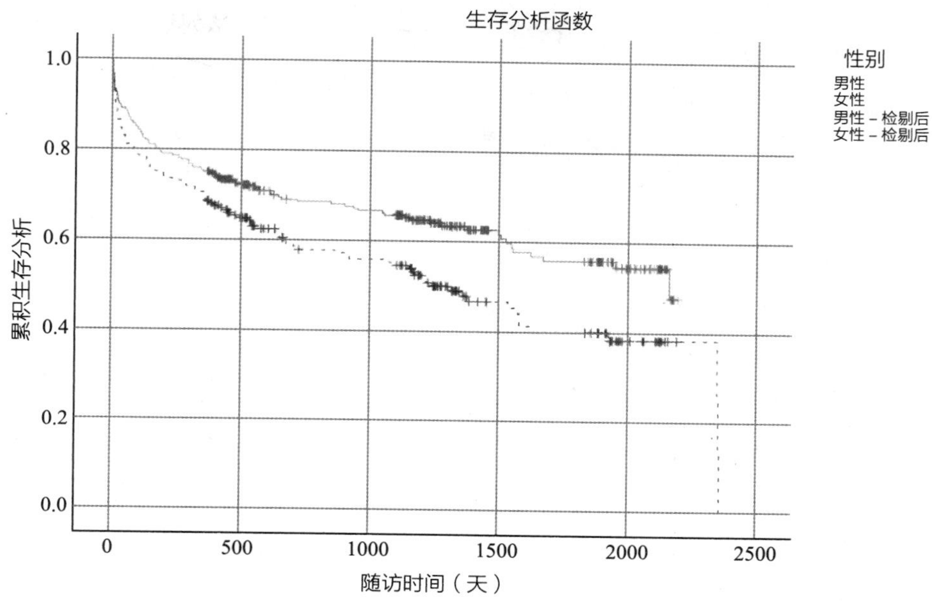

▲ **图 10-10　不同性别的 Kaplan-Meier 生存曲线**

2. Cox回归分析

(1) 建立SPSS数据库：数据同上。

(2) 比例风险假定的检验如下。

① 通过男性和女性组的K-M曲线未交叉可以认为，GENDER变量的比例风险假定成立。

② 对于AGE、BMI和HR三个连续型变量，本例采用Schoenfeld残差法进行检验。SPSS实现Schoenfeld残差法的操作较为复杂，读者可参考“医咖会”网站相关专栏文章（网址：https://www.mediecogroup.com/zhuanlan/lessons/402/）。笔者建议采用R语言进行Schoenfeld残差法的假设检验。R代码见框10-1。

框 10-1　R 代码

```
library (“survival”)
res.cox < – coxph (Surv (LENFOL, FSTAT) ~ AGE + GENDER + BMI + HR, data = whas500)
test.ph < – cox.zph (res.cox)
test.ph
ggcoxzph (test.ph)
```

结果显示，AGE、GENDER、BMI、HR四个变量的比例风险假设检验的P值分别为

0.62、0.63、0.26和0.23，均大于0.05，全局检验的P值为0.44。综合来看，认为四个变量均满足比例风险假定。

(3) Cox回归分析如下。

① 点击菜单栏“分析”→“生存分析”→“Cox回归”（图10–11）。

② 设置时间变量、状态变量，并定义事件。在“单值”栏填“1”代表结局事件。

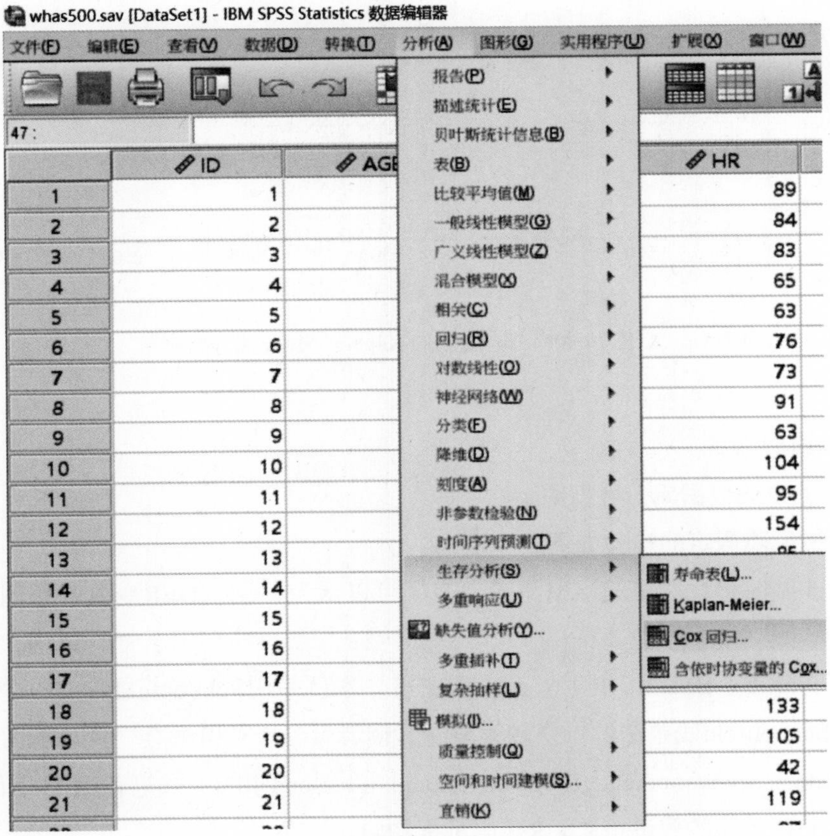

▲ 图 10–11　调用 Cox 回归模块

点击“继续”返回Cox回归对话框。选入自变量，将AGE、GENDER、HR和BMI四个变量选入“协变量”框，自变量筛选的方法选择“向前：LR”（图10–12）。

③ 点击“分类（C）”，将GENDER变量选入“分类协变量”框，将“参考类别”勾选“第一个”，然后点击“变化量”，表示性别变量的参照水平是取值为0的男性患者人群（图10–13）。

需要注意的是，在录入数据时，建议将二分类变量赋值为0和1，将多分类变量赋值

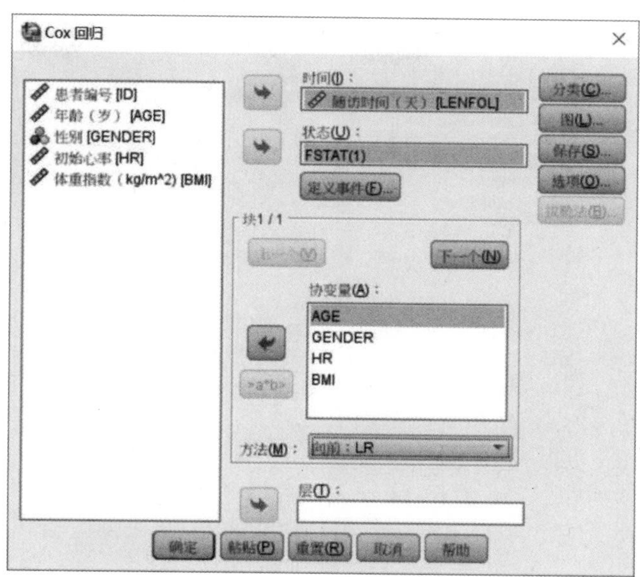

▲ 图 10–12　**Cox** 回归：对话框（一）

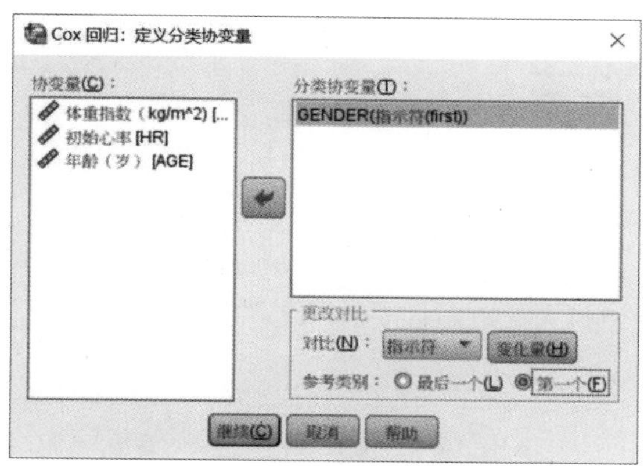

▲ 图 10–13　**Cox** 回归：定义分类协变量对话框

为0、1、2、3或1、2、3、4等，并根据具体情况设置“分类协变量”选项：a.当自变量是二分类变量，且赋值的差值为1（如赋值为0和1），且不需要输出该自变量各水平的生存曲线时，可以不对该变量“定义分类协变量”；b.多分类自变量或者除了a以外情况的二分类自变量，此时均须“定义分类协变量”。

④点击“图（L）”，选择拟输出的曲线（图10–14），本例选择“生存分析”图作为输出的图形。将GENDER变量选入“针对下列各项绘制单独的线条”栏，分性别绘制生存曲线图。

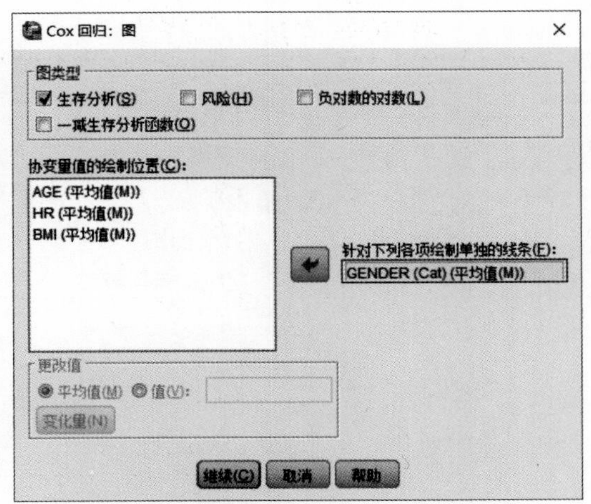

▲ 图 10–14　Cox 回归：对话框（二）

⑤ 点击“选项（O）”，勾选“Exp(B)的置信区间（95%）”，变量进入和剔除标准保持默认（图10–15）。

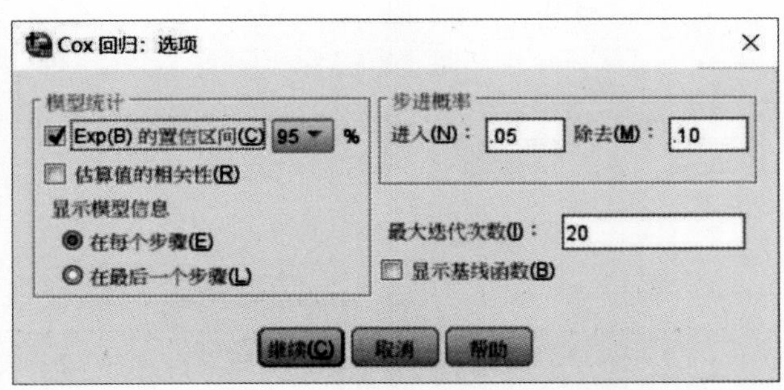

▲ 图 10–15　Cox 回归：选项对话框

(4) 主要的输出结果和解释如下。

① 个案处理摘要表格给出了分析数据的基本情况，包括事件数、删失数和总数等信息（表10–6）。

② 表10–7给出分类变量GENDER生成哑变量时的各分类水平频数和对应的哑变量赋值。软件将男性的哑变量赋值为0，女性赋值为1，这正是前文“定义分类协变量”操作的结果。

③ 表10–8给出了模型系数的全局检验。表格第2列为模型中引入变量后的–2倍对数似然值，每一步的–2倍对数似然值与前一步的差值服从自由度为“新引入变量数”的卡

表 10-6　个案处理摘要

个案性质	特　征	个案数	百分比
可以在分析中使用的个案	事件[a]	215	43.0%
	检剔后	285	57.0%
	总计	500	100.0%
已删除的个案	具有缺失值的个案	0	0.0%
	具有负时间的个案	0	0.0%
	层中最早发生的事件之前检剔后的个案	0	0.0%
	总计	0	0.0%
总计		500	100.0%

a. 因变量：随访时间（天）

表 10-7　分类变量编码[a]

分类变量	赋　值	频　率	(1)
性别[b]	0 = 男性	300	0
	1 = 女性	200	1

a. 类别变量：性别 (GENDER)
b. 指示符参数编码

表 10-8　模型系数的 Omnibus 检验

步　长	-2 对数似然	总体（得分）			从上一步进行更改		
		χ^2	自由度	显著性	χ^2	自由度	显著性
1	2313.358	126.260	1	0.000	141.800	1	0.000
2	2295.311	145.297	2	0.000	18.047	1	0.000
3	2287.900	154.232	3	0.000	7.411	1	0.006

方分布。最后一列的*P*值即为不同嵌套模型似然值大小的卡方检验结果。结果显示，第三步的模型优于第二步，第二步的模型优于第一步。

④ 表10-9给出了各个协变量或哑变量的回归系数的估计值（B）及标准误（SE），Wald卡方检验的统计量（瓦尔德）及假设检验的*P*值（显著性），风险比[Exp(B)]的点估计及其95%CI。逐步回归共分三步，我们只需关注步骤3的输出结果。可

表 10-9　方程中的变量

步　骤	变　量	B	SE	瓦尔德	自由度	显著性	Exp (B)	95.0%Exp(B) 的 CI	
								下　限	上　限
步骤 1	年龄	0.066	0.006	118.799	1	0.000	1.068	1.056	1.081
步骤 2	年龄	0.065	0.006	110.046	1	0.000	1.067	1.054	1.080
	初始心率	0.012	0.003	19.082	1	0.000	1.012	1.007	1.018
步骤 3	年龄	0.059	0.007	80.133	1	0.000	1.060	1.047	1.074
	初始心率	0.012	0.003	19.060	1	0.000	1.012	1.007	1.018
	体重指数	−0.042	0.015	7.256	1	0.007	0.959	0.931	0.989

以看出，模型最终保留了年龄、初始心率和体重指数三个变量，未保留性别变量。其中，年龄和初始心率的回归系数为正值，提示心肌梗死患者年龄越大、初始心率越高，死亡风险越大；BMI的回归系数为负值，提示患者体重越轻，死亡风险越大。

由于本例中的性别变量未保留在模型中，故软件只给出女性患者的生存曲线图（图略）。这一点与前文单因素分析时的结果不一致，此时需要结合临床意义及相关文献仔细分析出现这种情况的具体原因。一般地，认为多因素分析的结果比单因素结果更加可靠，不过如果从专业角度认为性别变量对于生存结局有重要影响，可以采用自变量筛选的“全进入法”，将性别变量也保留在Cox回归模型中。

某些情况下，分析时除了绘制某主要研究变量（如不同治疗方式、肿瘤分期等）的粗的（crude）K-M曲线（即单因素分析中的K-M曲线）之外，研究者还想得到校正（adjusted）混杂因素以后的K-M曲线，此时可以考虑先采用倾向性评分匹配、逆概率处理加权等方法构建出组间各个混杂因素达到平衡的样本，此时可以将该样本视为已达到“事后随机化”，然后基于匹配或加权样本，以生存时间和状态变量作为结局，以主要研究变量为自变量，进行单因素分析，绘制K-M曲线。此时的生存曲线即为校正协变量后的K-M曲线。

（郭　威　王春晖）

参考文献

[1] Ramalingam SS, Vansteenkiste J, Planchard D, et al. Overall survival with osimertinib in untreated, EGFR-mutated advanced NSCLC [J]. N Engl J Med, 2020, 382(1):41-50.
[2] Shuster JJ. Median follow-up in clinical trials [J]. J Clin Oncol, 1991, 9(1):191-192.
[3] Perren TJ, Swart AM, Pfisterer J, et al. A phase 3 trial of bevacizumab in ovarian cancer [J]. N Engl J Med, 2011, 365(26):2484-2496.
[4] Qiu P, Sheng J. A two-stage procedure for comparing hazard rate functions [J]. Journal of the Royal Statistical Society: Series B (Statistical Methodology), 2008, 70(1): 191-208.
[5] Liang W, Liang H, Ou L, et al. Development and validation of a clinical risk score to predict the occurrence of critical illness in hospitalized patients with COVID-19 [J]. JAMA Intern Med, 2020, 180(8):1081-1089.
[6] 孙振球，徐勇勇. 医学统计学 [M]. 第 4 版. 北京：人民卫生出版社，2014:285-300.
[7] 李康，贺佳. 医学统计学 [M]. 第 7 版. 北京：人民卫生出版社，2018:152-158.
[8] 郭秀花. 医学统计学与 SPSS 软件实现方法 [M]. 第 2 版. 北京：科学出版社，2018:243-255.
[9] 张文彤，董伟. SPSS 统计分析高级教程 [M]. 第 3 版. 北京：高等教育出版社，2018:477-505.
[10] 武松. SPSS 实战与统计思维. 北京：清华大学出版社，2018:277-288.
[11] 潘发明. 医用统计方法及其 SPSS 软件实现 [M]. 第 2 版. 合肥：中国科学技术大学出版社，2013:341-354.
[12] 胡良平，李长平. 生存分析方法在随访研究中的应用（Ⅰ）[J]. 中华耳鼻咽喉头颈外科杂志，2006, 41(1):73-76.
[13] 胡良平，李长平. 生存分析方法在随访研究中的应用（Ⅱ）[J]. 中华耳鼻咽喉头颈外科杂志，2006, 41(3):236-238.
[14] 柳芳超，姜晓颖，姜慧，等. 限制平均生存时间回归模型在生存分析中的应用 [J]. 实用预防医学，2020, 27(11):1391-1395.
[15] 李慧敏. 生存曲线交叉时统计推断方法的比较研究 [D]. 广州：南方医科大学，2014.
[16] 严若华，李卫. Cox 回归模型比例风险假定的检验方法研究 [J]. 中国卫生统计，2016, 33(2):345-349.
[17] 魏良敏，官锦兴，张汝阳，等. 生存曲线比较的方法选择及可视化 [J]. 中国卫生统计，2020, 37(5):768-775.
[18] 闫丽娜，覃婷，王彤. LASSO 方法在 Cox 回归模型中的应用 [J]. 中国卫生统计，2012, 29(1):58-64.

第 11 章　诊断试验

在临床工作中，诊断是每一位医师最基础的工作之一，临床医师根据患者的症状、体格检查、实验室检查和影像学检查等来对患者做出临床诊断。如何判断利用信息做出诊断是否足够准确，这就要用药诊断试验（diagnostic test）。诊断试验是评价某种疾病诊断方法的临床试验。诊断试验的用途广泛，主要包括以下方面：①诊断疾病；②筛选无症状患者；③判断疾病的严重程度；④对疾病临床过程预测和预后；⑤评估患者对治疗的反应；⑥判断治疗的疗效等。

一、诊断试验设计

1. 确定金标准

诊断试验的金标准（golden standard）也称标准诊断，指当前医学界公认的诊断某疾病最可靠的、准确度最高的诊断方法。诊断常用的金标准包括病理学诊断、尸体解剖、外科手术或诊断性操作、特殊影像学诊断、长期随访肯定的诊断，以及因缺乏特异性诊断方法而采用的权威机构颁布的综合诊断标准（如根据罗马标准诊断消化不良或肠易激综合征）等。应用金标准的目的是将疑诊某病的患者准确地区分为“有病”或“无病”，在同期同条件下进行待评价的诊断试验检测，并与金标准比较，评价诊断试验的准确性。若金标准选择不当，会直接影响试验的准确性，对试验结果造成偏倚。

2. 选择研究对象

(1)“患者”的选取：“患者”指的是经过金标准确诊为某研究疾病的患者。诊断试验纳入的患者，应尽可能包含目标疾病的各种类型，如不同病情严重程度（轻、中、重）、不同病程阶段（早、中、晚）、不同症状和体征（典型、不典型）、是否经过治疗、有无并发症等。

(2)“健康人”的选取：“健康人”指的是经过金标准诊断未患该疾病的研究对象，但“健康人”可能罹患与研究无关的其他疾病。“健康人”应包含易与研究相关疾病相混淆的其他疾病的患者。例如，研究快速诊断急性心肌梗死的患者，“健康人”可以选取与急性心肌梗死症状或体征相类似的其他疾病的患者，如主动脉夹层、肺栓塞、心包填塞、张力性气胸等患者。

3. 样本量估计

诊断试验样本量大小与以下三个参数有关：①试验的灵敏度或试验的特异度（P）；②试验的检验水准α；③容许误差δ，一般取值为0.05～0.10。

样本量计算公式见公式11-1。

$$n=\left(\frac{Z_{\alpha/2}}{\delta}\right)(1-P)\,P \qquad \text{（公式11-1）}$$

其中，$Z_{\alpha/2}$为双侧概率为α或单侧概率为α/2的标准正态分布界值（$Z_{0.05/2}\approx1.96$），δ为容许误差，P为研究的灵敏度或特异度。

例如，某诊断方法的预估灵敏度为80%，预估特异度为60%，$\alpha=0.05$，$\delta=0.08$。

则病例组，即“患者”例数为 $n_1=(1.96/0.08)^2\times(1-0.8)\times0.8=96.04\approx96$。

对照组，即“健康人”例数为 $n_2=(1.96/0.08)^2\times(1-0.6)\times0.6=144.06\approx144$。

二、常用评价指标

在诊断试验中，根据金标准可以将研究对象分为四类：①金标准诊断有病，诊断试验诊断为阳性，称为真阳性（a）；②金标准诊断有病，诊断试验诊断为阴性，称为假阴性（b）；③金标准诊断无病，诊断试验诊断为阳性，称为假阳性（c）；④金标准诊断无病，诊断试验诊断为阴性，称为真阴性（d）。通过真阳性（a）、假阴性（b）、假阳性（c）、真阴性（d）四个数字组合成的表成为诊断试验的四格表（表11-1）。

1. 诊断试验评价指标

(1) 灵敏度：灵敏度（sensitivity，Se）又称真阳性率，指的是在金标准诊断为有病的患者中，用研究的诊断方法诊断为阳性的比例，反映诊断试验检出患者的能力，灵敏度越大越好。灵敏度计算见公式11-2。

$$Se=\frac{a}{a+c} \qquad \text{（公式11-2）}$$

表 11-1　诊断试验四格表

诊断试验	标准诊断法		合　计
	病例组	对照组	
阳性	真阳性 a	假阳性 b	$a+b$
阴性	假阴性 c	真阴性 d	$c+d$
合计	$a+c$	$b+d$	$a+b+c+d$

(2) 特异度：特异度（specificity，*Sp*）又称真阴性率，指的是在金标准诊断为无病的受试者中，用研究诊断方法诊断为阴性的比例，反映诊断试验鉴别非患者的能力，特异度也是越大越好。特异度：计算见公式11–3。

$$Sp = \frac{d}{b+d} \quad \text{（公式11–3）}$$

(3) 误诊率：误诊率（mistake diagnostic rate，α）又称假阳性率，指的是在金标准诊断为无病的受试者中用研究诊断方法诊断为阳性的比例，反映诊断试验将非患者误诊的可能性，误诊率越小越好。误诊率计算见公式11–4。

$$\alpha = \frac{b}{b+d} \quad \text{（公式11–4）}$$

(4) 漏诊率：漏诊率（omission diagnostic rate，β）又称假阴性率，指的是在金标准诊断为有病的患者中用研究诊断方法诊断为阴性的比例，反映诊断试验将患者漏诊的可能性，漏诊率越小越好。漏诊率计算见公式11–5。

$$\beta = \frac{d}{b+d} \quad \text{（公式11–5）}$$

灵敏度和特异度两个指标是诊断试验中最基本的两个指标，也是在临床实践中考虑是否使用这项诊断技术的基础指标。一项好的诊断技术应该是灵敏度和特异度同时都较高；但是在实际工作中，同时提升这两个指标是很困难的。一般来说，提升一个指标，另一个会随之下降。所以在实际临床实践中要对这两个指标进行取舍。当灵敏度较高，特异度较低时，该诊断技术更倾向于将患者检出，降低漏诊的可能，比较适合于即使受试者被错误诊断为患病进行治疗对患者也不会有很大的危害，或一旦将真实患病的患者漏诊会产生很大危害的疾病，如传染病等。特异度较高，灵敏度较低的诊断技术更能保证患者不会被误诊，比较适合于一旦误诊会造成较大危害的疾病，如恶性肿瘤。

除了以上四个指标之外，临床医师更关注的是通过诊断试验，来判断受试者真正患病或真正无病的概率，称为预测值。根据诊断试验结果，预测值可以分为阳性预测值（PV_+）和阴性预测值（PV_-）。

(5) 阳性预测值：阳性预测值（positive predictive value，PV_+）即用研究诊断技术诊断为阳性的受试者患病的概率，计算公式见公式11–6。

$$PV_+ = \frac{a}{a+b} \qquad \text{（公式11–6）}$$

(6) 阴性预测值：阴性预测值（negative predictive value，PV_-）即用研究诊断技术诊断为阴性的受试者未患病的概率，计算公式见公式11–7。

$$PV_- = \frac{d}{c+d} \qquad \text{（公式11–7）}$$

值得注意的是，预测值可用于估计疾病的概率，但会随患病率的变化而变化。因此，当临床医生面临的患者群体与已发表文献中研究对象的患病率不同时，不可将文献中的预测值数据直接应用于自己的患者。

(7) 正确率：正确率（π）又称总符合率，也就是通过诊断试验正确诊断患病和无病的受试者数占总受试者数的比例。也就是真阳性和真阴性受试者数占总受试者数的比例。计算公式见公式11–8。

$$\pi = \frac{a+d}{a+b+c+d} \qquad \text{（公式11–8）}$$

(8) Youden指数：Youden指数（Youden Index，YI）又称约登指数、正确指数，该指标用相同的权重同时考查了灵敏度和特异度，用来说明诊断试验区分患者和非患者的能力，计算公式为见公式11–9。

$$YI = 1 - \alpha - \beta = Se + Sp - 1 \qquad \text{（公式11–9）}$$

(9) 似然比：似然比（likelihood ratio，LR）该指标将灵敏度与特异度同时考虑，不受到患病率的影响，是一个较稳定的指标。似然比又可以分为阳性似然比（positive

likelihood ratio，LR_+）和阴性似然比（negative likelihood ratio，LR_-）。阳性似然是指诊断试验的阳性结果在患病组中出现的概率（灵敏度）与在不患病组中出现的概率（误诊率）之比（公式11-10）。其值越大说明受检对象实际患病的概率越大，真正患病的人比未患病的人更易被检查出来。阴性似然比是诊断试验的阴性结果在患病组中出现的可能性（漏诊率）与在不患病组出现的可能性（特异度）的比值（公式11-11）。其值越小，提示患病的可能性越小，阴性结果的正确率越高。

$$LR_+ = \frac{a}{a+c} / \frac{b}{b+d} = \frac{Se}{1-Sp} \quad \text{（公式11-10）}$$

$$LR_- = \frac{c}{a+c} / \frac{d}{b+d} = \frac{1-Se}{Sp} \quad \text{（公式11-11）}$$

LR_+＞1说明诊断试验方法有效，若＞10说明试验有很好的诊断价值。同样地，LR_-越小说明诊断价值越高。

2. ROC曲线

(1) ROC曲线：ROC（receiver operating characteristic，ROC）曲线，即接受者工作特征曲线，该分析起源于二战时期的信号检测方法，最早被应用于处理雷达图像，用来描述检测信号的命中率及误报率之间的权衡关系。此后，该方法广泛应用于医疗诊断。

ROC曲线以1-特异度为横坐标，灵敏度为纵坐标，依照连续变化的诊断阈值，有不同的灵敏度和特异度画出的曲线。

(2) ROC曲线下面积：ROC曲线下面积（area under curve，AUC）是评价ROC曲线的最常用指标。适用于评价计量资料或等级资料的诊断试验。AUC的估计有参数法和非参数法，计算比较复杂，本书不做详细说明，可以通过统计软件实现。

理论上，0.5≤AUC≤1。曲线下面积越接近于1，即曲线越靠近最上角，诊断试验诊断得越可靠。当AUC = 0.5时，说明诊断结果与患者实际是否患病完全独立，该诊断试验无任何临床实际意义。一般认为0.5＜AUC≤0.7表示诊断价值较低，0.7＜AUC≤0.9说明诊断价值中等，AUC＞0.9说明诊断价值较高。两种以上的诊断试验，可以通过比较AUC来评价诊断方法的优劣。

(3) SPSS软件实现：本例数据使用是用S100B蛋白对动脉瘤性蛛网膜下腔出血患者的预后（outcome）诊断数据。结局指标是两分类变量，即“Good”和“Poor”。

【软件操作】依次点击“分析”“分类”“ROC曲线”。将预测指标“S100b”选入“检验变量”，将患者结局“outcome”选入“状态变量”。本例中结局（outcome）为1说明患者结局预后较差（poor），因此将“状态变量值”设置为“1”。读者可以根据具体要预测的结局分类来设定这个值。然后勾选上“ROC曲线”“带对角参考线”“标准误差和置信区间”和“ROC曲线的坐标点”，最后点击“确定”按钮（图11-1）。

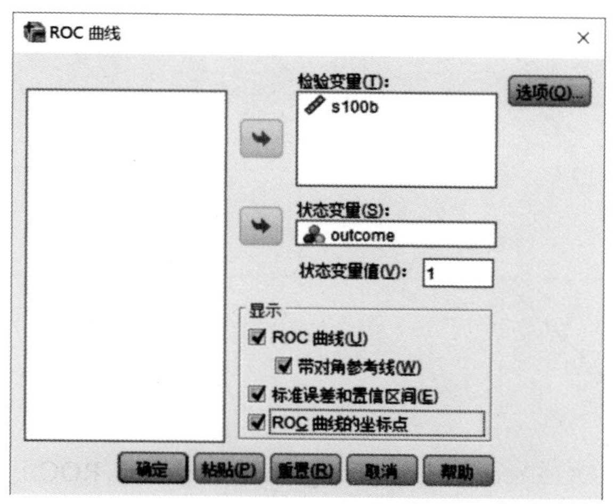

▲ 图 11-1 ROC 曲线绘制 SPSS 软件对话框

【结果解释】结果共有四个部分，第一部分为数据基本信息，描述了结局为发生结局和未发生结局（患病与未患病）的例数。第二部分为ROC曲线（图11-2），读者可根据自己需要双击图片进行简单的编辑。第三部分为AUC信息，本例的AUC为0.731，AUC的标准误为0.051，对总体AUC是否等于0.5（该ROC曲线无临床意义）进行假设检验的$P<0.001$，说明该ROC的总体AUC不等于0.5，ROC构建的有统计学意义。第四部分为S100B每一个阈值下的诊断实验的灵敏度和特异度。读者可以根据该表中的灵敏度和特异度计算每一个阈值的约登指数，将约登指数最大的阈值作为诊断的界值。本例约登指数最大的S100B的界值为0.2050，此时的灵敏度为0.634，1-特异度为0.194，即特异度为0.806，约登指数为0.440。该点也是ROC曲线中最接近左上角的那个点。

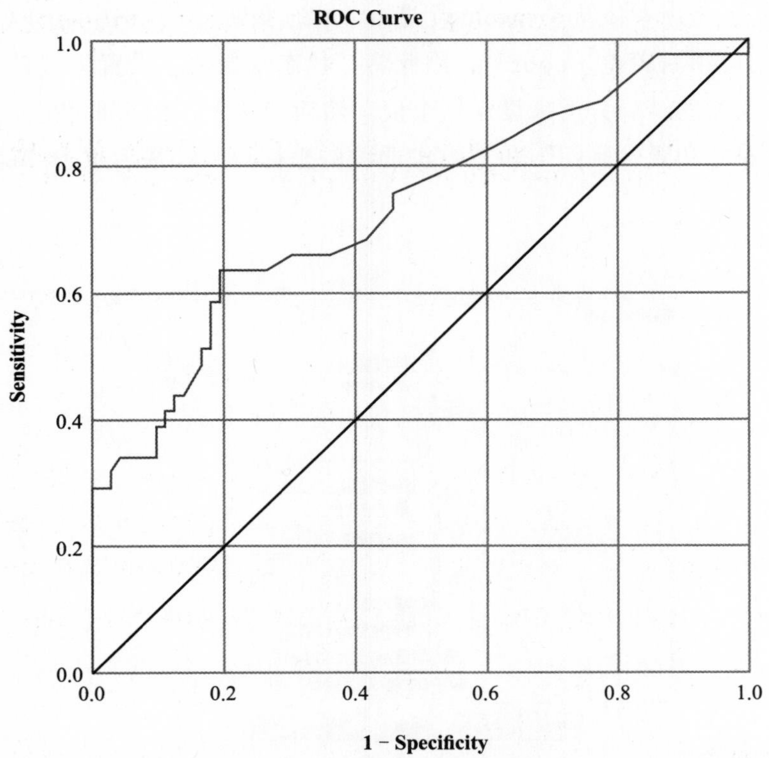

▲ 图 11-2 ROC 曲线

（郭轶斌 王春晖）

参考文献

[1] 吴骋，贺佳等 . 医学科研设计与统计分析 [M]. 北京 : 中国统计出版社 , 2020.

[2] 颜虹，徐勇勇等 . 医学统计学 [M]. 第 3 版 . 北京 : 人民卫生出版社 , 2019.

[3] 刘芬 . 诊断试验研究在医学科研中的理论 , 设计和实践 [J]. 北京医学 , 2020, 42（11）:5.

[4] 张丽帆 , 刘晓清 . 诊断试验准确性研究设计及临床应用 [J]. 协和医学杂志 , 2020, 11（1）:6.

[5] 王彦光 , 朱鸿斌 , 徐维超 . ROC 曲线及其分析方法综述 [J]. 广东工业大学学报 , 2021, 38（1）:8.

[6] 王慧 , 张秀秀 , 鲍彦平 , 等 . 二分类诊断试验中预测值的比较方法及程序实现 [J]. 中国卫生统计 , 2013, 30（6）:6.

[7] Turck N, Vutskits L, Sanchez-Pena P, et al. A multiparameter panel method for outcome prediction following aneurysmal subarachnoid hemorrhage[J]. Intensive Care Medicine, 2010, 36(1):107-115.

第12章　样本含量估计及PASS软件实现

无论是前瞻性还是回顾性临床研究，事先都需要进行研究设计。在设计阶段，均需要确定合适的研究对象数目，通常称为样本含量。研究含量的大小不仅影响研究的可行性，也是伦理的基本要求。本章将首先介绍样本含量和检验效能估计有关的基本概念，再结合具体几个应用案例介绍常见回顾性临床研究设计的样本含量估计方法及软件实现。

一、基本概念

1. 样本含量估计的意义

样本含量（sample size）又称样本大小，是指实验性研究或调查性研究中所需的受试对象数或调查对象的数目。样本含量是实验设计中重复性原则的重要体现。样本含量估计（sample size estimation）又称样本含量确定，是指应用一定的统计学方法在保证研究结论具有一定可靠性（精度与检验效能）的前提下确定所需的最小样本数目。在确定样本含量时，要注意克服两种错误倾向：其一，忽视足够样本含量的重要性，使得样本含量过小，测量指标值不稳定，抽样误差大，检验效能（power）$1-\beta$较低，进而导致真实存在的差别未能显示出来，出现假阴性的研究结果；其二，片面追求过大的样本含量，则会增加研究费用和具体实施的困难，浪费人力、物力和时间，并可能使研究中非抽样误差增大，降低数据质量，对研究结果反而造成不良影响。

在临床研究设计中，研究者应当根据设计类型、研究目的、结局指标特征、拟采用的主要指标分析方法等要点，借助样本含量计算公式或专业软件进行样本含量的估计。另外，临床研究者在分析自己的研究或者解读他人文献中的阴性结果（$P>0.05$）时，要逐条考查样本含量估计的依据是否合理，并结合具体结果计算实际研究的检验效能是否足够。若发现检验效能较低，可推论原始结果为假阴性结果，可考虑纳入更多的研究对象或延长随访时间等措施使研究达到相应的把握度（检验效能）。

2. 样本含量估计的影响因素

根据统计分析的目的可以将样本含量估计的应用场合分为两种：第一种情况的研究目的是估计总体的参数估计，例如进行一个抽样调查以了解某地区肺结核的患病率；第二种情况的研究目的主要是假设检验，例如开展一项临床研究以比较新的治疗方案是否优于传统疗法。本章主要讨论假设检验时样本含量估计的问题，而相关结论也同样适用于估计总体参数时的样本含量计算。

假设检验时样本含量估计的影响因素包含下列五个方面。

(1) 检验水准：即假设检验的第一类错误概率α，α越小所需样本含量越大；通常规定$\alpha = 0.05$，也可根据研究问题的性质和研究目的决定更大或更小的第一类错误的概率值。α取值有单双侧之分，双侧检验比单侧检验所需样本含量更多。

(2) 检验效能（$1-\beta$）：检验效能由第二类错误概率β所决定。β越小，检验效能$1-\beta$越大，所需样本含量也越大；研究设计中通常要求检验效能在0.80以上。β一般取单侧。

(3) 容许误差δ：容许误差δ是指研究者要求的或客观实际存在的样本统计量与总体参数间或两总体参数之间的差值（即处理组间的差别）。容许误差可以用$|\overline{X}-\mu|$、$|p-\pi|$、$|\mu_1-\mu_2|$、$|\pi_1-\pi_2|$等来表示。δ值越小，所需样本含量越大。通常δ的取值是临床上认为有意义的差值，可通过查阅文献或预实验进行估计。在查阅文献时，应尽量选择研究对象、干预措施和结局指标等设计要素与本研究较为相似的文献结果。δ的意义是，根据已知条件估计得到的样本含量开展临床研究，若总体参数间的确存在δ大小的差异，则意味着按照检验水准α，有$1-\beta$的概率得出差异有统计学意义的结论。

(4) 总体相关信息：总体标准差σ或总体率π，σ反映了数据的变异度，其值越大，所需样本含量也越大。总体率π越接近0.5，则所需的样本含量越大。这些参数一般未知，需要查阅文献或预实验进行估计。

(5) 脱落和失访：传统的随机对照试验的脱落和失访率通常设为10%～20%。在观察性研究中，研究对象的脱落和失访问题可能更为突出，建议研究者在估计样本含量时，适当增大脱落和失访率，从而使研究结果更符合临床实际。

有时，研究者拟开展基于注册登记数据库或电子健康档案等二次数据源的研究。在开展此类研究时，研究者需分析判断选取的数据库人群是否能代表研究的总体人群，若数据库规模较大，能代表某国家、地区人口或疾病的发展趋势，此时可考虑不计算样本含量。例如，一篇2013年发表于*Journal of Clinical Oncology*的文献（见本章参考文献

[2]），其研究目的是估计甲状腺癌患者的预后情况，研究选取了SEER数据库时间跨度为15年的2.9万例样本，该数据库样本含量大，覆盖人群广，有较好的代表性，数据质量较高、获取不增加额外负担，故该研究未涉及样本含量估计。

3. 检验效能的分类及计算

检验效能应该在研究设计阶段进行计算，此时的检验效能称为"事前检验效能"（prospective power），也叫作"理论检验效能"。"事前检验效能"是指当差异存在时，某次研究能够正确发现该差异的能力。在计算"事前检验效能"时，需要首先确定总体参数值，而有时总体参数值在研究设计阶段较难确定，此时可以设置多个不同的总体参数值，然后分别计算各个参数值对应的检验效能。

例如，在某项关于吸烟与肺癌的病例对照研究中，病例组和对照组分别调查60人。总体OR值可能为4～6，对照组人群的吸烟暴露率取值为10%～20%，则可计算不同的总体OR值与对照组的暴露率各种组合下的检验效能。结果见图12-1。

有时在设计阶段难以确定计算样本含量所需的总体参数，此时研究者可能会利用研究结束后获得的样本估计值（如容许误差δ、总体标准差σ等）替代总体参数，再结合研究之初定义的检验水准α、实际研究中使用的样本含量n等信息反向推算出检验效能

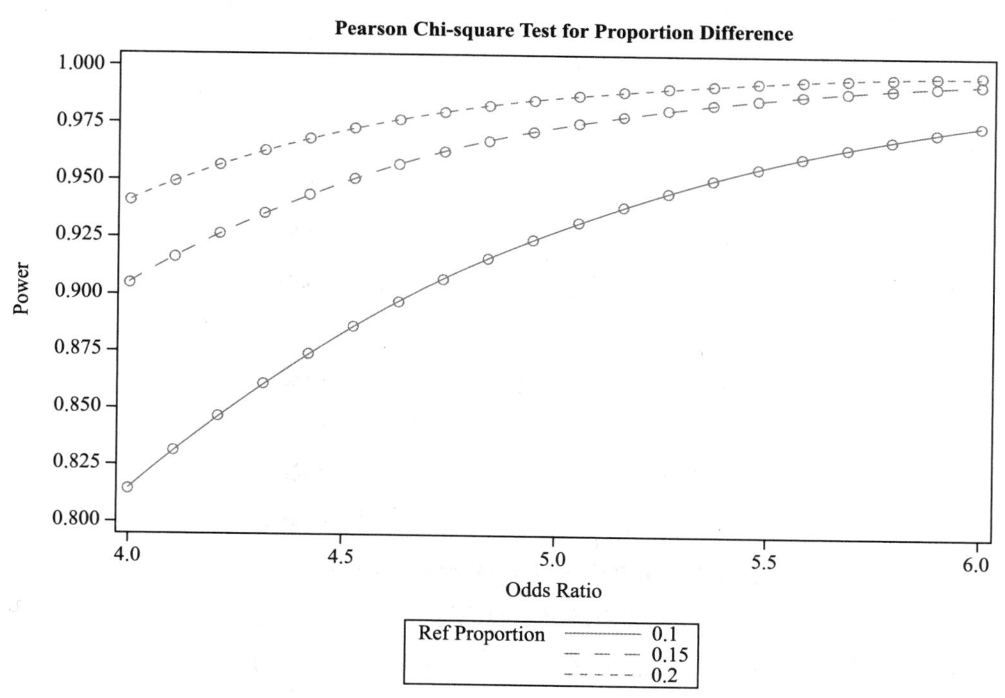

▲ **图 12-1　不同 OR 值和对照组暴露率对应的检验效能**

1–β，此时计算出的检验效能称为“观察检验效能”（observed power），或叫作“回顾性检验效能”（retrospective power）。“观察检验效能”与“理论检验效能”有本质的区别。理论研究已证明，“观察检验效能”所能提供的有价值的信息不比假设检验得出的P值更多，若采用“观察检验效能”作为“理论检验效能”的替代值，从而判断某项已结束的医学研究的检验效能是否足够，这种做法是没有实际意义的。实际上，若想判断某项研究的样本含量是否足够，结论是否可靠，仔细判读和解释效应量（如OR、RR等）的双侧95%置信区间即可。

二、常见回顾性研究的样本含量估计

样本含量估计可以借助PASS（power analysis and sample size）、nQuery、PS、Epi Info、SAS和R等软件实现。PASS是目前功能最强大、方法最多、应用最广和最权威的样本含量估计软件之一。本节主要介绍如何使用PASS 15.0软件进行常见回顾性研究的样本含量估计方法。

1. 非匹配的病例对照研究样本含量估计

非匹配的病例对照研究中样本含量的估计需要考虑四个基本因素：①对照组人群的感兴趣危险因素的暴露率P_0；②预期病例组和对照组该危险因素暴露率的优势比OR值；③检验水准α；④检验效能$1-\beta$。

例12–1，在一个关于吸烟与肺癌关系的病例对照研究中，已知对照人群的吸烟率$P_0 = 0.20$，预计暴露因素的OR值 = 2.0。设定$\alpha = 0.05$，$\beta = 0.10$，试估计病例组和对照组所需的样本含量。

PASS软件的操作步骤如下。

(1) 选择“Proportions”→“Two Independent Proportions”→“Test(Inequality)”→“Tests for Two Proportions”（图12–2）。

(2) 在弹出的图12–3对话框中进行如下设置：“Find (Solve for)”中选择“Sample Size”，“Power Calculation Method”中选择“Normal Approximation”，“Alternative Hypothesis”选择“Two-Sided”，“Test Type”选择“Z-Test(Unpooled)”，“Power”选择0.9，“Alpha”选择0.05，“Group Allocation”选择“Equal (N1 = N2)”，“Input Type”中选择“Odds Ratios”，在“OR1(Odds Ratio|H1 = O1/O2)”中输入2.0，“P2(Group 2 Proportion)”中输入0.20，点击“Calculate”按钮。PASS软件会自动输出病例组和对照组各自所需的样本量，即每组至少需要226例（图12–4）。需要补充说明如下两点。

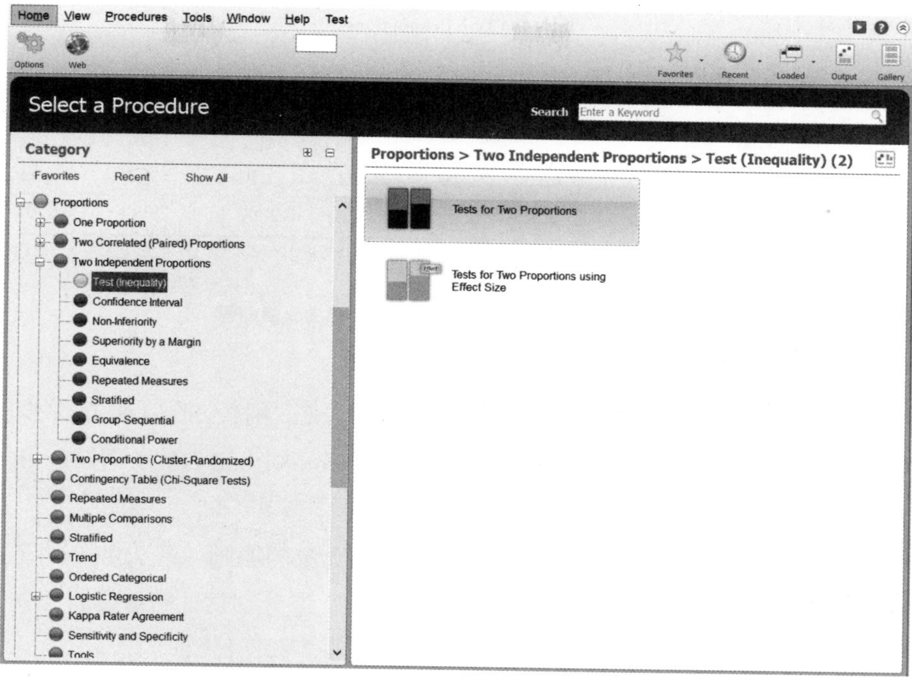

▲ 图 12-2 非匹配病例对照研究样本含量估计界面

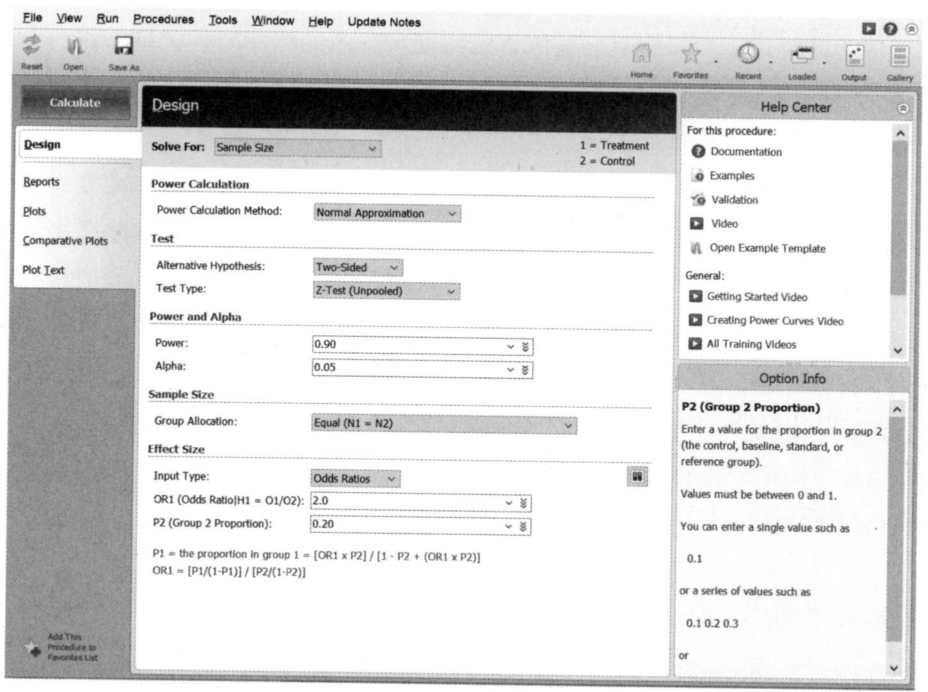

▲ 图 12-3 非匹配病例对照研究的样本含量估计参数设置

Tests for Two Proportions

Numeric Results for Testing Two Proportions using the Z-Test with Unpooled Variance
H0: O1/O2 = 1 vs. H1 : O1/O2 = OR1 ≠ 1

Target	Actual						O.R.	
Power	**Power***	**N1**	**N2**	**N**	**P1**	**P2**	**OR1**	**Alpha**
0.90	0.90011	226	226	452	0.3333	0.2000	2.000	0.0500

*. Power was computed using the normal approximation method.

▲ 图 12–4 非匹配病例对照研究的样本含量结果

(1) 如果病例组与对照组的样本例数之比为1 : *k*，则PASS软件操作步骤中的"Group Allocation"中选择"Enter R = N2/N1, solve for N1 and N2"，并在"R："框内输入具体的*k*值即可。

(2) 如果感兴趣的暴露因素有多个，则计算样本含量的原则一般为如下两个方面：①以最关心的某个暴露因素计算得到的样本含量为准；②分别估计所有暴露因素对应的样本含量，取最大值作为最终样本含量。

2. 1 : 1匹配设计的病例对照研究样本含量估计

匹配设计就是指按照某些特征如性别、年龄等将病例组与对照组进行配对，从而进一步提高两组间的可比性。按照匹配的方法可将匹配的病例对照研究分为成组匹配和个体匹配，成组匹配是指对照组具有某因素或特征者所占的比例与病例组一致；个体匹配是以个体为单位使病例组和对照组在某因素或特征方面相同或相近。本节主要讨论病例与对照组例数为1 : 1的个体匹配设计。

1 : 1匹配设计的病例对照研究中样本含量的估计需要考虑五个基本因素：①对照组人群的感兴趣危险因素的暴露率P_0；②预期病例组和对照组该危险因素暴露率的优势比OR值；③病例与第一个匹配的对照之间的危险因素相关程度Phi（Phi未知时，通常可设为0.2）；④检验水准α；⑤检验效能$1-\beta$。

例12–2，某医师拟探讨饮酒与食管癌的关系，考虑到年龄可能和食管癌的发生有关，因此设计一项按照年龄1 : 1匹配的病例对照研究。病例组为食管癌患者，并按照年龄差在±3岁以内的标准选取非食管癌患者作为每个病例组研究对象的匹配对象。预期OR = 3.0，对照组人群中的饮酒率约为20%，设$\alpha = 0.05$，$\beta = 0.10$。问：需要多大的样本量?

PASS软件的操作步骤如下。

(1) 选择"Proportions"→"Two Correlated Proportions"→"Test (Inequality)"→"Test for Two Correlated Proportions in a Matched Case-Control Design"（图12–5）。

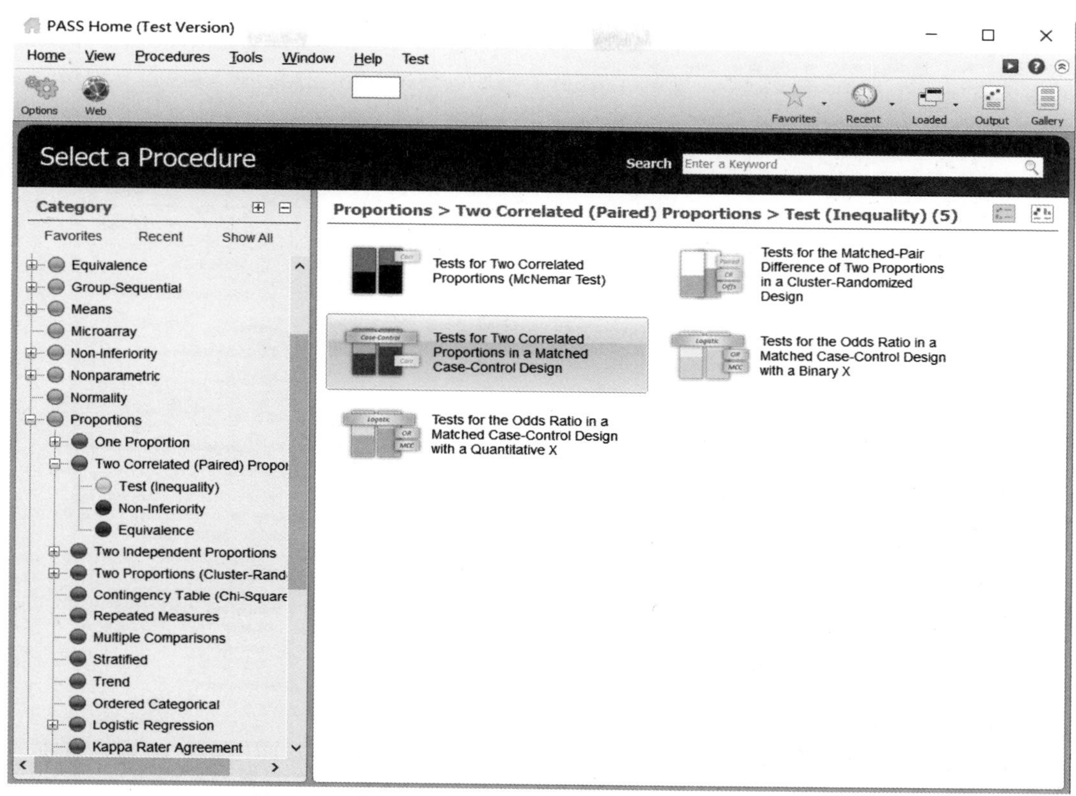

▲ 图 12-5　1 ：1 匹配病例对照研究样本含量估计界面

(2) 在弹出的图12-6对话框中进行如下设置："Find (Solve for)"中选择"Sample Size(Cases)"，"Power (1-Beta)"中选择0.9，"Alpha"中选择0.05，"M (Number of Controls per Case)"中选择1，"P0 (Probability that a Control is Exposed)"中填入0.2，"OR (Odds Ratio)"中填入3.0，"Phi (Correlation between Case and Control)"中填入0.2。其他选择为默认选项后，点击"Calculate"按钮。PASS软件会自动输出所需的对子数，即研究至少需要39对病例和对照（图12-7）。

3. 队列研究样本含量估计

队列研究样本含量估计需要考虑以下四个因素：①非暴露组发病率P_2；②暴露组与非暴露组发病率的比值RR（P_1/P_2）；③检验水准α；④检验效能$1-\beta$。

例12-3，某医师采用队列研究的方法评价某药物预防脑卒中再发的效果，得知不用药者脑卒中的再发率为23%，估计RR值为0.5，在设双侧$\alpha = 0.05$，$\beta = 0.10$的条件下，问：需要多大样本含量？

PASS软件的操作步骤如下。

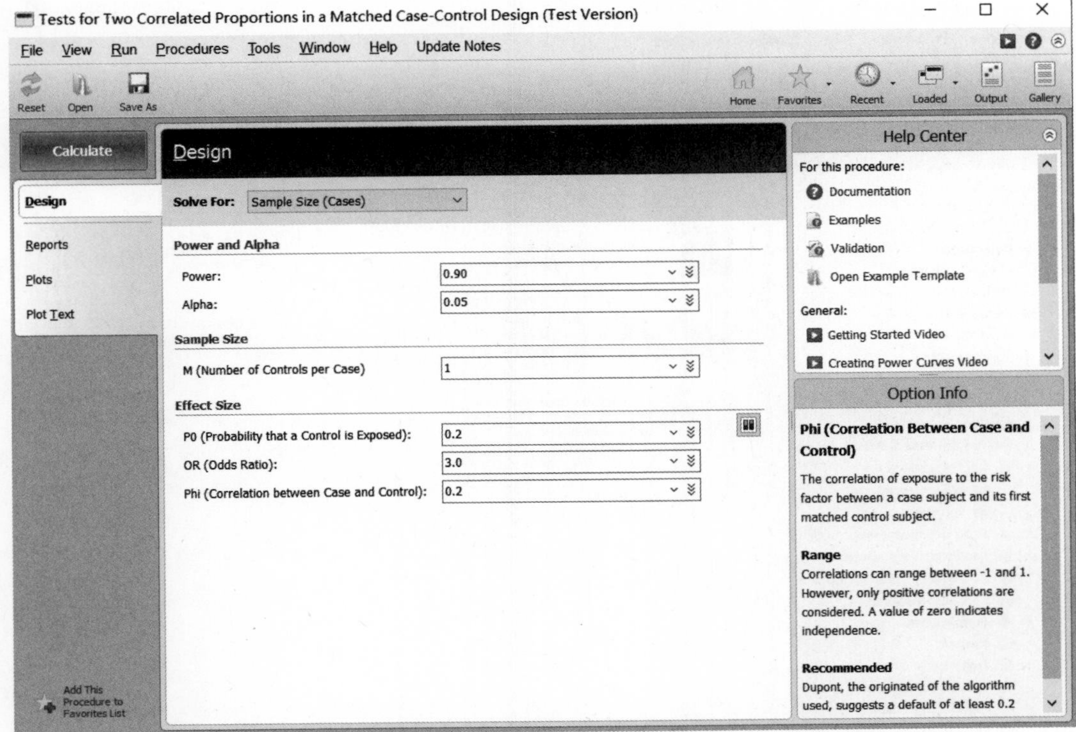

▲ 图 12–6　1 ： 1 匹配病例对照研究样本含量估计参数设置

Tests for Two Correlated Proportions in a Matched Case-Control Design

Numeric Results

Power	Cases (N)	Controls Per Case (M)	Odds Ratio (OR)	Probability Exposed (P0)	Correlation (Phi)	Alpha	Beta
0.90099	39	1	3.00	452	0.20000	0.2000	2.000

References

Dupont, William. 1988. ‘Power Calculations for Matched Case-Control Studies’, Biometrics, Volume 44, pages 1157–1168.

▲ 图 12–7　1 ： 1 匹配病例对照研究的样本含量结果

(1) 选择“Proportions”→“Two Independent Proportions”→“Test(Inequality)”→“Tests for Two Proportions”（图12–8）。

(2) 在弹出的图12–9对话框中进行如下设置：“Find (Solve for)”中选择“Sample Size”，“Power Calculation Method”中选择“Normal Approximation”，“Alternative Hypothesis”选择“Two-Sided”，“Test Type”选择“Z-Test(Unpooled)”，“Power”选择0.9，“Alpha”选择0.05，“Group Allocation”选择“Equal(N1 = N2)”，

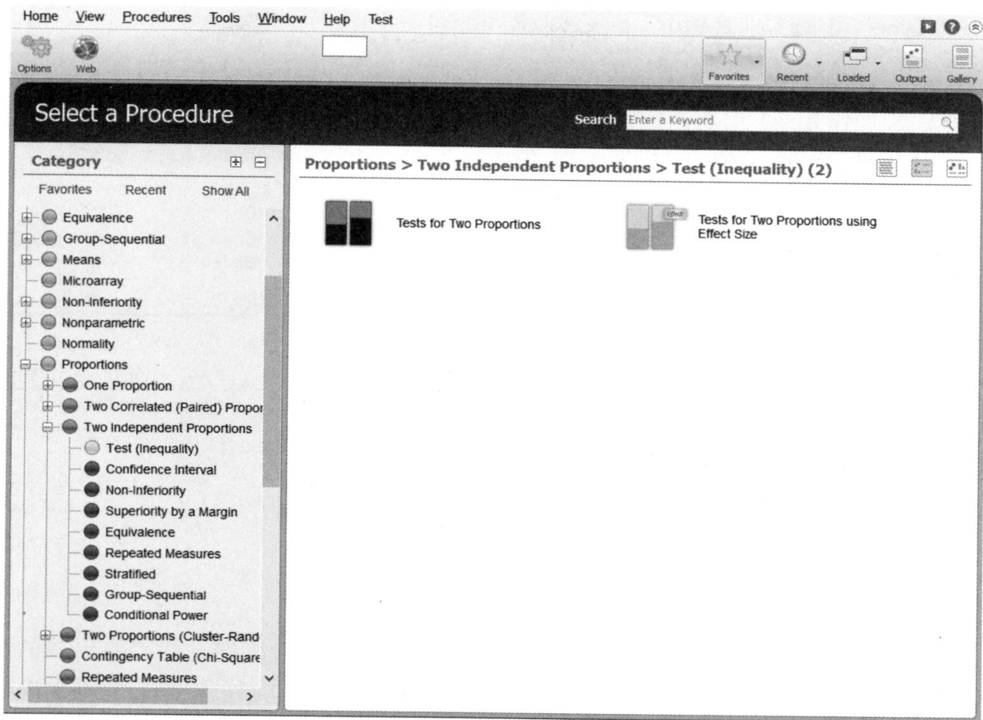

▲ 图 12-8　队列研究样本含量估计界面

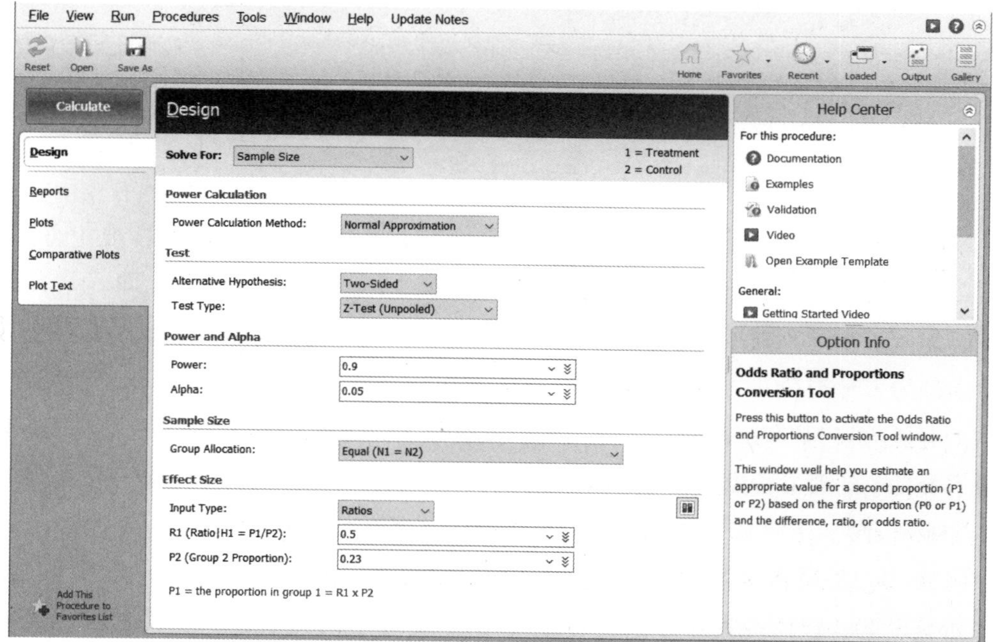

▲ 图 12-9　队列研究样本含量估计参数设置

"Input Type"中选择"Ratios"，"R1(Ratio|H1 = P1/P2)"中输入0.5，"P2(Group 2 Proportion)"中输入0.23，点击"Calculate"按钮。PASS软件会自动输出暴露（用药）组和非暴露（不用药）组所需的样本量，每组至少需要222例（图12-10）。

Tests for Two Proportions

Numeric Results for Testing Two Proportions using the Z-Test with Unpooled Variance
H0: P1/P2 = 1 vs. H1 : P1/P2 = R1 ≠ 1

Target Power	Actual Power*	N1	N2	N	R	R	P1	P2	Ratio R1	Alpha
0.90	0.90055	222	222	444	1.00	1.00	0.1150	0.2300	0.500	0.0500

*. Power was computed using the normal approximation method.

▲ 图 12-10　队列研究的样本含量估计结果

4. Cox回归模型的样本含量估计

过去人们对于Cox回归模型的样本含量估计常常基于经验法则，即需要出现的结局事件数应为协变量个数的10～20倍以上。2000年，Hsieh和Lavori提出了一种较为成熟的Cox回归样本含量估计方法，该方法的优点包括两个方面：①只需要各自变量满足比例风险假定即可，而不需要预先假定生存时间服从什么分布（如指数分布）；②既可以用于单因素也可以用于多因素Cox回归模型的样本含量估计。具体的样本含量计算公式见公式12-1。

$$N=\frac{(Z_{1-\alpha/2}+Z_{1-\beta})^2}{P(1-R^2)\sigma^2B^2} \quad \text{（公式12-1）}$$

其中，N为样本含量，$Z_{1-\alpha/2}$和$Z_{1-\beta}$为给定检验水准和检验效能时的标准正态分布Z界值，P表示整个研究期间阳性结局事件的发生率；B表示对数风险比，即log（Hazard Ratio）；σ^2表示感兴趣的研究因素X_1的方差。若X_1为连续型变量，则假设X_1服从正态分布；若X_1为二分类变量，则假设X_1服从二项分布，X_1的方差可通过$p(1-p)$进行估计，p表示X_1取值为1的频率。R^2表示X_1对其他协变量作回归分析时的决定系数，即由其他协变量解释的X_1的变异程度。样本含量估计公式与其他协变量个数无关，仅与它们和X_1的整体关系R^2有关。R^2为0～1。当没有其他自变量时，R^2为0。

例12-4，某医师采用Cox回归模型分析肝内胆管癌患者的预后情况。根据文献及既往研究经验，设研究者最感兴趣的自变量X_1（PSC）的回归系数为0.2，其标准差为1.2。X_1对其余七个协变量的回归方程的决定系数R^2为0.18。预计3年研究期间患者的死亡率为70%。设双侧$\alpha = 0.05$，$\beta = 0.20$，自变量的假设检验采用Wald卡方检验，问：需要多大样本含量？

PASS软件的操作步骤如下。

(1) 选择“Survival”→“Cox Regression”（图12–11）。

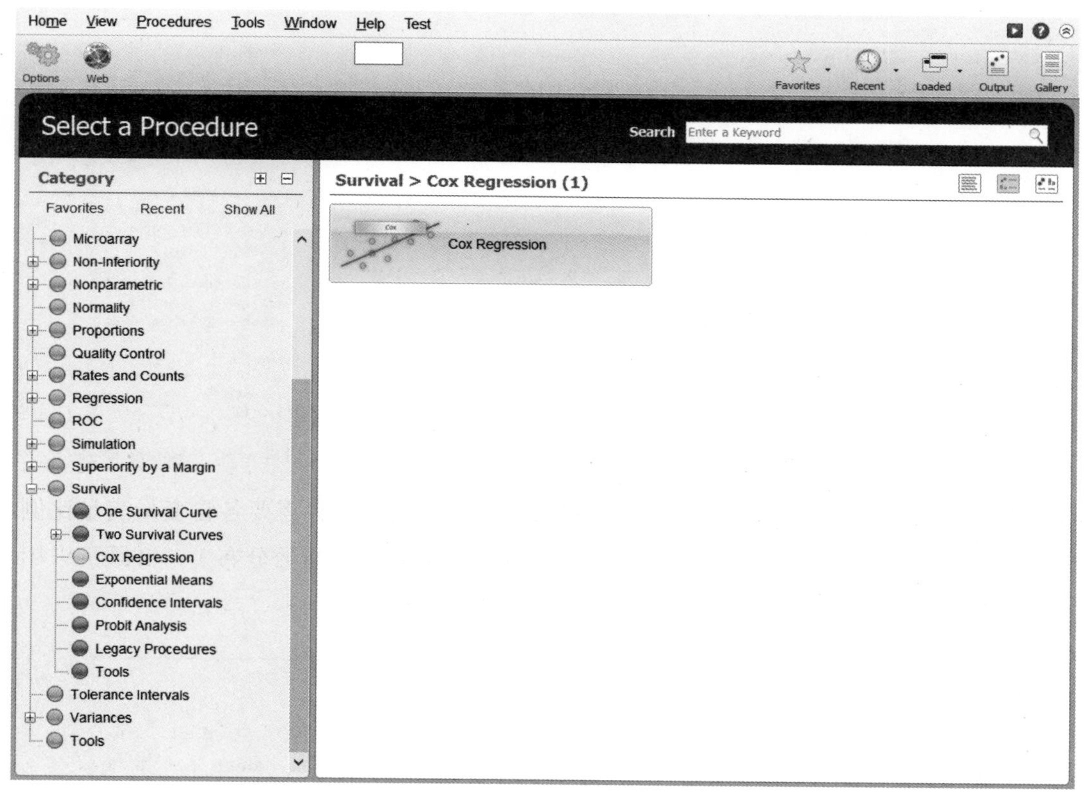

▲ **图 12–11　Cox 回归样本含量估计界面**

(2) 在弹出的图12–12对话框中进行如下设置：“Find (Solve for)”中选择“Sample Size”，“Alternative Hypothesis”选择“Two-Sided”，“Power”中输入0.80，“Alpha”中输入0.05；“P(Overall Event Rate)”表示研究期间研究对象发生结局事件的比例，即非删失率，本例为0.70；“B(Log Hazard Ratio)”表示当其他协变量固定时，X_1每改变1个单位时“Hazard Ratio”的自然对数的预测改变量，本例为0.2；“R-Squared of X1 with other X’s”中输入0.18，“S(Standard Deviation of X1)”中输入1.20（若资料无法提供X_1的标准差，则可单击按钮，打开Standard Deviation Estimator对话框以估计标准差）。单击“Calculate”按钮。PASS软件的输出结果显示本研究至少需要238例研究对象（图12–13）。

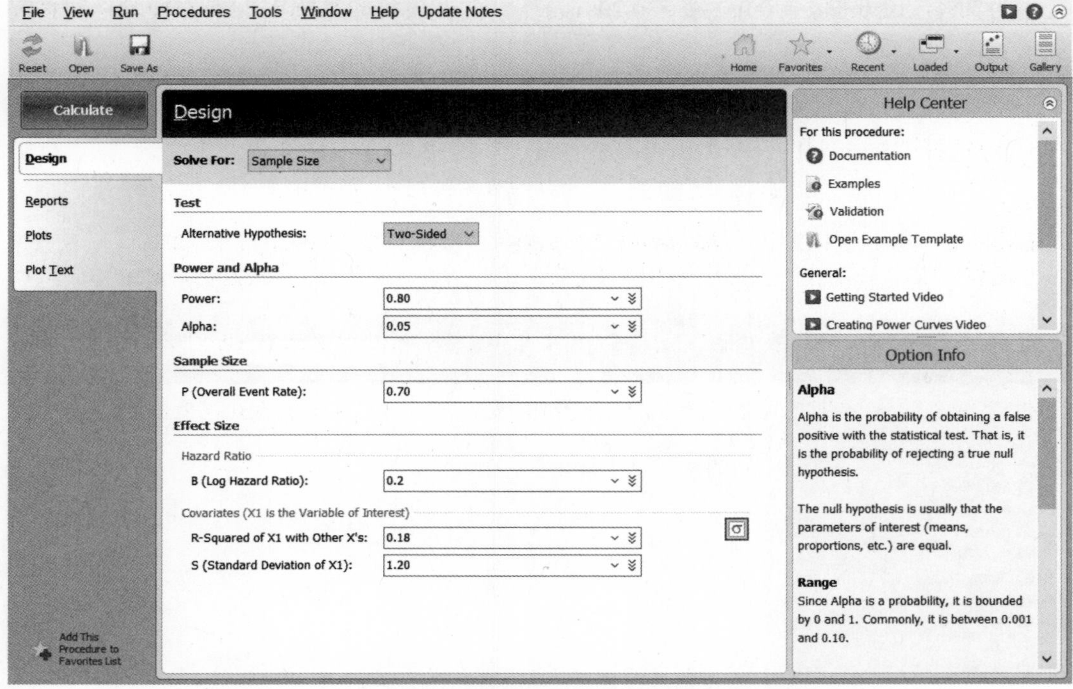

▲ 图 12-12 Cox 回归样本含量估计参数设置

Cox Regression

Numeric Results

Power	Sample Size (N)	Reg. Coef. (B)	S.D. of X1 (SD)	Event Rate (P)	R-Squared X1 vs Other X's (R2)	Two-Sided Alpha	Beta
0.80100	238	0.2000	1.20000	0.7000	0.1800	0.05000	0.19900

▲ 图 12-13 Cox 回归样本含量估计结果

（郭 威 王春晖）

参考文献

[1] Chow SC, Shao J, Wang HS, et al. Sample size calculations in clinical research. Third Edition [J]. Boca Raton: Chapman & Hall/CRC Biostatistics Series. 2017: 147-168.

[2] Yang L, Shen W, Sakamoto N. Population-based study evaluating and predicting the probability of death

resulting from thyroid cancer and other causes among patients with thyroid cancer [J]. J Clin Oncol, 2013, 31(4):468-474.

[3] Hsieh FY, Lavori PW. Sample-size calculations for the Cox proportional hazards regression model with nonbinary covariates [J]. Controlled clinical trials, 2000, 21(6): 552-560.

[4] 方积乾 . 生物医学研究的统计方法 [M]. 北京 : 高等教育出版社 , 2007: 283-303.

[5] 李志辉 , 刘日辉 , 刘汉江 . PASS 检验功效和样本含量估计 [M]. 北京 : 电子工业出版社 , 2021: 252-254.

[6] 高洪 , 孙平辉 . 假设检验中检验效能的研究进展 [J]. 中国热带医学 , 2007, 7(2): 270-272.

[7] 姚嵩坡 , 刘盛元 , 王滨有 . 假设检验中检验效能的计算及 SAS 实现 [J]. 中国卫生统计 , 2010, 27(4): 434-436.

[8] 魏凤江 , 胡良平 . PASS 软件在观察性研究设计样本含量估算中的应用 [J]. 四川精神卫生 , 2017, 30(5): 401-404.

[9] 徐英 , 骆福添 . Cox 回归模型的样本含量的计算方法及软件实现 [J]. 数理医药学杂志 , 2008, 21(1): 18-19.

第三篇　临床回顾性研究的论文撰写和投稿

第 13 章　SCI 论文结构及写作

古语云“治大国若烹小鲜”。发文章也可以比作是做菜，前期的大量实验和数据总结分析就像是准备食材、洗菜切肉，最后撰写文稿这个部分就像是正式下锅炒菜。一份好吃的菜要有优质的原材料，也要依靠大厨的高超厨艺；一份高质量的SCI文稿同样需要巧妙合理的实验设计、让人眼前一亮的实验数据和作者富于技巧的写作分析。写作技艺的培养也如同厨艺的学习，是一个需要长期锻炼的过程。

本章主要讲述文章写作中一些普遍的、通用的技巧和方法，但不同的杂志会有不同的要求，每一本杂志在官方的投稿网站都会提供一份对作者的写作、投稿指导（guide for authors），应仔细阅读，并按照这个指导进行写作和修改才能更符合特定杂志的要求。

一、常见IMRDC文章结构

要写好一篇SCI文稿，首先要熟悉SCI论文结构，再根据每个部分的特点逐一练习总结，先达到写得出来，最终达到写得精彩的目标。一份准备好投稿的文稿大致分为以下几个部分。

- 题目（Title）。
- 作者及单位（Authors and affiliation）。
- 摘要（Abstract）。
- 关键词（Key words）。
- 引言（Introduction）。
- 文献综述（Literature Review）。

- 方法（Methods）。
- 结果（Results）。
- 讨论（Discussion）。
- 结论（Conclusion）。
- 致谢（Acknowledgements）。
- 补充材料（Supplemental files）。
- 参考文献（References）。

以上各部分根据不同的文章类型和不同期刊的要求而稍有不同，可能会有适当的增加和删减。但是其结构的固有模式可以总结为IMRDC，也就是介绍（introduction）、材料与方法（material and methods）、结果（results）、讨论（discussion）和结论（conclusion）。

- 通过Introduction告诉读者：为什么要做这个研究？
- 通过Methods告诉读者：怎么做的这个研究？
- 通过Results告诉读者：研究结果怎么样？
- 通过Discussion告诉读者：与别人的研究有什么区别和联系？为什么得到这样的结果？这个研究的优势和不足？
- 通过Conclusion告诉读者：研究得出了什么结论？研究结果有什么意义？

这种IMRDC的行文结构较为简单明了，使得文章具有较强的逻辑性。对于撰写论文的作者来说，可以直接通过IMRDC的行文结构为自己的文章迅速搭建起一个框架，再根据自己研究的具体内容，去向这个框架中填充内容即可。对于审稿的编辑和审稿人来说，评审IMRDC结构的论文时，可迅速了解全文的主要内容，并且可以有针对性地对论文的各个方面进行评议。对于读者来说，阅读IMRDC结构的论文时，可以迅速把握一篇文章的要点，并找到自己感兴趣的部分进行精读。由于具有以上这些优点，IMRDC结构被越来越多的期刊采用，并渐渐成为国际学术界公认的行文结构。也有人认为这种固定结构的文章过于死板，不够灵活，并且不适用于病例报告一类的科技文献。对于入门SCI论文写作的新手而言，掌握IMRDC结构的写作方法对于提升写作能力是最便捷而实用的，在本章后续几节中将针对IMRDC结构的不同部分的写作要点进行逐一讲解。

二、题目的撰写技巧

一篇研究论文的题目是整篇论文中最重要的一句话，也是一篇论文发表后被阅读最多的一句话。全世界每天都有大量的论文发表，研究者们常常通过在各大索引库中搜索自己感兴趣的研究，然后通过浏览题目和摘要来判读是否是自己感兴趣的研究，而这其中的大部分论文的具体内容在发表后仅会被为数不多的人粗略地浏览。因此，一个好的题目要完整地概括出整篇文章最重要的信息，同时还需要足够简练清晰。在此基础之上，还要尽量做到醒目、对读者有吸引力。

在拟定题目时要注意，尽量不要使用太多的英文缩写，特别是不要使用一些不常用的疾病或者药物等的缩写。要保证题目中不出现语法错误、单词拼写错误或单复数、时态等的误用。题目中，除了第一个字母以外，其他的连词（and，but，if）、介词（at，in，on，of）或冠词（a，an，the）的第一个字母不可大写。

SCI论文题目的确定其实是很宽泛的一个概念，不同类型的研究论文的题目常常有不同的格式，才能够合适地表达出其研究的主体内容。本书主要针对常见的临床回顾性研究，按照文章的内容主要分为治疗类研究、诊断类研究和预测类研究。

1. 治疗类研究论文的题目通常采用一种相对固定的格式：题目主体+冒号+研究类型的说明（图13–1）。治疗类研究论文的题目主体又可分为比较类、结论类和短语类；研究类型的说明可有Prospective、Retrospective、Single-center、Multi-center、PSM、Cohort、SEER和MIMIC。在此类题目中，也可以不写研究类型的说明，仅保留题目主体，但推荐写上研究类型的说明，这样会显得论文题目更为专业和严谨，并且许多杂志（如Medicine）也会要求使用这样的格式来编写论文题目。而研究类型的说明主要描述该论文的优势与创新，如前瞻性研究、多中心研究、使用PSM方法等。

(1) 比较类题目主体，例如两种或多种治疗方法在某个疾病中的治疗效果比较。

Single- versus two-port video-assisted thoracic surgery in mediastinal tumor: a propensity-matched study.

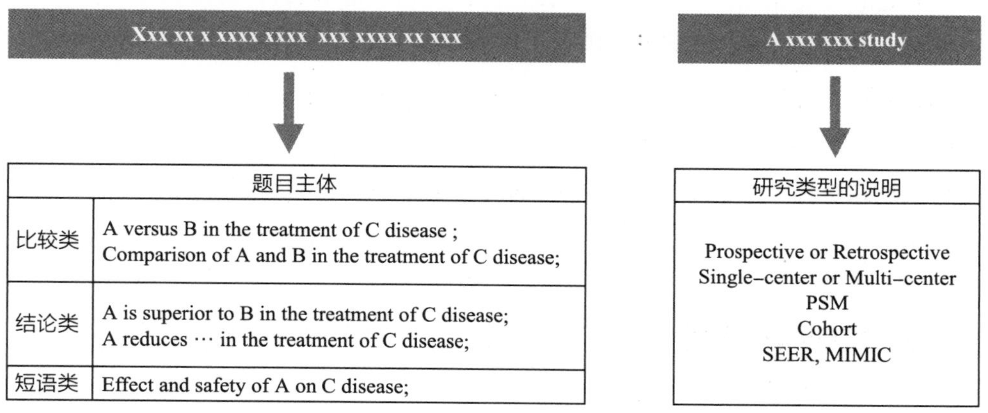

▲ 图 13–1　治疗类研究论文的题目格式

Sublobectomy versus lobectomy for long-term survival outcomes of early-stage non-small cell lung cancer with a tumor size ≤2cm accompanied by visceral pleural invasion: a SEER population-based study.

(2) 结论类题目主体，一个研究得出什么结论，把它浓缩之后，即作为一个题目。

Coronary artery bypass surgery is superior to second generation drug-eluting stents in three-vessel coronary artery disease: a propensity score matched analysis.

Right mini-thoracotomy approach reduces hospital stay and transfusion of mitral or tricuspid valve reoperation with non-inferior efficacy: evidence from propensity-matched study.

Benefits may not outweigh risks of low molecular weight heparin (LMWH) in early postoperative thromboprophylaxis following minimally invasive cardiac surgery: a propensity score-matched analysis.

(3) 短语类题目主体，例如某种药物在某个疾病中的治疗效果。

Efficacy and safety of bevacizumab combined with chemotherapy in symptomatic brain metastases from lung adenocarcinoma: a retrospective analysis.

Long-term outcomes of percutaneous coronary intervention in grafts and native vessels in coronary artery bypass grafting patients with diabetes mellitus.

2. 诊断类研究论文题目的拟定较为灵活，没有一个固定的范式。诊断类研究通常可以大致分为三类：诊断指标、疾病指标和危险因素。在此，将一些常见的题目类型列出来以供参考。

(1) 诊断指标类，通常探索某种诊断方法的诊断价值或诊断准确性等。

Diagnostic accuracy of single-source dual-energy computed tomography and ultrasonography for detection of lateral cervical lymph node metastases of papillary thyroid carcinoma.

Comparison of QFT-Plus and QFT-GIT tests for diagnosis of *M. tuberculosis* infection in immunocompetent Korean subjects.

(2) 疾病指标类，对用于疾病严重程度的分级、预后预测等指标的研究。

Increased serum bile acid level is associated with high-risk coronary artery plaques in an asymptomatic population detected by coronary computed tomography angiography.

(3) 危险因素类，判断某种疾病的危险因素或者不良预后相关的一些指标。

Triglyceride to high-density lipoprotein cholesterol ratio as a risk factor of repeat revascularization among patients with acute coronary syndrome after first-time percutaneous coronary intervention.

3. 预测类研究论文的题目可能会与诊断类研究有一定的重合，多为研究某一个指标在目标疾病中起着某种作用，例如与预后相关、与危险分层相关或者研究某个疾病的评分系统等。

(1) 预后研究，即研究某个指标在目标疾病中的预后判断中的作用。

The prognostic value of various biomarkers in adults with pulmonary hypertension: a multi-biomarker approach.

Platelet-to-lymphocyte ratio is an independent prognosticator in patients with esophageal squamous cell carcinoma receiving esophagectomy.

(2) 危险分层，研究某个指标对不同患者进行危险分层，以判断是高危患者、中危患者或低危患者。

A multimarker multi-time point-based risk stratification strategy in acute heart failure: results from the RELAX-AHF trial.

(3) 评分系统，有时单独的一个指标用于预测判断不够准确，于是可以进行一些评分系统的研究。

Shanghai Score System for Diagnosis of Brugada Syndrome: Validation of the Score System and System and Reclassification of the Patients.

其实，一篇文章的题目的拟定是比较灵活的，在读者拟定自己研究论文的题目时，可不必完全按照上述的要求和格式进行，可以多参考一些引用的参考文献，或者参考与自己研究类似的研究论文题目。

三、摘要的撰写技巧

摘要是对整篇文章的一个概述。摘要对于一篇文章来说是非常关键的，在审稿时，审稿专家一般会先阅读摘要，根据摘要就可以给出一个基本的判断；在文章发表后，许多读者由于时间精力有限，一般不直接通读全文，而是通过先浏览摘要来判断找到的文章是否是自己感兴趣的，然后再有重点地选择一部分阅读。可以说，摘要就是一篇文章浓缩出的精华，写得好的摘要可以完整表达全文的重点，不仅可以节约审稿人和读者的时间，还可以吸引更多的读者，让研究者的发现被更多人所了解。

摘要写作中一定要特别注意单词的拼写、语法的正确使用和语言的简练明了，千万不要在论文主体中精雕细琢，却疏忽了摘要，因为这将给编辑和审稿人留下重要的第一印象。如果编辑或审稿人拿到一篇稿件，刚看了两句摘要就发现了单词拼写或语法误用等，那么很可能会让作者润色后再投，甚至直接拒稿。

由于摘要是全文的总结与浓缩，因此摘要一般在全文其他部分都已完成后再进行写作。摘要需要具有自明性，也就是，要做到让审稿人和读者在不看全文的情况下，单独看摘要就能够明白全文所要表达的主要观点。一般的杂志对摘要的要求是200～300个单词，主要分为以下几个部分。

- 研究的背景和研究的目的（Background/Objective/Aim）。
- 研究采用的方法（Methods）。
- 研究得到的结果（Results/Key findings）。
- 研究得出的结论（Conclusions）。
- 研究的关键词（Keywords）。

不同的杂志对摘要的格式要求略有不同，有的杂志要求使用分段的结构式摘要，那么就以上述几个部分分别作为小标题撰写；有的杂志要求不分段，写一个整体的摘要，但是内容其实是一样的，只是不用分段并略去每部分的小标题。另外，有些杂志要求提供图表式摘要，简明的图表能让读者快速理解研究的整体设计、实施方法和重要结论。

1. 研究背景的写作，推荐采用“三句论”的方法。第一句，阐述研究的某种疾病的发生/诊断/治疗/预后的大背景，例如讲该疾病在发生/诊断/治疗/预后方面目前有哪几种主流的理论或方法，大概的情况如何，示例：Compared with percutaneous coronary intervention (PCI), coronary artery bypass grafting (CABG) appears to be a promising revascularization strategy for multivessel coronary disease. 第二句，分析目前该疾病发生/诊断/治疗/预后尚存在的问题，示例：Trials comparing these treatments have not used second-generation drug-eluting stents (2nd DES). 第三句，本研究如何解决这一问题，也就是研究目标，示例：We conducted a retrospective evaluation of both treatments using a propensity score-matched analysis (PSMA).

2. 研究方法，实验设计包括研究时间、研究对象、研究分组等，示例：A total of 537 patients with three-vessel with/without left-main-trunk coronary artery disease underwent CABG (n = 239) or primary PCI using 2nd DES (298) at a single institution. PSMA resulted in 168 matched pairs. 评估指标、关键统计学方法，示例：For both treatments, Kaplan-Meier analysis and Cox regression were used to compare all-cause mortality, cardiac death, myocardial infarction (MI), stroke rates and target-vessel revascularization (TVR).

3. 结果、主要发现，一般先描述基线资料的比较，是否有统计学差异等，示例：The CABG group included sicker patients with renal dysfunction, peripheral vascular disease,

low ejection fraction and current smokers than those in the PCI group. After PSMA, both groups were well matched in all parameters.然后描述结局/预后/诊断结果的比较（最好给出具体数值和统计指标），示例：In the unmatched patient population, there was no difference in the incidence of all-cause death, cardiac death, MI, or stroke but the incidence of TVR was significantly higher in the PCI group [hazard ratio (HR) 4.63; 95% confidence interval (95%CI) 2.43– 8.82; $P < 0.001$] and, after PSMA, the incidence of all-cause death (HR 2.71; 95%CI 1.14–6.46; $P = 0.019$) and TVR (HR 9.0; 95%CI 2.73–29.67; $P < 0.001$) was significantly higher in the PCI group than in the CABG group.

4. 总结整个研究得到的结论，示例：In patients with three-vessel coronary artery disease, CABG is associated with better survival and less revascularization than PCI using 2nd DES at mid-term results. 还可适当阐述研究的意义、未来的方向（可省略），示例：This study provided some evidences for the comparison of CABG and 2nd DES for the treatment of three-vessel coronary artery disease. Randomized controlled trials are required in future.

5. 关键词，从Title和Abstract中挑选最为关键的4～8个词汇，按照重要性顺序排序即可，一般为疾病、治疗方法、关键指标、统计方法等。

四、介绍的撰写技巧

介绍是正文中的第一部分，其作用可以概括为介绍背景、研究概述、引入问题和自我介绍。如果介绍写得好，会给审稿人和读者留下一个好印象，激发继续阅读的兴趣。同时，介绍还可以对整篇文章的背景知识有一定的介绍，让读者具备继续阅读下去的知识储备。最常见的介绍的结构为“倒三角结构”（图13-2），这是一种层层递进的结

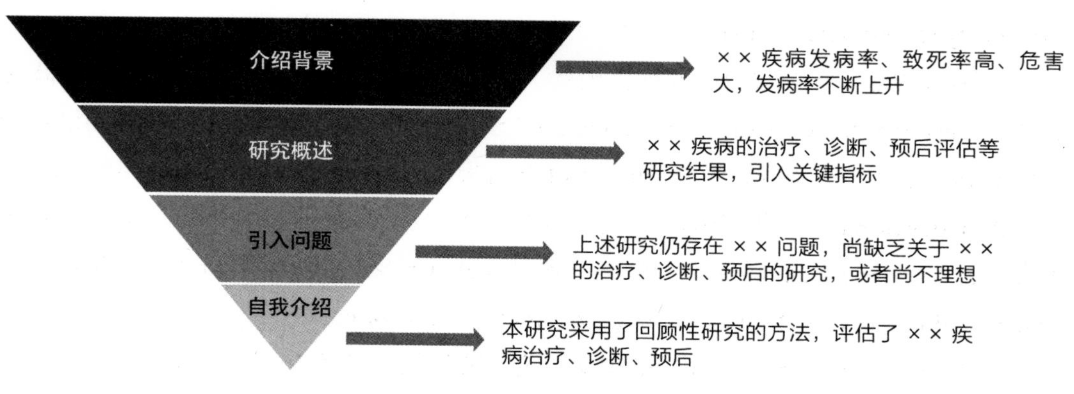

▲ 图 13-2　**Introduction 的“倒三角结构”**

构，由大到小，由整个疾病说到某个具体的方面，再说到自己的研究，逐渐深入地进行介绍。

1. 介绍背景

例如阐述研究的目标疾病的流行病学特征，突出其发病率高、致死率高、危害性大或是发病率不断上升等，表现出值得我们对该疾病进行关注，以体现该研究的价值和必要性。本部分的目的是介绍研究的大背景，引入研究的疾病和主要治疗/诊断/预后手段。常用句式如下。

(1) Over the course of the past XXX years, ... has emerged as ...

(2) × × tumor is a leading cause of cancer mortality in ...

举例：Coronary artery bypass grafting (CABG) has remained the first-line revascularization strategy in patients with multivessel coronary artery disease (CAD) for several decades.

2. 研究概述

进一步深入地介绍该疾病的治疗、诊断、预后评估等研究结果，引入关键指标。重点在于让读者对该疾病的研究成果概况、目前研究最前沿的进展有一个大概的了解。本部分的目的是介绍目前研究现状，各项治疗/诊断/预后的优缺点。常用句式如下。

(1) Recent evidence suggests that ...

(2) Previous studies have reported ...

(3) Several studies have documented ...

(4) Studies of X show the importance of ...

(5) Several attempts have been made to ...

举例：Current European guidelines recommend CABG (class I, level A), which are similar to guidelines set by the American College of Cardiology/American Heart Association (class I, level B) for three-vessel disease regardless of the anatomic complexities of the coronary arteries.

3. 引入问题

在介绍了背景和目前的研究概况后，接下来就分析上述研究仍存在什么问题，尚缺乏关于该疾病的治疗/诊断/预后的研究，或者尚不理想等，以引出自己的研究内容。例如，自己的研究是关于某种疾病的治疗方案，就可以在该部分阐述目前的治疗药物或治疗方法有何不足，或者目前关于该新药的循证依据不够充分；如果自己的研究是关于疾病的诊断或者预后，可以阐述目前缺乏相关的研究，或是目前的方法效果不理想。也就是说，要在这一部分阐述自己研究的出发点是什么，研究动机的来源是什么，是一个引入问题的过程。本部分的目的是介绍目前研究尚存在的问题——证据不足、诊断困难、预后评估困难等。常用句式如下。

However, little information/attention/work/data/research ... (or few studies/investigations/researchers/attempts ...) (or no/none of these studies) has (have) been done on/focused on/attempted to/conducted/investigated/studied (with respect to) ...

举例：However, few trials have compared the outcomes of CABG and PCI using 2nd DES for multivessel CAD.

4. 自我介绍

上文阐述了问题的存在，自然而然地就可以引出需要本研究来解决这样的一个问题，然后对本研究进行一个自我介绍。这一部分主要说明本研究采用了回顾性或前瞻性的研究方法，评估了某个疾病治疗、诊断或预后等。本部分的目的是介绍本研究的研究方法、研究目的。常用句式如下。

(1) This study aims to/This paper reports on/This paper provides results/This paper extends the method/This paper focus on ...

(2) The purpose of this paper is to ...

举例：Thus, we conducted a retrospective evaluation to compare outcomes between CABG and PCI using 2nd DES in patients with three-vessel coronary disease.

依据这样的“倒三角结构”，一步一步地递进，就可以很顺畅地完成介绍的写作。如果不习惯这样的写作方法，或是觉得这样的写作结构仍有困难，也可以试试接下来介绍的“关键词写作法”（图13–3）。

在写作时，将整个研究的一些关键词提取出来，然后以这几个关键词为中心展开来写作。这样一步一步写下来，也可以完成一个结构清晰、内容完整的介绍的写作。这些关键词包括以下类型：①关键词一：目标疾病（介绍背景）；②关键词二：现有的诊断方法、治疗方法、预后判断指标等（研究概述）；③关键词三：本研究的诊断方法、治疗方法、预后判断指标等（引入问题）；④关键词四：本研究的要点、统计方法等（自我介绍）。

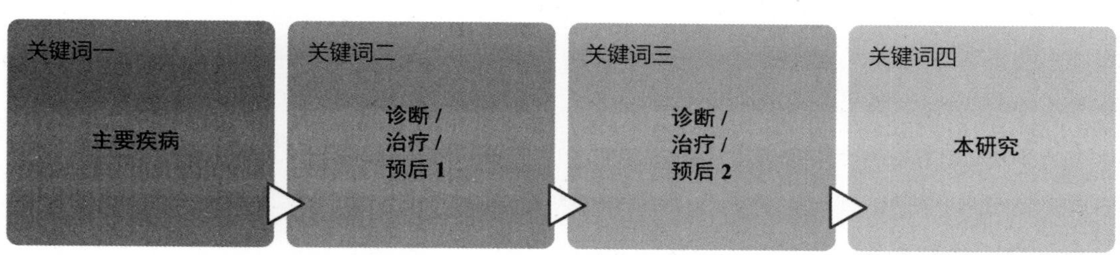

▲ 图 13–3　Introduction 的“关键词写作法”

五、方法的撰写技巧

方法部分的写作是非常简单的，这部分的写作有其固定的模式化写作方法，也就是所谓的写作套路。这一部分在不同文章中的变化也相对较小，大概结构都差不多。在写作时，建议可以参考自己曾经阅读过的精读文献，如果自己使用了文献中的相同的方法，那么就完全可以借鉴文献中是怎么去描述这个方法的，包括一些用词、句式都是可以根据自己的研究实际加以修改然后使用的，但要注明引用文献。方法部分常见的写作内容见表13–1。

1. 研究对象（Patients/Study Population/Participants/Subject）

这一部分适用于各类研究，是方法中必须要阐明的一个要点，通常放于方法的第一部分。研究对象的要素主要包括以下几个点。

(1) 研究时间：研究开始和结束的时间。

(2) 研究地点：研究进行的地点/医院（单中心/多中心）。

(3) 纳入标准：什么样的患者可以纳入研究中。

(4) 排除标准：什么样的患者需要排除出研究。

(5) 分组方法：如何进行分组。

(6) 诊断标准：使用了何种诊断标准。

表 13–1　方法部分常见写作内容

常见标题	内　容	是否必须	适用于
Patients/Population/Participants/Subject Subject	研究对象	是	各类研究
Ethical statements	伦理声明	是	各类研究
Procedure/Treatment/Surgery	临床治疗方法	否	主要为治疗类研究
Laboratory test/XX Score	实验室检查 / 评分方法	否	主要为诊断 / 预后类研究
Endpoint	终点事件	否	主要为治疗类研究
Follow–up	随访方法	否	需要随访资料的研究
Data source/collection	数据来源及收集	是	各类研究
Statistical Analysis	统计学方法	是	各类研究

2. 伦理声明（ethical statements）

这一部分是非常关键的，是每一项研究都必须要声明的。在研究开始之前，必须取得伦理委员会的审批通过并授予唯一的批准注册号。实验设计好后，及时提交院校或医院的伦理委员会进行审查，一般都能顺利通过。临床试验中心注册及其注册号指的是研究开始前在中国临床试验注册中心（https://www.chictr.org.cn/index.aspx）或其他临床试验注册中心进行注册及获得的注册号。回顾性研究也是可以注册的，虽然并不是必需的，但是如果在取得伦理审批后可以成功在临床试验注册中心进行注册并取得注册号的话，说明这一项研究更为正规，会更受审稿人青睐。接下来是知情同意书，对于一个前瞻性的临床研究来说，签署知情同意书是必需的；对于回顾性临床研究则不是必需的，因为只是分析使用了部分临床数据资料。

(1) 伦理委员会审批通过及注册号：必需。

(2) 临床试验中心注册及注册号：回顾性研究非必需。

(3) 知情同意书的获得：回顾性研究非必需。

3. 临床治疗方法（Procedure/Treatment/Surgery）

对于治疗性研究来说，此部分是非常重要的，需要对整个治疗过程进行详尽地说明，因为治疗经过会直接影响最后的结局性指标。其内容包括各种治疗方法，如不同的药物、手术治疗的不同术式、不同麻醉方法、围术期处理等与治疗相关的情况都需要详细说明，尤其是不同的组别之间需要分开进行论述。

(1) 与研究相关的治疗经过。

(2) 手术治疗需包括麻醉、手术和围术期处理。

(3) 不同组别之间的处理措施。

4. 实验室检查/评分方法（Laboratory test/XX Score）

此部分内容适用于诊断及预后类研究，不同的实验室检查方法会直接影响得到的实验室指标，进而影响诊断和预后的判断。需要阐明实验室检查项目使用的具体方法，包括使用了何种型号的机器设备等。如果是关于预后评估类的研究，那么研究中使用的一些评分方法要进行详细介绍，说明其是如何进行评分的，评分的结果如何解读，有何意义。

(1) 实验室检查的方法。

(2) 某指标的检测方法。

(3) 某评分的评分方法。

5. 终点事件/结局事件（endpoint）

此部分通常适用于含生存分析的治疗类研究、预后类研究，这类研究需要定义这样的终点事件，包括主要结局事件、次要结局事件等。

(1) 主要结局事件。

(2) 次要结局事件。

(3) 必须有准确的定义。

6. 随访方法（follow-up）

如果研究涉及随访，如心脑血管事件的长期观察、肿瘤患者的长期随访等，就需要在方法部分阐明采用了怎样的随访方法。包括随访方式：电话随访、上门随访、邮件随访或是门诊随访；随访频率：每年一次、半年一次、3个月一次或是1个月一次等。还要说明是否有出现失访的情况，对于失访是如何处理的，随访的时长是多久等。

(1) 随访的方法——电话随访、门诊随访、邮件随访。

(2) 随访的频率。

(3) 失访情况、失访的处理。

(4) 随访时间。

7. 数据来源及收集（data source/collection）

适用于各类研究，常可与研究对象、随访放在一起。阐述数据来源及收集的方法，例如是由手工进行输入的或是从医院的数据库筛选导出，或是使用了公开的数据库。

8. 统计学方法（statistical analysis）

此部分非常重要，是编辑和审稿人关注的一个重点。需要说明采用了什么统计分析软件，包括其版本号和所属公司，因为不同的软件可能会有算法上的差异，对研究结果的数据有一定的影响。要说明数据表示方法，是通过什么样的格式来对研究数据进行呈现的，例如用均数 ± 标准差来表示计数资料，用百分比来表示计量资料等。要说明采用的一般统计学方法，如假设检验（*t*检验、方差分析、非参数检验等），并将使用该检验的条件明确列出。还要说明研究中使用的一些特殊的统计学方法，如PSM方法，要注明其关键指标（匹配比例、匹配容差、就近匹配原则等），其他的还有Cox回归分析、Logistic回归分析、ROC分析、生存分析等。最后还需要定义一下检验水准，即认为*P*值小于多少是有统计学意义的。

(1) 统计软件：SPSS，R（版本及公司）。

(2) 数据表示方法：计数资料Mean ± SD，计量资料百分比。

(3) 一般统计学方法：*t*检验、方差分析、Mann-Whitney分析等。

(4) 特殊统计方法：PSM（比例、容差、就近匹配原则）、Cox回归分析、Logistic回归分析、ROC分析、生存分析。

(5) 检验水准α：一般设为0.05具有统计学意义。

六、结果的撰写技巧

结果部分就是对于前期的各种研究、分析的结果的一种描述。在写作这一部分内容时，总体上一定要站在一个客观的角度，客观地描述各项数据的高低、大小，不进行有讨论和评价，不可表现出说某个结果好或不好，也不能带有推测延伸的描述。研究得到的原始结果是什么就描述什么，不带任何修饰、倾向或情感。图表比文字能更好地表达信息，所以其实我们的大部分关键的结果信息已经通过图片的形式进行了呈现，而在结果部分进一步地使用文字来解释与补充。结果部分的主要内容：①基线数据的比较（人口统计学数据）；②主要指标的比较（主要终点事件/生存分析结果）；③次要指标的比较（次要终点事件/并发症）；④回归分析、ROC分析、相关分析结果的说明。

注意事项：①本质上是对图表结果信息的说明；②包含所有的结果信息（图表中不包含的，补充材料中的）；③仅描述结果（高低），不讨论结果（好坏），不推测结论。

1. 基线数据的比较

内容包括基线的数据、随访的情况、关键指标和统计学差异指标等，如纳入患者的例数、平均年龄、随访的时间、平均肿瘤的大小等。常用句型如下。

(1) 显著差异：A ... was significantly higher/lower/increased/decreased ... than/compared with B.

(2) 无差异：A similar trend was observed in ... A and B. There was no difference between A and B in XXX. No difference in ... was observed/witnessed between A and B.

2. 生存分析结果的说明

生存分析主要包括生存曲线和Cox风险回归分析，其关键信息为生存率、中位生存期、HR（95%CI）、*P*值等。常用句型如下。

(1) The overall ... - , ... - and ... - year survival rates of ... were ... %, ... % and ... %, respectively.

(2) The overall survival rates of ... were calculated by the Kaplan - Meier, with ... %, ... % and ... % at ..., ... and ... years, respectively.

(3) The survivorship analysis (Kaplan - Meier) showed a ... % survival of ... after ... years.

3. ROC分析结果的说明

诊断研究ROC分析结果的关键信息是cut-off value、AUC、95%CI、Specificity、Sensitivity、*P*值等。常用句型如下。

In ROC analysis, the cut-off level of > 87.20 FAR predicted SS (sensitivity 70%, specificity 70%, the cut-off level of > 90.43 FAR predicted SS (sensitivity 73%, specificity 68%, and anarea under curve (AUC) of 0.758 (95%CI: 0.651–0.866, $P < 0.001$).

4. 相关分析结果的说明

关键信息为*r*值、回归方程、*P*值等。常用句型

(1) ... is very negative significant correlated with ...

(2) There is a significant negative correlation between ... and ...

(3) ... revealed a significant correlation with ...

(4) There was an interaction between ... and ...

5. 回归分析结果的说明

关键信息为OR值、HR值、*b*值、95%CI、*P*值等。常用句型

In multivariate Cox proportional survival analysis, age (HR 1.054, 95%CI 1.035-1.073, $P<0.0001$), diabetes (HR 2.137, 95%CI 1.052-3.039, $P<0.0001$), obstructive CAD (HR 3.226, 95%CI 1.721- 6.047, $P<0.0001$), and elevated Hcy (HR 2.077, 95%CI 1.467-2.941, $P<0.0001$) were independent risk factors for composite CD/NFMI.

七、讨论的撰写技巧

讨论部分主要是对自己研究的点评，是全文中非常重要的一个部分，也是最能检验科研思维、知识积累、逻辑能力和写作能力的一个部分。审稿人和读者也会着重看这一部分的内容，一份合适的讨论可以成为一篇本来结果就不错的研究的点睛之笔，甚至有时看似平平无奇的研究结果，经过巧妙地讨论分析可以化腐朽为神奇。然而，也有的研究本来结果很好，但由于作者写作能力欠缺，讨论写得不好，导致论文被频频拒稿或不断退修。所以掌握好SCI论文的讨论部分的写作技巧至关重要。

讨论部分的写作及其结构是非常灵活的，不同的文章可能采用不同的方法，但也有一些比较常见的和固定的结构和模式。一位英国的科学家提出了一个结构化写作的五步法，也是目前被广泛使用的一种讨论的写作方法（图13–4）。

1. 第一步：重述本研究结果。由于文章的篇幅一般较大，读者看完前面的内容，可能会有部分遗忘，或者部分读者会不看前面部分，直接从讨论部分看起，所以要先将全文的重要研究结果进行简要的复述。方法是从结果部分归纳出最重要的部分，分条列出、层次分明。注意事项：注意与结果部分的一致性，切忌直接拷贝。

常用句型如下。

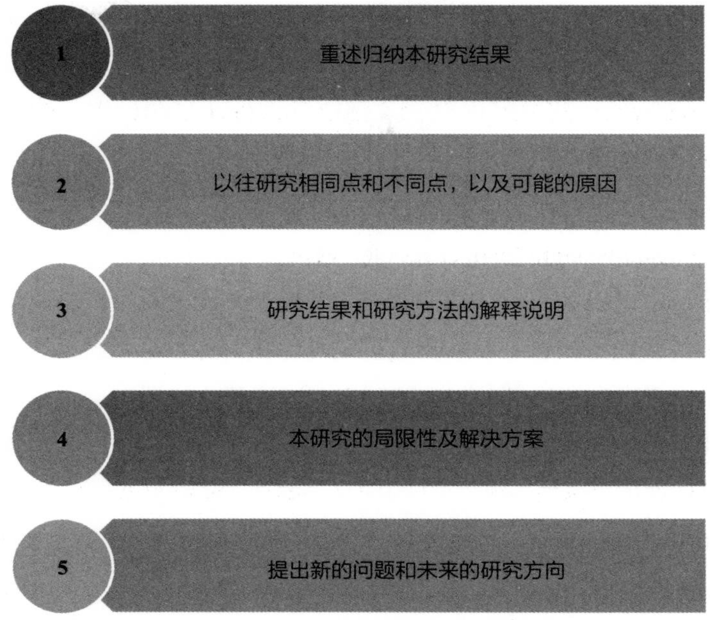

▲ 图 13-4　Discussion 的“五步写作法”

(1) Here, we describe ...

(2) In this paper, we show that ...

(3) Importantly, ... , suggesting ...

2. 第二步：比较以往研究，总结相同点和不同点。这一部分是整个讨论的精华部分，也是比较难写的一部分。这一部分有点像一个微缩版的综述，但跟平常阅读到的综述又不一样，因为这一部分不仅要总结既往研究的要点，还要将既往研究与本研究进行比较讨论。要写出本研究和既往研究的各自特点，总结相同点与不同点。方法是按结果（results）分段讨论，例如有三个结果，就可大致分为三段讨论。注意事项：优先讨论自己研究的创新性、独特性，凸显出本研究的重要性；要重点讨论与其他研究不一致的结果，这可能就是研究的新发现和亮点，但要认真分析原因，说明出现该结果的合理性；简单讨论和其他研究一致的部分，与既往研究得出一致的结果可以佐证我们研究过程的正确性。

常用句型如下。

(1) 观点一致：A suggest ... Similarly, B ...

(2) 观点不同：A put forward that ... In contrast, B；　On the contrary

(3) 解释原因：The results may be due to / caused by / attributed to resulted from ...

3. 第三步：研究结果和研究方法的解释说明。这一部分与第二部分其实有一点重合与类似，但本部分重点在于对自己的研究结果和方法的一个说明，而不在于自己的研究与其他研究的比较，当然也会提及跟其他研究的比较，但这不是本部分写作的重点。本部分要对影响结果的那些关键因素、关键技术进行详尽的论述，但注意不要与介绍（introduction）部分重复。

4. 第四步：本研究的局限性及解决方案。介绍本研究的缺陷和不足，分条列出，有些杂志会要求把这部分从讨论中分出来，单独列为Limitations。要注意本部分要表达的主题是瑕不掩瑜，不要说影响科学性的缺点，而要说不影响结论的缺点，并且缺点说完了可以说一些解释和理由，以及下一步的研究可以如何弥补这个缺陷。这一部分是很有必要的，有时自己没有在这一部分将缺陷写出来，审稿人也可能会提出来你有这样的缺陷。与其被动地向审稿人解释，还不如先发制人，直接写出来，并做合理解释。

常用缺点举例如下。

(1) Retrospective study

(2) Sample size not enough

(3) Only Chinese population/single-center

5. 第五步：提出新的问题和未来的研究方向。针对前面的缺点和不足提出进一步研究的建议，通常和Limitation放在一起。比如，如果目前的研究是一个回顾性研究，未来可能需要一个RCT研究来对本研究进行一个验证。

常用方向举例如下。

(1) A randomized-controlled trial is required in future;

(2) A prospective study with large sample size is required;

(3) Emergent CABG vs. PCI study is needed.

讨论是最反映一个人写作水平的部分，如果刚开始写作没有方向的话，可以按照这个结构化模式来写，后面写得多了，自然就得心应手了。

八、结论的撰写技巧

这一部分的字数在全文中占比较小，写作也相对比较简单。在前文中有关摘要的写作中也有关于结论的描述，但摘要中的结论较为精简，而本部分会更为详细而具体，因此最好不要直接将本部分的结论复制到摘要中。但毕竟是结论，这部分的书写也不能够过于拖沓，用词造句要简明扼要、思路清晰，也可以分为几个层次来写，以达到层次分明。

结论部分的主要内容是从结果中推导出来的推论或者结论，其长度一般是2～5句话、50～150词，时态为一般现在时。写作中要注意，结论一定要和前文中提到的文章目的相一致，对文章目的进行一个回答。要注意结论中的限定条件，不能够盲目地扩大结论，一项研究结论一般都是在某个特定条件下得到的，在阐述结论时不能够只说结论而不提研究的条件。可以使用一些结论性词汇，如better、worse、valuable 或 useful。

九、其他部分的撰写技巧

除了上述各部分以外，部分杂志还会对正文之外的一些说明性内容有要求，可以根据不同杂志的作者指南进行撰写。

1. 致谢（acknowledgements）

对研究和文章有帮助但不足以达到作者标准的人员进行感谢。例如某个师兄在你的研究过程中教会了你使用一个重要的软件，他达不到作者的标准，但是对你的研究有帮助，是想要感谢的人，就可以写在这里。常用句型：The authors/we would thank ××× for his contributions to ×××.

2. 基金（funding）

资助了研究和文章的基金。临床回顾性研究主要是收集资料和分析数据，一般不需要大量资金支持，但文章发表时的版面费报销或相应的研究课题结题时可能是需要看文中注明的基金编号。一般基金都有自己特定的翻译，要去官方渠道进行查询，而不应自行翻译，以保证译文的准确性。要仔细标注项目的资助人和基金编号，并且资助人必须是作者之一。

3. 作者贡献（author's contribution）

随着知识产权意识的提高以及越来越多的代写或随意挂名现象的出现，现在大部分杂志均要求列出每一位作者对文章的贡献。不同的杂志对贡献的类别和项目可能会有不同，一般包括以下部分：Guarantor of integrity of entire study、Study concepts、Study design、Literature research、Clinical studies、Experimental studies、Data acquisition、Data analysis/interpretation、Statistical analysis、Manuscript preparation、Manuscript definition of intellectual content、Manuscript editing、Manuscript revision/review、Manuscript final version approval。

4. 利益冲突（conflict of interest）

所有作者如与文中所涉及的内容存在经济或个人关系，则需要说明利益关系。一般没有利益冲突，可以写：Authors have no conflict of interest to declare.

（朱开鑫　申　华）

参考文献

[1] 李达，李玉成，李春艳 . SCI 论文写作解析 [M]. 北京：清华大学出版社，2012.
[2] Tsuneyoshi H, Komiya T, Kadota K, et al. Coronary artery bypass surgery is superior to second generation drug-eluting stents in three-vessel coronary artery disease: a propensity score matched analysis [J]. European Journal of Cardio-Thoracic Surgery, 2017, 52(3):462-468.
[3] 张俊东，杨亲正 . SCI 论文写作和发表 [M]. 北京：化学工业出版社，2013.
[4] Karahan O, Acet H, Ertaş F, et al. The relationship between fibrinogen to albumin ratio and severity of coronary artery disease in patients with STEMI [J]. American Journal of Emergency Medicine, 2016, 34(6):1037-1042.
[5] 金坤林 . 如何撰写和发表 SCI 期刊论文 [M]. 北京：科学出版社，2016.

第 14 章　SCI 期刊概念及期刊选择

一、SCI期刊的概念及常见属性

SCI，全称为Science Citation Index，即《科学引文索引》，是由美国情报专家尤金·加菲尔德提出，并于1964年经美国科学情报研究所（Institute for Scientific Information，ISI）出版的一部期刊文献检索工具。1992年ISI被加拿大媒体巨头汤姆森集团收购，使得SCI迎来了一个全新的高速发展时期。现在SCI由科睿唯安公司（Clarivate Analytics，原汤森路透知识产权与科技事业部）负责运营，并通过Web of Science 数据库提供服务。最初该索引只分析了613种期刊，随着科学文献数量的快速增长和索引的不断更新完善，目前该索引的网络版本已涵盖了物理学、化学、数学、生物学、药学、药理学、医学科学、自然科学和工程学等150多个学科领域的5600种期刊，现在的SCI收录了全世界最重要和最有影响力的研究成果，已成为科学期刊文献最全面的引文索引。

所谓引文索引，其实是一个书目数据库，提供文档之间的引文链接，也称为参考索引。例如研究者在发表研究过程中通常会引用其他出版物，主要通过在文本中提供对其他文档的参考书目并在特殊的参考文献列表或脚注中详细说明，这样读者就可以很方便地查找引文。引文索引既可以检索当前文献引用的前期文献，也可以通过建立后期索引，跟踪当前文献被引用的后期文献。毫无疑问，引文索引是非常重要的工具，它彻底改变了我们搜索信息的方式，特别是当SCI开始在线发表时，论文和被引论文之间变得联动起来。然而随着SCI的发展和完善，引文索引也逐渐偏离了为信息检索而设计的初衷，越来越多地用于评估研究水平和研究人员的能力。分析引文索引中的数据可以确定特定文章、作者和出版物的受欢迎程度和影响力。例如，如果一篇文章经常被该学科领域的其他期刊文章和书籍引用，则可能表明该文章的相对重要性；使用引文分析也可以来衡量一个人研究工作的学术水平及定量评估特定学科的核心期刊名称。SCI就是以文献离散律理论和引文分析理论为主要基础，通过统计已经发表的大量引文，计算出某领域的某个期刊或某篇论文的影响因子、被引频次等相对量化的指标，进而对该学术期刊和科研成果进行多方位的评价，从而反映该研究、该学者，以及所在机构甚至国家的学术水平。

学者们在完成了某一阶段的科学研究后，都会将该科学研究发现以论文的形式公诸于众，这不仅是约定俗成的规则，也是记录科学家们在科研道路上披荆斩棘的最有力证据。而在众多期刊中选择一本最能体现科学研究价值的杂志成为不可或缺的一环。在此，我们选取了SCI期刊的一些基本属性，分别阐述这些对于选刊有所帮助的评价指标。

1. 影响因子（impact factor）

影响因子表明了过去两年中该杂志发表文章的被引频次，文章能被高影响因子的刊物所接受，通常也被认为是高质量的研究结果，因此也是选刊过程中最重要的因素之一。可以通过GeenMedical网站或影响因子目录等查询期刊每年的影响因子。以下问题值得注意。

(1) 影响因子不完全代表学术期刊水平。

(2) 影响因子不完全代表发表难度。

(3) 细分专业的期刊影响因子普遍偏低。

(4) 综合类期刊影响因子相对较高。

2. JCR（journal citation reports，期刊引用报告，由ISI每年更新出版）分区和中科院分区

在科学界，人们把所有的科学研究大致分为176个学科（JCR分区）或十三大类（中科院分区），并在同一领域里按影响因子由高到低排列，该分区是SCI影响因子的补充，也是反映论文质量的重要参照。

(1) JCR分区：是把某一个学科所有期刊上一年的影响因子按降序排列，然后进行等分，分为四个区，每个区所占的比例是相等的，均为25%，即一区为0%～25%、二区26%～50%、三区51%～75%、四区76%～100%。

(2) 中科院SCI分区：是按期刊近三年的平均影响因子来划分，即一区为0%～5%、二区6%～20%、三区21%～50%、四区为51%～100%（图14-1）。

3. 发表速度

也就是审稿及出版时间，每一篇论文在出版后都会详细标注该文的投稿时间、接收时间、线上发表时间和纸质论文的出版时间。通常规模较大的杂志社、发行量大的杂志及缺乏稿源的杂志在审稿时间上会更有效率，投稿时应尽量避免一些审稿长达数月的

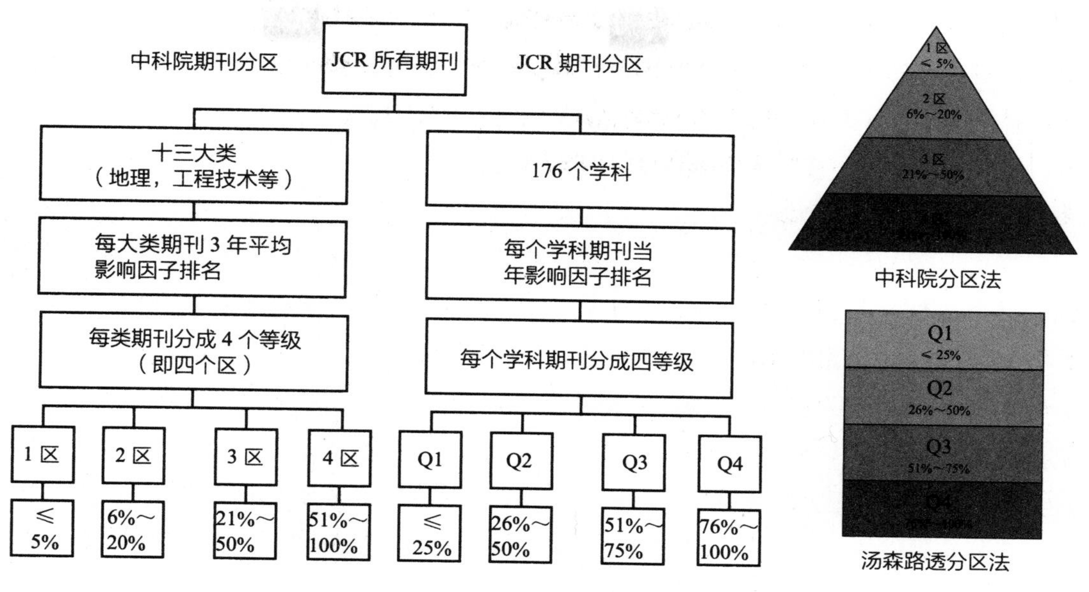

▲ **图 14-1　中科院期刊分区和 JCR 期刊分区**

杂志。

4. 接收率

绝大部分的杂志一般不会公开该杂志的接收率，也有部分杂志会显示接收率，真正的接收率只有杂志社内部知晓。该指标只能根据线上信息估测，有很大的不确定性，所以不建议根据所谓的接收率去判断论文该投向何处，仅能作为参考。

5. 版面费

不同的期刊收费标准不尽相同，有些是完全免费的，有些则会收取审稿费、出版费、彩页印刷费等，或一次性缴纳开放获取费用（open access fees）。其中开放获取方式，需要由作者或作者单位承担版面费和发表费用，通常费用较高；而非开放获取，则不需要版面费、免费或少量出版费用，由读者或图书馆承担费用。作者需在投稿前仔细阅读目标期刊的投稿须知，并根据实际情况做出选择。

6. 期刊声誉

近年来，部分国际学术期刊因管理不善、审稿不严等原因屡屡出现学术造假、文章撤回的现象，造成自身声誉明显下降，沦为学者们眼中的“水刊”，进入各大院校及科研机构的“黑名单”。所以在选刊时一定要注意，所投期刊是否进入学校期刊“黑名单”，是否能够报销版面费，是否符合毕业及晋升条件要求，以及是否有可能被剔除SCI等。

除了上述这些属性，还有其他评价指标影响着期刊的选择，如涉猎领域（aims and

scope），发行量等。涉猎领域：是指每一本科学研究刊物对接收的论文都有其相应的研究领域要求，大致包括医学综合研究、临床研究、基础医学研究，细分后又大致包括亚临床专科杂志、单一疾病研究、组织解剖研究、基础分子生物学研究、医学材料学研究、生物力学研究、生物信息学研究、药物研发创新等。选择适合论文本身内容的杂志不仅能提高学者在该领域的声誉，也对后续的科学研究有着推波助澜的作用。发行量：一般意义上杂志本身的年发文量大，审稿效率会更高，审稿过程会较顺畅，一些集团性出版商（如ACS、RSC、Frontiers等）更是会在旗下不同杂志间推荐论文互投，提高审稿效率，这对于投稿的学者来说更为便捷。

当然，对于那些处于科研初期的投稿者而言，以上刊物的特性对评估一本杂志非常有效。而一些科研体系成熟的团队，往往偏向投稿于自身相关研究领域的刊物，他们更注重论文本身的质量、杂志在本领域的声望及论文发表后所获得的科研成就。甚至国际上某个特定领域的“大咖”，仅供稿于自身领域的某几本顶级刊物，或为该刊物的特约作者。这也是所有科研工作者需要为之努力奋斗的目标。

二、目标期刊的选择

在了解完SCI期刊及其基本属性后，如何根据自己文章的内容选择合适的期刊成为读者投稿前的一大难题，也是决定文章发表与否的关键。每个科学领域都有很多期刊，使期刊的选择变得越来越复杂。理想情况下，没有最好的期刊，只有适合自己研究的期刊。所以选刊过程中作者不应只考虑一个固定的标准，应当结合自己的研究内容，进行综合考虑。在这里，我们总结出选择合适期刊可以遵循的步骤（图14–2）。

1. 自我评估

主要是参考其他研究，正确评估文章质量，结合需求确定影响因子范围。在选刊之

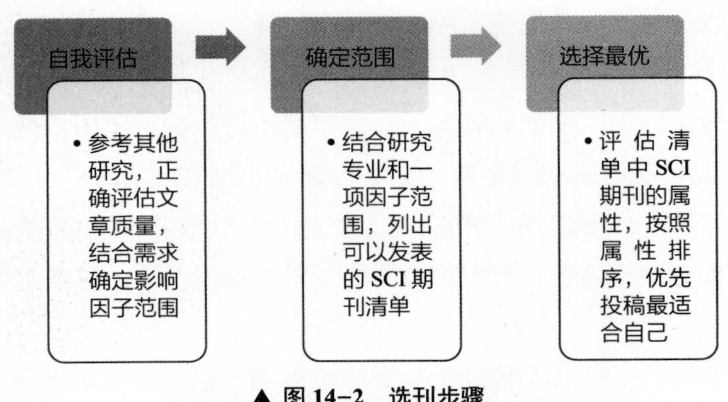

▲ 图 14–2 选刊步骤

前，作者通过阅读文献、横行对比等，已经大概明确自己文章的研究水平，根据自己文章质量能够确定出相应的影响因子范围或分区（图14–3）。这里我们提供一个自我评估的参考标准，通过对文章创新性、数据统计分析、临床证据等级、写作水平等进行评估，进而大致确定文章的质量。例如，开创性的研究，数据丰富，统计准确，前瞻性、多中心、随机对照实验或高质量Meta等证据等级极高，文笔优雅，符合这种要求的文章通常发表在JAMA、NEJM、BMJ、Lancet等顶级期刊上。

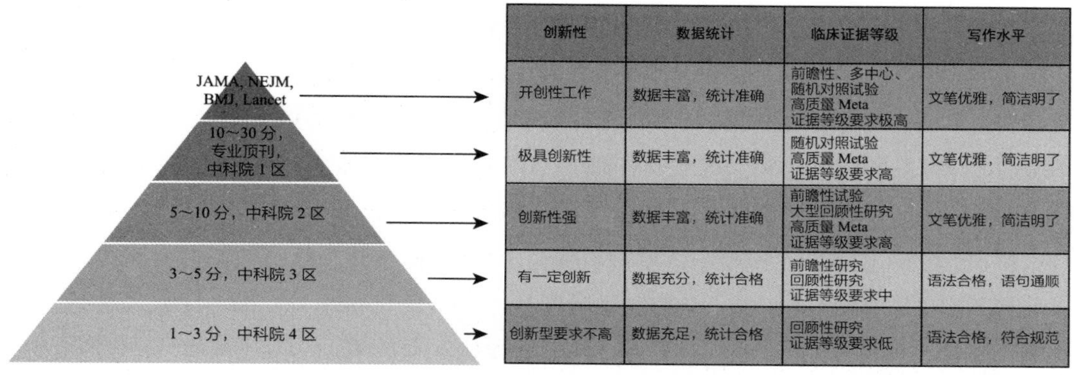

创新性	数据统计	临床证据等级	写作水平
开创性工作	数据丰富，统计准确	前瞻性、多中心、随机对照试验 高质量 Meta 证据等级要求极高	文笔优雅，简洁明了
极具创新性	数据丰富，统计准确	随机对照试验 高质量 Meta 证据等级要求高	文笔优雅，简洁明了
创新性强	数据丰富，统计准确	前瞻性试验 大型回顾性研究 高质量 Meta 证据等级要求高	文笔优雅，简洁明了
有一定创新	数据充分，统计合格	前瞻性研究 回顾性研究 证据等级要求中	语法合格，语句通顺
创新型要求不高	数据充足，统计合格	回顾性研究 证据等级要求低	语法合格，符合规范

▲ 图 14–3　自我评估参考标准

2. 确定范围

结合研究专业和影响因子范围，列出可以发表的SCI期刊清单。期刊大致可以分为综合性期刊、综合性医学期刊、大内科或大外科期刊、专业领域期刊、某一疾病期刊等。具体来说期刊收录范围大小为，综合性期刊＞综合性医学期刊＞大内科或大外科期刊＞专业领域期刊＞某疾病期刊。因此，作者应根据文章研究内容及方向，选择相应收录范围的期刊（图14–4）。

- 综合性期刊：Scientific Reports，Plos One
- 综合性医学期刊：Medicine，Lancet
- 大内科、大外科期刊：Journal of Internal Medicine
- 专业领域期刊：Journal of American Heart Association
- 某疾病期刊：Atrial Fibrillation，Atherosclerosis

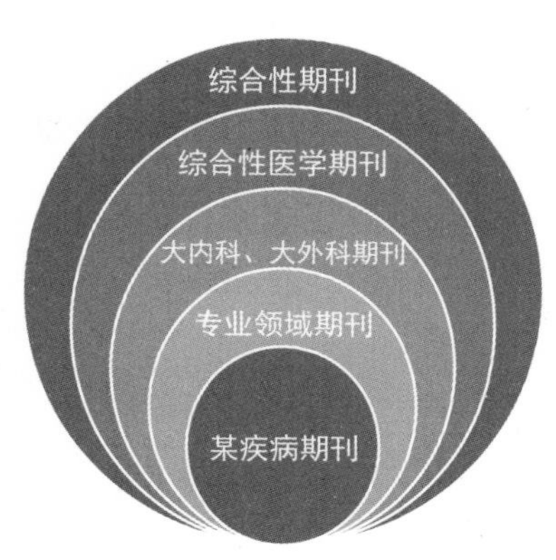

▲ 图 14–4　期刊分类及收录范围

投稿人在选择刊物前，一般会通过同行推荐、阅读相关文献过程中的积累，以及通过网络搜索等方式获取相应的期刊信息。在拟定若干目标刊物后，应仔细阅读该刊物的“投稿须知”。如投稿内容与目标刊物收录范围不符，有被直接拒稿或推荐另投他刊的可能。如目标刊物的收录范围与自身研究方向相似，相应的审稿人对研究内容会提出较有意义的审稿意见，但论文接收难度会相应提高。如若被采纳，研究成果将来也必然更有效的被“目标”读者关注，更容易被同领域研究学者阅读及引用。部分投稿人会选择非“对口”杂志，其审稿人有可能不是同领域专家，有时需自荐审稿人，审稿意见往往缺乏深度，比较容易投中。缺点是研究方向的延展性不够，针对性不强。

3. 选择最优

评估清单中SCI期刊的属性，按照属性排序，优先投稿最适合自己。选择最优的关键在于明确自身核心需求，这里我们提供一个评估的流程，供大家在选刊过程中参考（图14–5）。

(1) 是否着急发表：如今绝大多数的杂志在其投稿首页或投稿须知的网络页面都会显示该刊物的一审回复时间，平均审稿周期及印刷出版时间等。投稿前应合理估算投稿过程中所需要的时间，避免因无法“见刊”导致的不利后果。

(2) 是否能承担版面费：除去一些完全免费的杂志外，杂志社通常会向投稿人收取一定的费用，其中包括审稿费、出版费（彩印）、一次性版面费等。投稿人应当根据所属单位科研经费或名下在研课题经费合理选择，具体需缴纳数额一般会在具体期刊的投稿须知中做详细阐述。

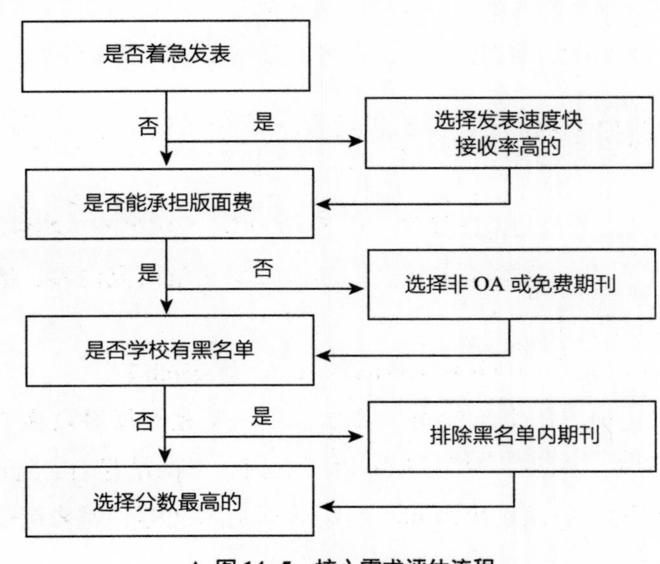

▲ 图 14–5　核心需求评估流程

(3) 是否学校有黑名单：在众多SCI期刊中有着一类高危杂志，发刊量大、自引率高、版面费昂贵、审稿速度快、发表文章质量参差不齐。越来越多的研究机构发现这类期刊以盈利为目的，严重影响了健康的学术研究环境，定性为“黑名单”期刊后，会被剔除在考评范围内。投稿人应尽量避免向这类期刊投稿，从而保护自身的学术研究成果。

需要注意的是，尽管几乎所有的杂志都会表明其审稿过程中对不同地区、人群的来稿做到公平、公正、双盲、随机，但事实上有很大比例的期刊在审稿过程对不同地区的稿件区别对待，这不仅仅是因为对于某些地区的标签化印象，部分地区、国家频繁出现的学术不端、一稿多投或伦理等问题，导致后继作者在投稿时需面对巨大的“障碍”。投稿时，对于期刊是否接收中国来源的稿件，接收率大致是多少，应成为一个重要的参照指标。

其次，投稿人应避免一稿多投。但很常见的是，许多投稿人为了能准时毕业，或能完成当前的课题计划，都“无奈”地选择了一稿多投，最终在众多“待接收”期刊中选择效率较高的一方。而作为编辑，也经常会遇到作者收到修改意见后，坚持要求撤稿的情况。在整个投稿过程中极大地浪费了编辑和审稿人的宝贵时间。

最后，笔者建议每一个投稿人应在大量阅读相关文献及引文的基础上，正确客观地对预投论文进行评估，必要时需向有经验的同行、同领域专家获取正确的评价。与阅读文献相同，每一次投稿、修改稿件的过程都是一次弥足珍贵的锻炼过程，如果时间上允许，研究者可以选投本专业范围内的高质量刊物，根据权威审稿人的修改意见补充实验或修改论文，提升论文质量；如果论文被拒则改投分值较低的期刊，增加论文命中的可能性。

三、常用的选刊工具

面对众多期刊，大家该如何选择呢？接下来我们给大家推荐一些常用的选刊工具，希望能够助力大家获取期刊的基本属性，以便根据文章研究内容，准确定位合适的期刊。

1. GeenMedical（https://www.GeenMedical.com/sj-search）

GeenMedical是一个集文献检索、投稿选刊、文献翻译等众多工具为一体的网站，可以根据研究内容、期刊分区、影响因子、国人发稿量等确定期刊范围，并且可以直接进入期刊官网、阅读投稿须知、明确版面费情况等，越来越受到大家的关注（图14–6）。

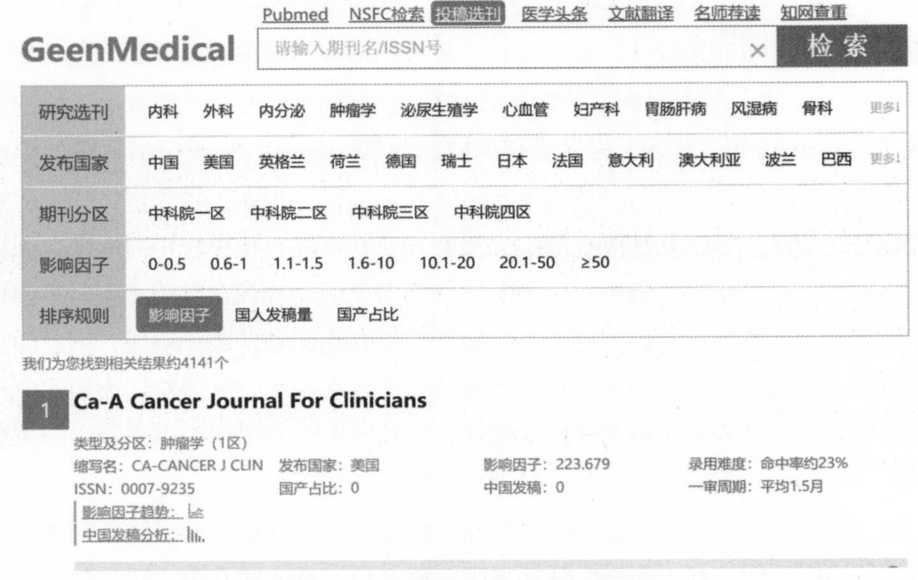

▲ 图 14–6 GeenMedical 网站界面

2. JournalGuide（https://www.journalguide.com/）

该网站可以根据题目、摘要、关键词等信息自动匹配相关期刊，显示匹配到的期刊名称、匹配程度、出版社名称、影响因子、发表速度，以及是否为OA期刊等（图14–7）。

3. SJR（Scimago Journal & Country Rank）（https://www.scimagojr.com/）

SJR是一个期刊排名的门户网站，用户可以通过搜索相关学科类目获取期刊排名，通过搜索相关研究领域获取所有国家发表论文情况的排名，以及搜索期刊关键词，获取目标期刊相关信息，其中包括H指数、学科门类、所属国家、相似期刊、发文量、引

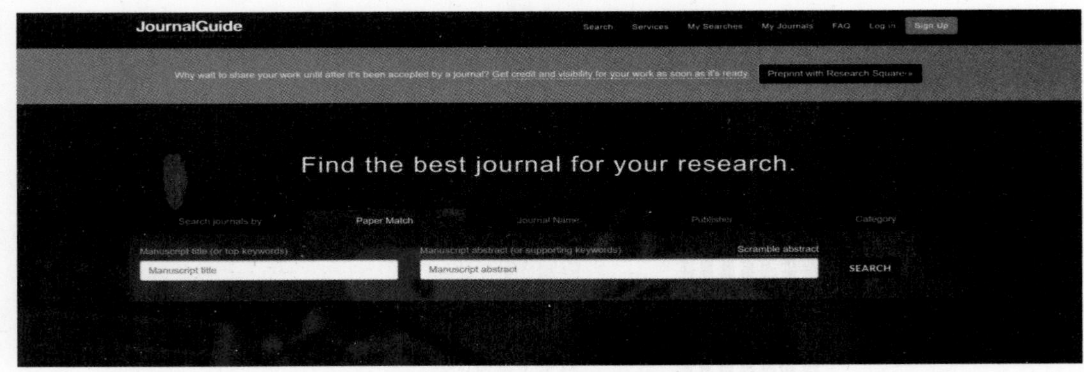

▲ 图 14–7 JournalGuide 网站界面

用率、分区等信息。由于该网站信息可以免费获取，从而被全球的科研人员广泛使用（图14-8）。

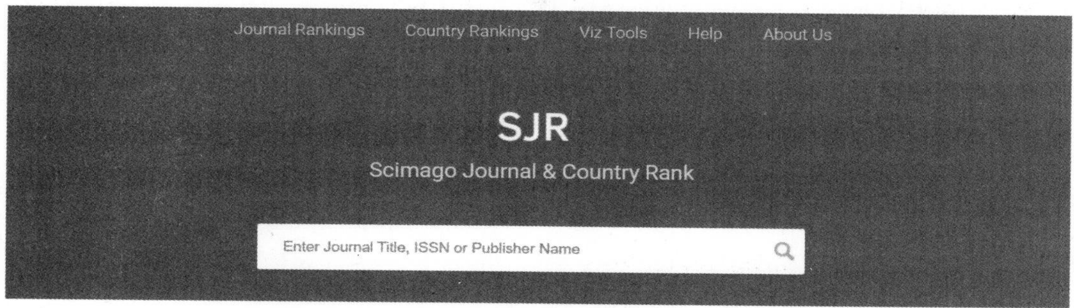

▲ **图 14-8　SJR 网页界面**

4. Edanz Journal Selector（https://www.edanz.com/journal-selector）

一款老牌的期刊搜索工具，用户可以通过输入论文的摘要进行搜索，结果中显示了该网站推荐的若干个期刊，包括发表周期、H指数、影响因子、收录范围、相似文章和出版费用等信息（图14-9）。

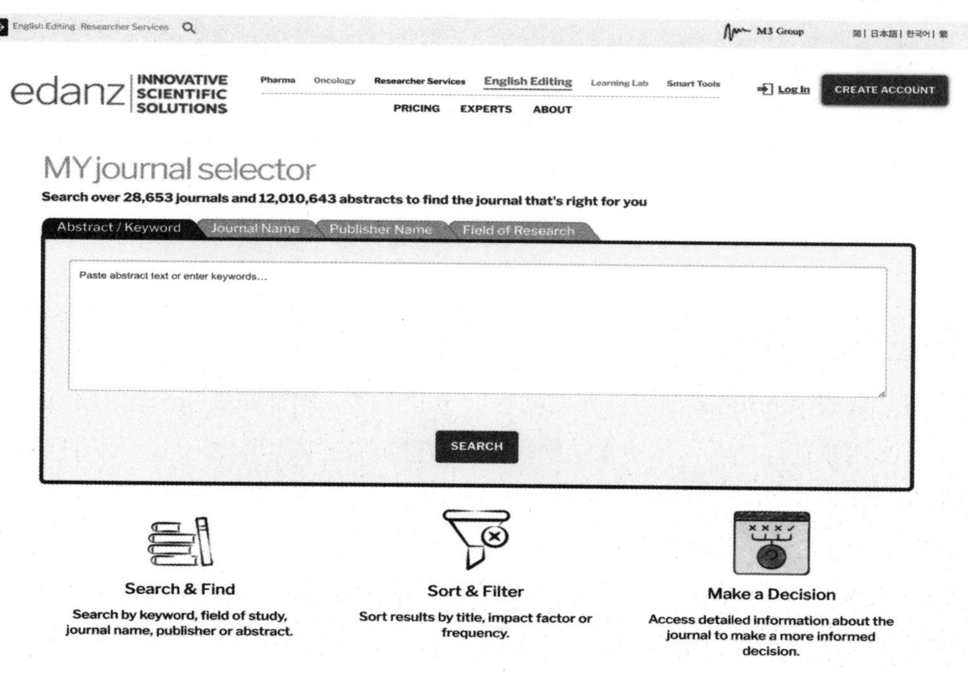

▲ **图 14-9　Edanz Journal Selector 网站界面**

5. Elsevier JournalFinder（https://journalfinder.elsevier.com/）

著名的Elsevier出版商开发的选刊工具，用户可以通过输入论文的题目、摘要和关键字搜索相应的推荐期刊。我们试着将一篇血液学论文的摘要内容在JournalFinder中进行搜索，结果中显示了推荐期刊的影响因子、发表周期、审稿周期、接收率、费用和收录范围等详细信息（图14–10）。

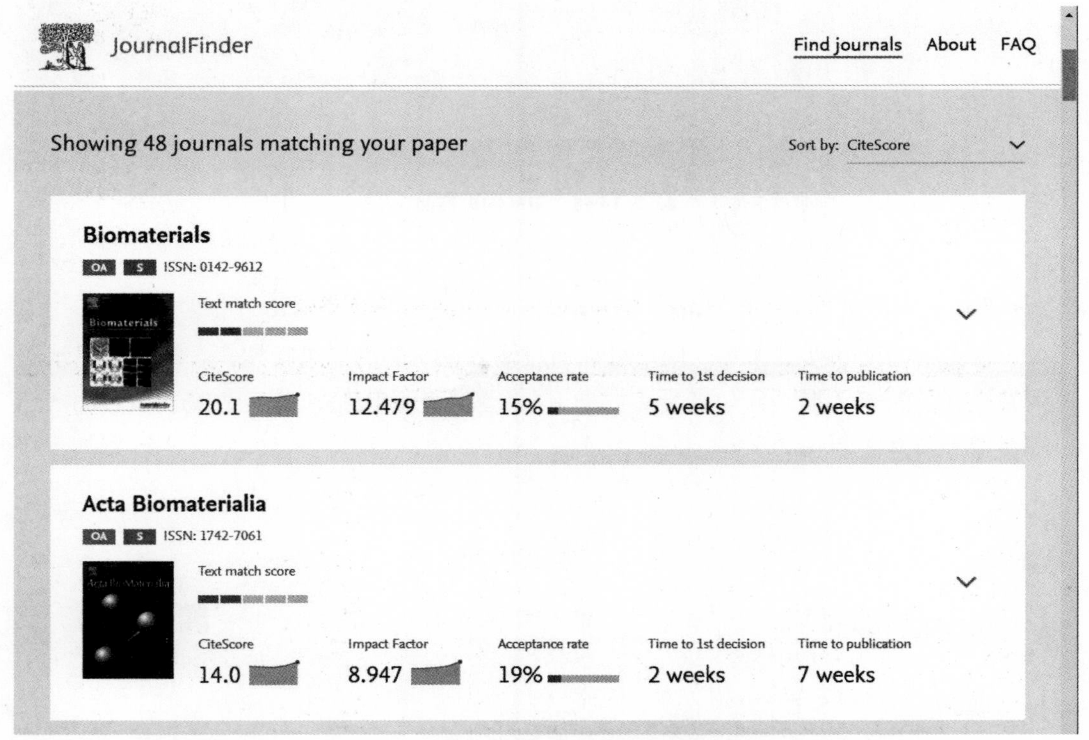

▲ 图 14–10　JournalFinder 检索界面

6. Springer journalsuggester（https://journalsuggester.springer.com/）

该网站是德国Springer出版社开发的在线选刊工具，同样需要用户输入论文题目，摘要或正文内容进行检索，其搜索结果提供了被推荐杂志的影响因子、一审回复时间及接收率（图14–11）。

7. 丁香园（http://journal.PubMed.cn）

国内丁香园门户网站自主开发的期刊搜索工具，根据不同科室或学科分类进行搜索，搜索结果包括影响因子趋势、每年总发文量、中国学者发文量及相关的专科JCR分区排名等（图14–12）。

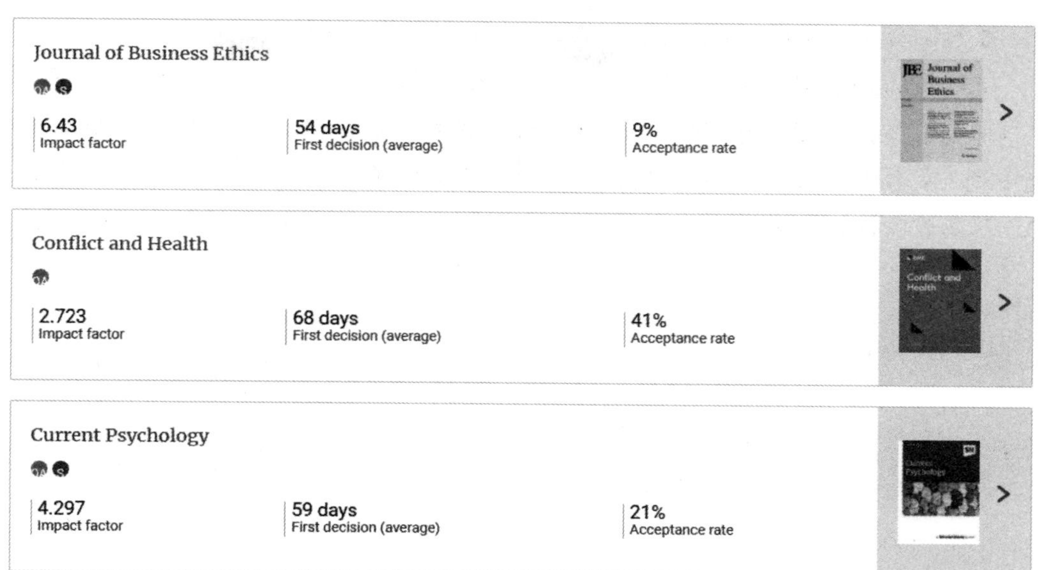

▲ 图 14–11　Springer journalsuggester 检索界面

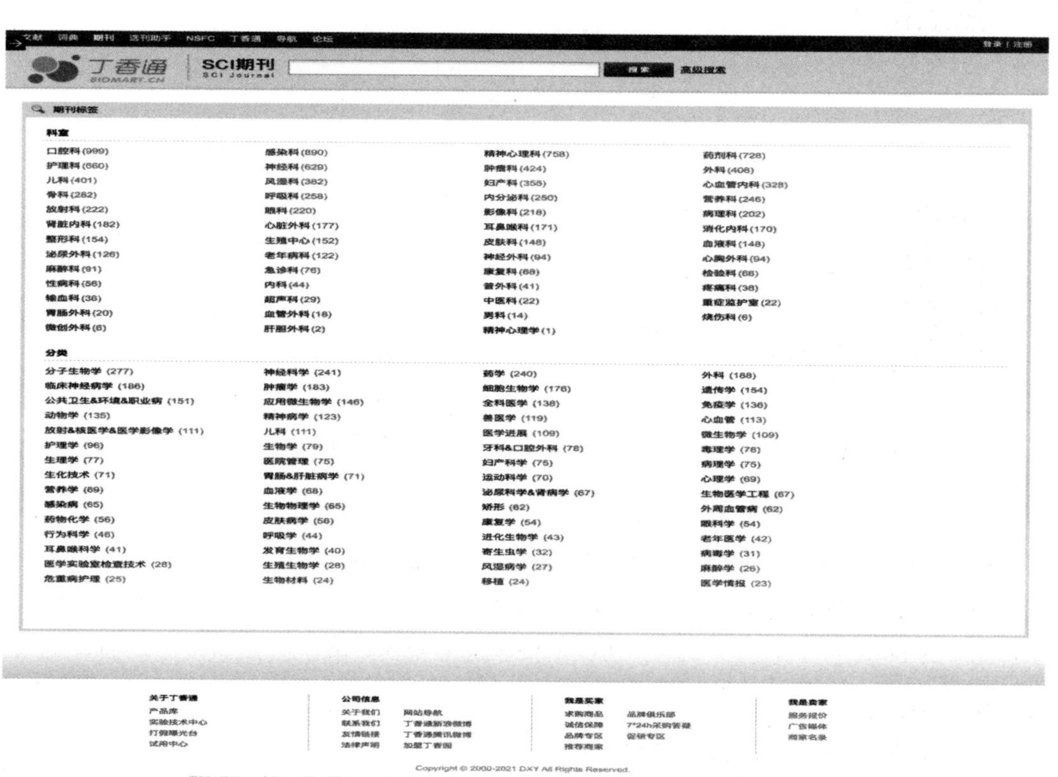

▲ 图 14–12　丁香园期刊选择界面

8. 梅斯医学（https://www.medsci.cn/sci/jsas_new.do）

网站通过输入的摘要或正文的任何一段话进行搜索，根据其智能支持系统搜索，结果包括了推荐度、MI指数、年发文量和审稿周期等数据，通过该网站还能了解到目标期刊的投稿难度、一审周期、接收率等信息，但由于大部分数据来源于国内网友自行上传，数据的准确性有待核实（图14–13）。

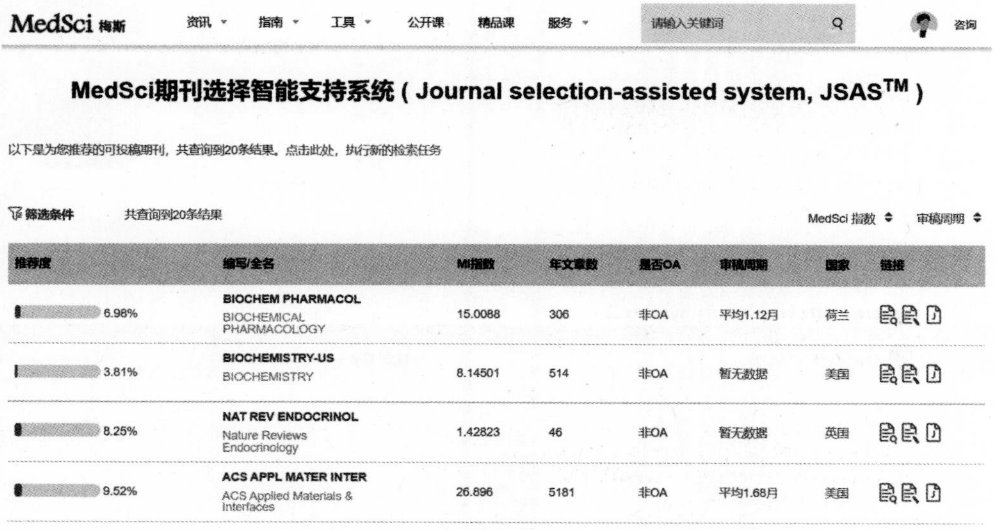

MedSci 梅斯　资讯　指南　工具　公开课　精品课　服务　请输入关键词　咨询

MedSci期刊选择智能支持系统（Journal selection-assisted system, JSAS™）

以下是为您推荐的可投稿期刊，共查询到20条结果。点击此处，执行新的检索任务

筛选条件　共查询到20条结果　MedSci 指数　审稿周期

推荐度	编写/全名	MI指数	年文章数	是否OA	审稿周期	国家	链接
6.98%	BIOCHEM PHARMACOL BIOCHEMICAL PHARMACOLOGY	15.0088	306	非OA	平均1.12月	荷兰	
3.81%	BIOCHEMISTRY-US BIOCHEMISTRY	8.14501	514	非OA	暂无数据	美国	
8.25%	NAT REV ENDOCRINOL Nature Reviews Endocrinology	1.42823	46	非OA	暂无数据	英国	
9.52%	ACS APPL MATER INTER ACS Applied Materials & Interfaces	26.896	5181	非OA	平均1.68月	美国	

▲ 图 14–13　梅斯医学期刊检索界面

9. Scholarscope

一款应用于PubMed的Google浏览器插件，该插件可简洁地显示所有检索结果中的杂志名、发表时间、影响因子及JCR分区（以不同颜色区分）等。在搜索和阅读文献的过程中提供了简明和直观的界面（图14–14）。

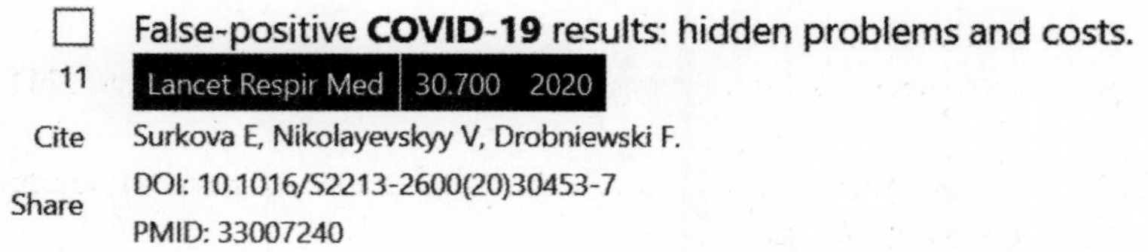

False-positive **COVID-19** results: hidden problems and costs.
11　Lancet Respir Med | 30.700　2020
Cite　Surkova E, Nikolayevskyy V, Drobniewski F.
Share　DOI: 10.1016/S2213-2600(20)30453-7
PMID: 33007240

▲ 图 14–14　带有 Scholarscope 插件的 PubMed 检索结果显示

12 Cite Share

Recent Developments on Therapeutic and Diagnostic Approaches for **COVID-19**.

AAPS J | 4.009 | 2021 | Review

Majumder J, Minko T.

DOI: 10.1208/s12248-020-00532-2

PMID: 33400058

The ongoing pandemic of **coronavirus** disease **2019** (**COVID-19**) caused by the **severe acute respiratory syndrome coronavirus 2** (**SARS-CoV-2**) has made a serious public health threat worldwide with ...

Abstract

13 Cite Share

Origin, transmission, diagnosis and management of **coronavirus** disease **2019** (**COVID-19**).

Postgrad Med J | 2.401 | 2020 | Review

Umakanthan S, Sahu P, Ranade AV, Bukelo MM, Rao JS, Abrahao-Machado LF, Dahal S, Kumar H, Kv D.

DOI: 10.1136/postgradmedj-2020-138234

PMID: 32563999

This article reviews the current state of knowledge concerning the origin, transmission, diagnosis and management of **coronavirus** disease **2019** (**COVID-19**). Historically, it has caused two pandemics: **severe acute respiratory syndro** ...

Abstract

14 Cite Share

COVID-19 diagnosis -A review of current methods.

Biosens Bioelectron | 10.618 | 2021 | Review

Yüce M, Filiztekin E, Özkaya KG.

DOI: 10.1016/j.bios.2020.112752

PMID: 33126180

▲ **图 14-14（续）　带有 Scholarscope 插件的 PubMed 检索结果显示**

（仇霁亭　申　华）

参考文献

[1] Garfield E. Citation indexes for science: A new dimension in documentation through association of ideas [J]. Science, 1955, 122(3159):108-111.

[2] Garfield E. Citation indexes in sociological and historical research [J]. American Documentation, 1963, 14 (4): 289-291.

[3] Garfield E, Morton V, Henry G. A system for automatic classification of scientific literature [J]. Journal of the Indian Institute of Science, 1975, 57 (2): 61-74.

[4] Garfield E. Is citation analysis a legitimate evaluation tool?[J]. Scientometrics, 1979, 1(4):359-375.

[5] Borgman CL, Furner J. Scholarly communication and bibliometrics[J]. Annual review of information science and technology, 2005, 36(1): 2-72.

[6] Meho LI, Yang K. Impact of data sources on citation counts and rankings of LIS faculty: Web of Science versus Scopus and Google Scholar [J]. Journal of the American society for information science and technology, 2007, 58(13): 2105-2125.

[7] Suiter AM, Sarli CC. Selecting a journal for publication: criteria to consider [J]. Missouri medicine, 2019, 116(6): 461-465.

[8] Alberts B. Impact factor distortions [J]. Science, 2013, 340(6134): 787-787.

[9] Shokraneh F, Ilghami R, Masoomi R, et al. How to select a journal to submit and publish your biomedical paper? [J]. BioImpacts: BI, 2012, 2(1): 61-68.

第 15 章　稿件准备及投稿

一、稿件的准备

经过作者呕心沥血的撰写和无数次的修改，文章终于成稿了。当在一系列杂志中挑选了一个目标杂志，准备投稿时，却突然发现杂志要求太多，不仅要求上传“Cover Letter”“Title page”等，还要上传“Running Head”“Checklist”“Reviewer suggestions”等一系列的附件，而这些附件是什么呢，作者应该写些什么呢，到底又该怎么写呢，这些疑问让作者刚完成文章的喜悦心情又跌到了谷底。下面我们就来介绍投稿过程中作者需要准备的工作和文件，以减轻作者在投稿过程中的麻烦，使作者投稿可以更加轻松方便。

作者在第一次投稿时，需在待投稿的目标杂志官网中找到“Guide for authors/Instruction for authors”并点击进去。有些杂志的“Guide for authors/Instruction for authors”是专门的PDF文件，而有些杂志则是网页指导。杂志的投稿指南往往有很多页，作者可能会在解读的过程中出现遗漏现象，所以在此提醒读者，在仔细阅读“Guide for authors/Instruction for authors”的时候，一定要特别关注：上传文件的种类，是否需要“Author agreement”“Highlights”“Checklist”等，不能有缺项；文稿各部分字数的限制，图片数量的限制，图片格式的限制；文稿格式，参考文献格式，是否需要页码、行号等（图15-1）。

阅读完“Guide for authors/Instruction for authors”，作者需按照目标杂志的要求准备相应的投稿材料，参考文件见表15-1。其中稿件的主体，即“Manuscript”部分，是准备阶段至关重要的环节，接下来我们将重点介绍一下该部分如何准备。

1. 手稿（Manuscript）

Manuscript即文章手稿，投稿前虽然此时文章已撰写完成，但是不同的杂志，对文

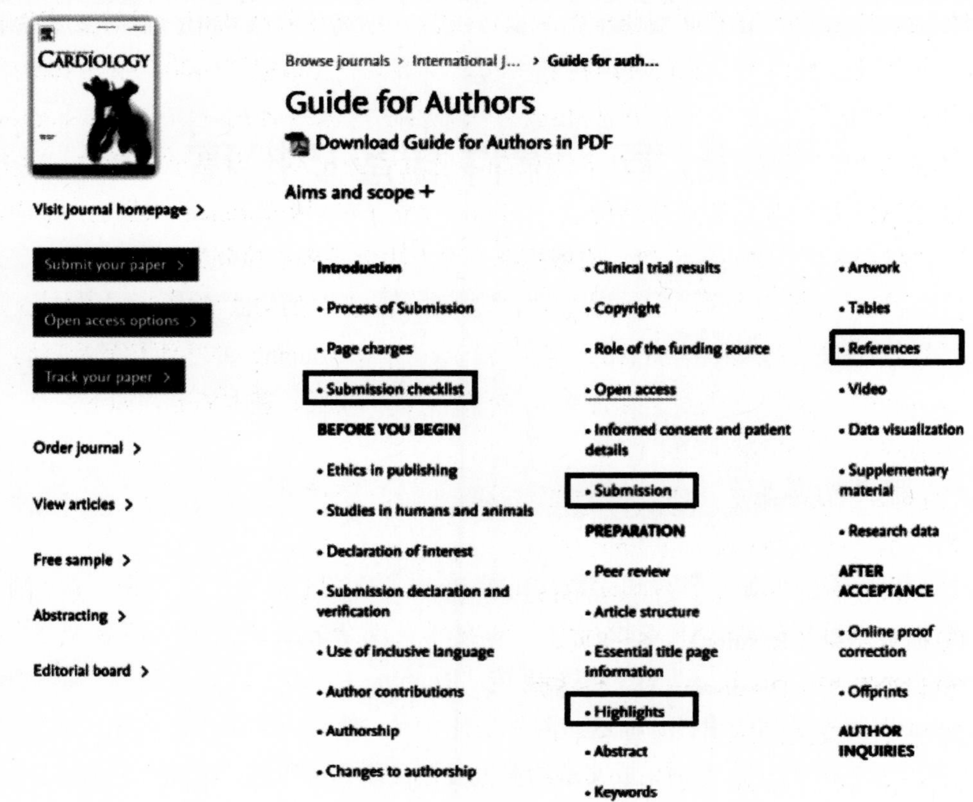

▲ 图 15-1 Guide for authors/Instruction for authors 网页

表 15-1 投稿准备文件列表

文件名	中文名	是否必需
Cover letter	封面信，用于介绍文章内容、亮点、作者信息及必要声明	必需
Manuscript	稿件，文章主体，部分杂志要求与 Abstract 分开	必需
Figure	文章图片，一般要求单独上传	有图片必需
Table	表格，一般放在 Manuscript 内，也可单独上传	有表格必需
Highlights	文章亮点，3～5 句话	部分杂志必需
Checklist	核查表，不同种类临床研究对应不同 Checklist	部分杂志必需
Author agreements	所有作者的同意书	部分杂志必需
Ethical approval	伦理证明	部分杂志必需
Certificate for language editing	润色证明	非必需
Supplemental Materials	补充材料，如补充表格、补充图片	非必需

章的结构、内容等都有不同的要求，所以作者应仔细阅读投稿指南，了解投稿杂志的要求，并按要求修改。一般稿件结构需注意以下事项：①根据“Guide for authors”，以及相同杂志已发表的文章调整“Manuscript”结构。若作者对“Guide for authors”给出的格式理解不够深刻，可以下载该杂志已发表的文章，参考该文章格式进行修改。②尤其注意修改文章整体结构、“Others”部分和“Reference”结构。③“Title page”“Abstract”“Tables”等，应根据杂志要求决定是否单独分为另一个文件。

(1) 投稿论文的格式标准：一般来说，“Manuscript”的格式要求为doc或docx文件格式，双倍行距，文字大小为12磅，字体为Times New Roman，并注明行号和页码。就“Manuscript”整体页数而言，通常为双倍行距下25～40页，基本的准则如下。

① 标题页（Title page）：1页。

② 摘要（Abstract）：1段小于250个单词的文字，1页。

③ 引言（Introduction）：1.5～2页。

④ 实验材料与方法（Materials and methods）：2～3页。

⑤ 研究结果（Results）：6～8页。

⑥ 讨论分析（Discussion）：4～6页。

⑦ 结论（Conclusion）：1段文字。

⑧ 参考文献（Reference）：20～50篇，2～4页。

⑨ 图片（Figures）：6～8幅图。

⑩ 图表（Tables）：1～3张表。

上述内容并非适用于每个投稿期刊，作者投稿前还需要仔细阅读“Guide for authors”，根据其具体要求进行相应的修改。

(2) 投稿论文的内容要求。

① Title page，即标题页，一般包括以下几个内容。

a. 题目（Title）：用简洁的词语概括文章内容。

b. 小标题（Running title）：文章出版后页眉显示的标题，是文章研究内容的再精炼。

c. 作者（Authors）：应提供所有作者的全名并确定好作者的排名顺序；对共同第一作者进行标注，即these authors contributed equally to this work: James Green and Lei Li。

d. 作者单位（Affiliations）：应提供所有作者的完整机构名称及地址。

e. 通讯作者信息（Corresponding author）：包括通讯作者的姓名、电子邮件地址等，并在corresponding author处用星号（*）标出。

f. 利益相关（Conflict of interest）：声明文章没有相关利益冲突。

并不是所有期刊都要求以上内容，部分期刊也会要求提供资助来源（source of support）、字数（word count）、图表的数量（number of tables and figures）等，具体应按照杂志的投稿要求进行修改。

下面提供一篇“Title page”案例供大家参考（图15-2）。

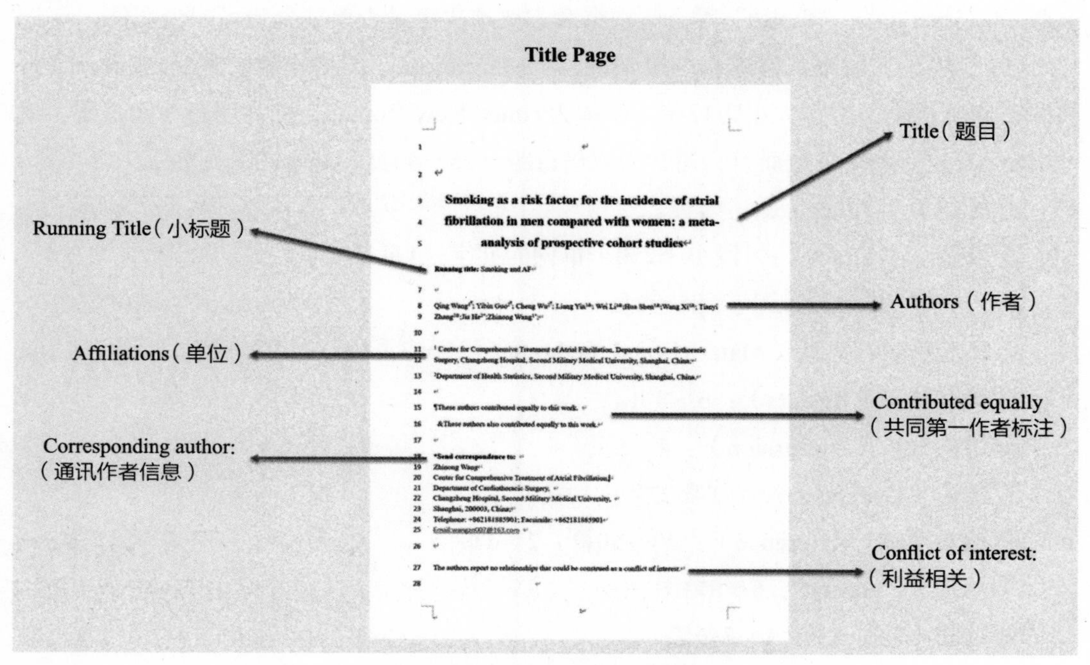

▲ **图 15-2　Title page 案例**

② Main manuscript text，即手稿正文。虽然不同的期刊有不同的要求，但大部分文章都需包括以下内容：引言、实验材料与方法、研究结果、讨论分析、结论、参考文献等，即IMRDC文章主体（见本书第13章），并应按照相应顺序排版（杂志若有特殊要求，则按杂志要求为准）。每个部分都应该用粗体将标题清楚地标出，根据文章的内容和性质，可以采用不同的排版顺序，但必须保障文章的结构清晰。

在手稿正文中，通常参考文献出现错误可能性比“Manuscript”中其他任何部分都要大得多。要避免这些问题的出现，可以使用Endnote、Mendeley等软件来格式化手稿正文中引用的参考文献。参考文献格式须按照杂志要求的格式进行修改，下面就以Endnote使用为例，介绍如何更改参考文献格式。

a. 从Endnote格式列表中寻找是否有投稿杂志的style，Endnote官网查询：https://endnote.com/downloads/styles/（图15-3和图15-4）。

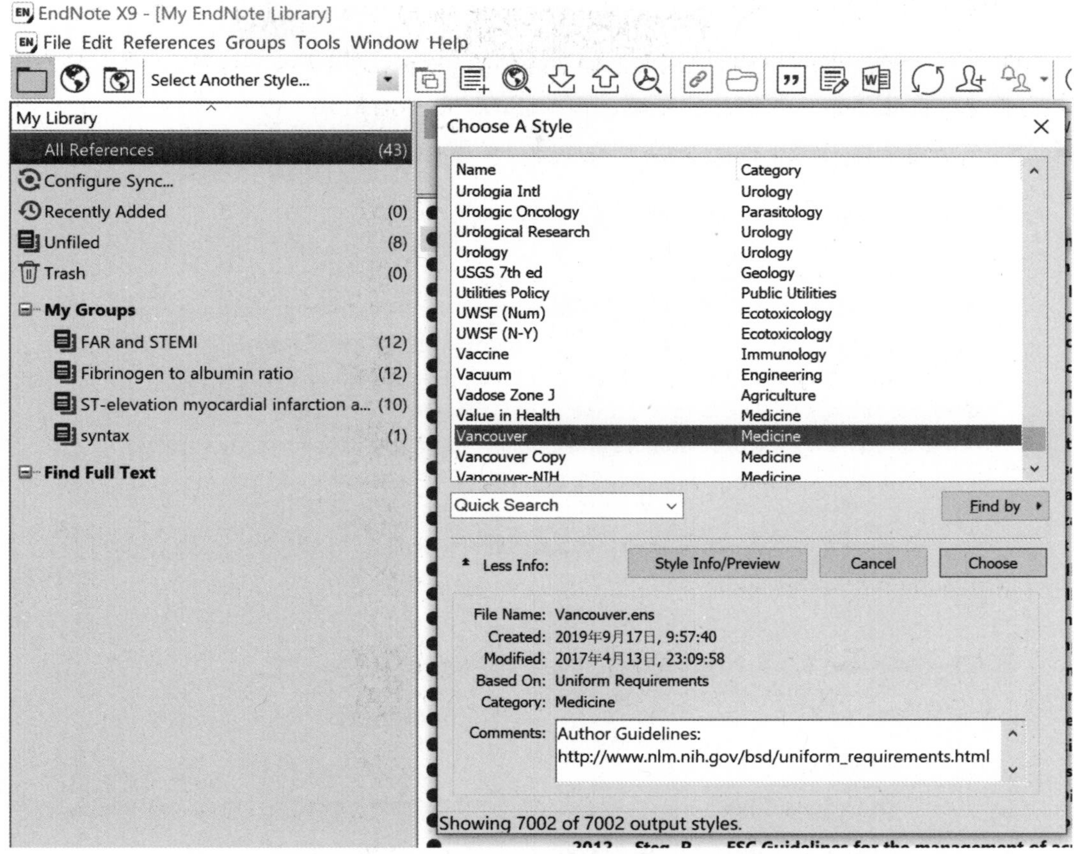

▲ 图 15-3　Endnote 软件中的 style 格式列表

▲ 图 15-4　Endnote 官网 style 格式查询

b. 从期刊官网Guide for authors寻找，部分杂志提供Endnote style文件（图15-5）。

c. 如果Endnote和期刊官网都没有时，根据杂志格式手动修改。

若可以通过Endnote官网可以下载到该杂志的文献参考格式，将下载的XXX.ens文件拷贝到Endnote安装目录下的styles文件夹中即可（图15-6）。

Reference management software
This journal has standard templates available in key reference management packages EndNote (http://www.endnote.com/support/enstyles.asp ↗) and Reference Manager (http://refman.com/support/rmstyles.asp ↗). Using plug-ins to wordprocessing packages, authors only need to select the appropriate journal template when preparing their article and the list of references and citations to these will be formatted according to the journal style which is described below.

▲ 图 15-5　杂志官网提供 style 格式

› 此电脑 › Windows (C:) › Program Files (x86) › EndNote X9 › Styles

名称	修改日期	类型
3 Biotech	2017/4/14 12:11	EndNote Style
AAA Style Guide	2017/4/13 23:10	EndNote Style

▲ 图 15-6　下载的 style 格式移动到 Endnote 安装目录下的 styles 文件夹

若通过Endnote找不到目标杂志的参考文献格式，则可以按下面的操作，修改Endnote中的style格式："edit"→"output styles"→选择一个比较接近的格式修改（图15-7）。然后根据Guide for authors上的标准参考文献格式（图15-8），按照该标准格式修改之前选择的比较接近的style格式："Bibliography"→"Templates"→"Journal Article"（图15-9）。

2. 图片（Figure）

投稿过程中的要求一般如下。

(1) 具体参考Guide for authors。

(2) 一般为JPEG、TIFF、PDF格式。

(3) 注意length、width、fonts、dpi要求。

(4) 单个图片也会有MB文件大小的要求。

(5) 对每张图片进行编号，即Figure 1、Figure 2...

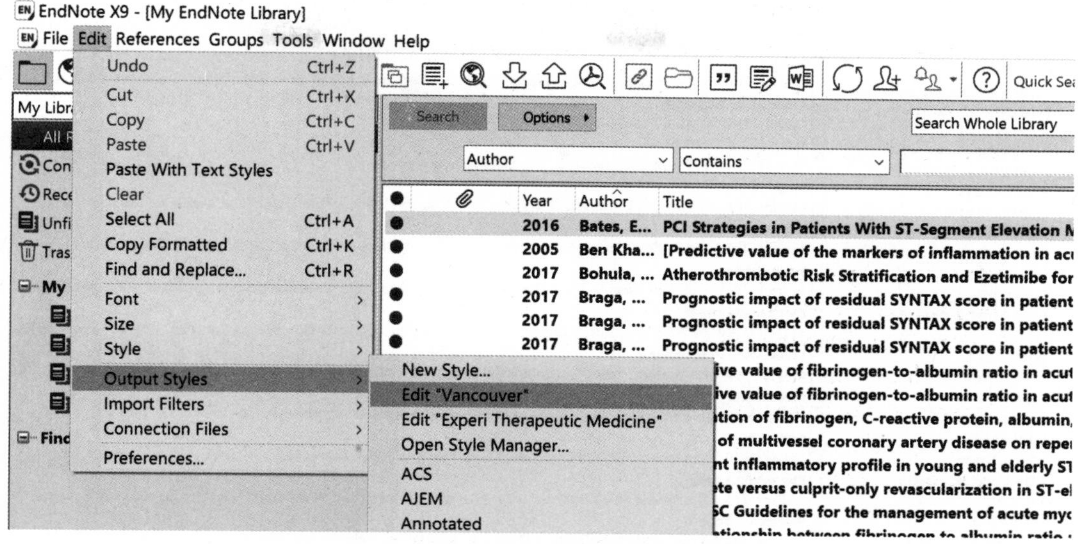

▲ 图 15-7　选择 Endnote 中一个比较接近的格式——“Vancouver” style

[1] Ordljin TM, Shainoff JR, Lawrence SO, Simpson-Haidaris PJ. Thrombin cleavage enhances exposure of heparin binding domain in the N-terminus of the fibrin beta chain. Blood 1996;88:2050-61.

▲ 图 15-8　Guide for authors 上的标准参考文献格式

下面以某杂志的Figure要求为例（图15-10）。

3. 表格（Table）

一般来说，投稿过程中，“Table”可以放在“Manuscript”内，位于“Reference”之后，随“Manuscript”一起上传。当然也可以像前面的“Figure”一样，通过分开制作的word文档单独上传。对稿件中的表也需要进行编号，即Table 1、Table 2……下面为Table的参考格式案例（图15-11）。

二、“Cover letter”撰写

作者根据目标杂志的要求对文章的“Manuscript”做出了相应的修改，在正式开始投稿之前还有一项重要的任务就是撰写“Cover letter”。所谓“Cover letter”，即封面信，其目的是让编辑在正式阅读文章之前，简单了解文章的基本情况，是一份非常重要的投稿准备文件。所以撰写的“Cover letter”须引起编辑的注意，用简洁明了的语言

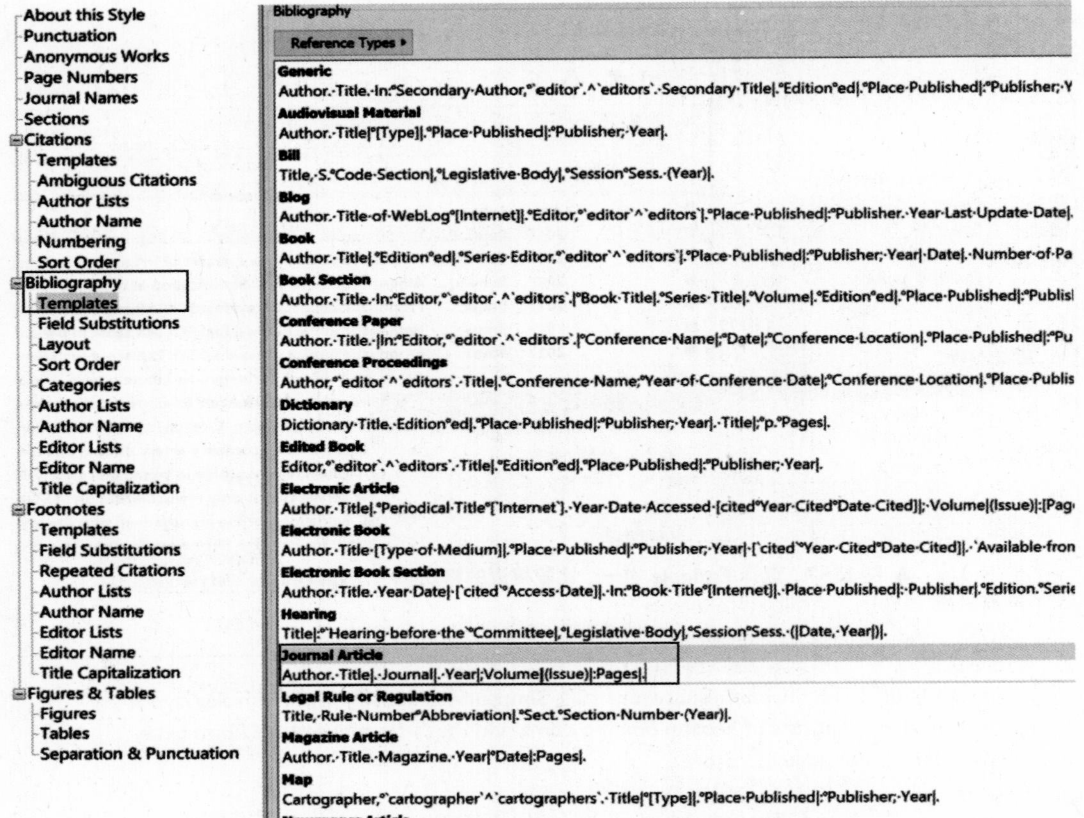

▲ 图 15-9　根据标准参考文献格式修改对应 style 的 Journal Article 格式

You are urged to visit this site; some excerpts from the detailed information are given here.

Formats

If your electronic artwork is created in a Microsoft Office application (Word, PowerPoint, Excel) then please supply 'as is' in the native document format.

Regardless of the application used other than Microsoft Office, when your electronic artwork is finalised, please 'Save as' or convert the images to one of the following formats (note the resolution requirements for line drawings, halftones, and line/halftone combinations given below):

EPS (or PDF): Vector drawings, embed all used fonts.

TIFF (or JPEG): Colour or grayscale photographs (halftones), keep to a minimum of 300 dpi.

TIFF (or JPEG): Bitmapped (pure black & white pixels) line drawings, keep to a minimum of 1000 dpi.

TIFF (or JPEG): Combinations bitmapped line/half-tone (colour or grayscale), keep to a minimum of 500 dpi.

▲ 图 15-10　某杂志的 Figure 格式要求

Table 1 Characteristics of the Selected Studies in the Meta-Analysis

Authors	Year of population	Cohort name	Selection of population	Country	Number of participants (% male)	Number of events (% male)
Benjamin et al. (12)	1994	Framingham Heart Study	Population-based	U.S.	4731(44.1%)	562(47.0%)
Krahn et al. (13)	1995	Manitoba Follow-up Study	Population-based	Canada	3983(100%)	299(100%)
Huxley et al. (14)	2011	ARIC study	Population-based	U.S.	14598(44.8%)	1520(44.8%)
Ariansen et al. (15)	2012	LIFE study	Hospital-based	The Nordic countries, UK,U.S.	8831(54.0%)	353(50.4%)
Knuiman et al. (16)	2014	the Busselton Health Study	Population-based	Western Australia	4267(43.6%)	343(47.8%)
Schoen et al. (17)	2012	the Women's Health Study	Population-based	U.S.	34720(0)	1079(0)
Smith et al. (18)	2010	The Malmo Diet and Cancer Study	Population-based	Sweden	30441(39.8%)	1430(56.4%)
Heeringa et al. (19)	2008	The Rotterdam Study	Population-based	Netherland	5668(34.9%)	371(NA)
Pfister et al. (20)	2014	EPIC Norfolk study	Population-based	UK	25639(44.8%)	236(64.0%)
Suzuki et al. (21)	2014	Shinken Database	Hospital-based	Japan	15221(59.2%)	190(NA)
Albertsen et al. (22)	2014	Danish Diet, Cancer, and Health Study	Population-based	Denmark	57053(47.6%)	3161(64.3%)
Authors	**Age range (years)**	**Years of follow-up**	**Were patients with heart disease excluded**	**Was atrial flutter exclude from AF events**	**Method of ascertaining AF**	**NOS score**
Benjamin et al. (12)	28～62	38	No	NO	ECG	8
Krahn et al. (13)	18～62	44	Yes	NA	ECG	7
Huxley et al. (14)	45～64	17.1	Yes	NO	ECG,Hospital discharge,death certificate	8
Ariansen et al. (15)	55～80	4.8	No	NO	ECG	8
Knuiman et al. (16)	25～84	15	No	NO	Hospital admission	7
Schoen et al.	≥45	16.4	Yes	NA	ECG,medical	7

▲ 图 15-11　Table 的参考格式

指出文章的新颖性和重要性，同时表明所有作者都已经同意投稿，而且文章没有一稿多投。

“Cover letter”提供了一个重要的机会来说服期刊编辑考虑评审和发表你的稿件。若“cover letter”撰写比较随意，且充满错误，或者信件冗长且杂乱无章，编辑很难挑出重点，这样的“Cover letter”是不会给编辑留下一个良好的印象。一封写得完美的“Cover letter”可以让你的稿件顺利地进入下一个评审流程，所以作者应使用简明的语言抓住编辑的心。下面我们就介绍如何写好一篇“Cover letter”。

1.“Cover letter”的内容

一封完整的“Cover letter”应包含以下内容。

(1) 文章的题目以及所投期刊的名称。

(2) 作者主要实验结果和总体发现。

(3) 投该期刊的理由，与目标杂志领域相关的原因。

(4) 声明承诺无利益相关、无一稿多投等。

(5) 所有作者都确认了这份手稿并同意将其投给杂志的声明。

(6) 作者信息：一般为通讯作者姓名，所属机构，通讯地址，联系电话，邮箱等。

一般来说，期刊的“Cover letter”只需上述内容，但也有部分杂志会在Guide for authors上提出“Cover letter”的其他内容和格式要求，例如推荐或排除潜在的审稿人名单、基金资助信息等，因此作者在投稿前应仔细阅读投稿指南，按要求撰写“Cover letter”。

2.“Cover letter”的撰写

作者在撰写“Cover letter”的过程中，应该把文章的出彩之处用准确、精简的语言展示出来，一封连贯且令人信服的封面信，只需简要地概述文章内容，避免阐述过多的文章细节，控制“Cover letter”的篇幅在一页以内。

(1) 开头：开头须有礼貌，同时需加上编辑姓名；有时需表明提交日期。若不知道编辑姓名，则可以以“Dear Editor of ”《期刊名称》代替。

(2) 正文：首先，介绍文章的标题、文章的类型及所投期刊的名称。若文章为约稿或特刊，应注明，同时可表明希望文章在本期刊发表。其次，介绍主要的实验结果及研究发现，该部分为整份信件最为关键的部分，需指出文章的新颖性和创新性及文章的研究意义（即简要介绍研究背景、研究内容和研究结果，指出研究的重要性及未来发展方向等）。同时提出让编辑认可该论文的研究和结论符合杂志主题的理由。最后，作者需做出相关声明：承诺文章无一稿多投、承诺研究无利益相关；所有作者确认手稿内容，并同意在该杂志投稿；提出推荐或排除的审稿人。

(3) 落款："Cover letter"一般由通讯作者进行落款，同时需备注通讯作者的所属单位、研究机构、电话及邮箱等。

撰写"Cover letter"时要避免出现以下情况：①不要直接把手稿摘要复制到"Cover letter"中，而要用自己的语言介绍文章的关键点以及投稿的理由；②不要使用太多的行话或缩略语，确保语言流畅、易读；③避免拼写和语法错误，以免给编辑留下不好的印象。

以上为"Cover letter"的撰写方法，作者在撰写过程中并非一定要刻板地套用，应当根据自己的文章内容和期刊的投稿要求灵活处置。下面给大家提供一个撰写案例，供大家参考（图15-12）。

Dear Editors:
We would like to submit the enclosed manuscript entitled "**Smoking as a risk factor for the incidence of atrial fibrillation in men compared with women: a meta-analysis of prospective cohort studies**", which we wish to be considered for publication in "**HEART LUNG AND CIRCULATION**".No conflict of interest exits in the submission of this manuscript, and manuscript is approved by all authors for publication. I would like to declare on behalf of my coauthors that the work described was original research that has not been published previously, and not under consideration for publication elsewhere, in whole or in part. All the authors listed have approved the manuscript that is enclosed.
We believe that three aspects of this manuscript will make it interesting to general readers of your journal. First, we are the first authors who focus on the sex difference in the relationship between smoking and atrial fibrillation; second, the studies included are all prospective cohort studies which have stronger evidence level; last, we believe that it is meaningful for further promotion of public
healthcare. I hope this paper is suitable for "**HEART LUNG AND CIRCULATION**".
We deeply appreciate your consideration of our manuscript, and we look forward to receiving comments from the reviewers. If you have any queries, please don't hesitate to contact me at the address below.
Thank you and best regards.
Yours sincerely,
XXX
Corresponding author:
Name: XXX
E-mail:

▲ 图 15-12　Cover letter 案例参考

三、稿件其他文件的准备

投稿过程中，除了以上"Manuscript""Title page""Cover letter"等内容，部分

杂志可能还需要其他文件，如“Highlights”“Checklist”“Ethical approval”“Author agreement”等，下面将逐一介绍。

1.“Highlights”

“highlights”即文章亮点，通常要求用3～5个短句概括文章研究的新结果或研究的新方法，阐述文章的独特之处。突出的亮点可以吸引读者的注意，提高读者阅读全文的兴趣，有助于论文研究成果的传播。撰写“Highlights”，不同于稿件正文的写作，应使用主动语态来概括，要清晰、简洁、切中要害，避免使用太多的行话或缩略语。同时注意拼写、语法及字数的限制。

2.“Checklist”

“Checklist”即核查表，投稿过程中，需要检查核对前期准备的稿件相关材料，为了避免论文在撰写、准备及投稿过程中遗漏重要信息，杂志会在“Guide to Authors”提供一个核查清单供作者逐步检查。核查表中包含有很多内容，作者需要根据自己文章的情况，逐步按要求填写，并在最后签名确认。

3.“Author agreements”

“Author agreements”即作者同意书，文章所有作者均同意将稿件投在该期刊上并声明没有一稿多投等。杂志往往会提供一个PDF文件，作者在投稿时下载打印并由所有作者签字后扫描上传即可（图15-13）。

4.“Ethical approval”

“Ethical approval”即伦理审查，如果文章研究涉及人和（或）动物受试者，在研究开始之前，需由伦理委员会进行伦理审查，并在获得批准后开始研究。所有的SCI期

Author Agreement Statement

We the undersigned declare that this manuscript is original, has not been published before and is not currently being considered for publication elsewhere.

We confirm that the manuscript has been read and approved by all named authors and that there are no other persons who satisfied the criteria for authorship but are not listed. We further confirm that the order of authors listed in the manuscript has been approved by all of us.

We understand that the Corresponding Author is the sole contact for the Editorial process. He/she is responsible for communicating with the other authors about progress, submissions of revisions and final approval of proofs

Signed by all authors as follows:

▲ 图 15-13 杂志“Author agreements”示例

刊对伦理审查都有明确的要求，作者需要在“Manuscript”中阐明该研究已获得伦理批准，注明伦理委员会的名称和批准的编号；部分期刊在投稿过程中也会要求上传伦理审查证明附件。

四、投稿及实操

前期我们已经准备好了各种投稿材料，鉴于投稿过程比较麻烦，准备材料也比较繁琐，作者在准备过程中，很容易出现纰漏。因此，在正式投稿前，作者应当再次检查投稿文件，确保提交的论文手稿为最终版本，并按照所投目标杂志的要求再次核对手稿。核对完成后就可以进入下一步的投稿流程。下面就介绍下SCI期刊投稿的流程，以便读者可以快速投稿，少走弯路。

1. 投稿

(1)投稿注册须知：目前很多杂志期刊都使用ScholarOne Manuscripts等系统进行在线投稿和跟踪稿件状态，在正式投稿前，我们首先需要注册账号，此时须知道以下几条。

① 投稿需要邮箱注册，在投稿过程中会标记通讯作者，大部分杂志社会把稿件信息转到通讯作者名下账号，以及后续“Approval”“Revision”“Proof”等操作均需要通讯作者邮箱账号完成；因此投稿一般由通讯作者完成，需用通讯作者邮箱注册杂志账号，完成投稿。

② 国内部分情况下通讯作者太忙，无暇顾及投稿及后续操作，会委托其他作者使用第二邮箱进行投稿，此时第二邮箱和“Title page”上的通讯作者邮箱不一致。

③ 部分编辑部仍会按照“Title page”上的邮箱进行“Proof”，也有部分编辑部当发现投稿邮箱和“Title page”上的邮箱不一致时，要求作者统一投稿邮箱和“Title page”上的邮箱。

总之，投稿过程中，尽量通过通讯作者的邮箱注册并完成线上投稿，特殊情况时跟通讯作者协商一致后通过第二邮箱进行投稿（图15-14）。

(2)投稿过程

① 官网注册账号：投稿的第一步就是寻找官网进行账号注册。可以通过GeneMedical或者百度、Google等搜索引擎，寻找期刊名称，定位官网主页。在官网主页面上找到“Submit a Manuscript”的选项，点击进入投稿系统，开始注册账号（图15-15至图15-17）。

② 在线投稿：在期刊官网注册并登录账号后，就可以进入该期刊的在线投稿系统，通过“MAIN MENU”点击“Submit New Manuscript”，然后按照跳转的信息，进

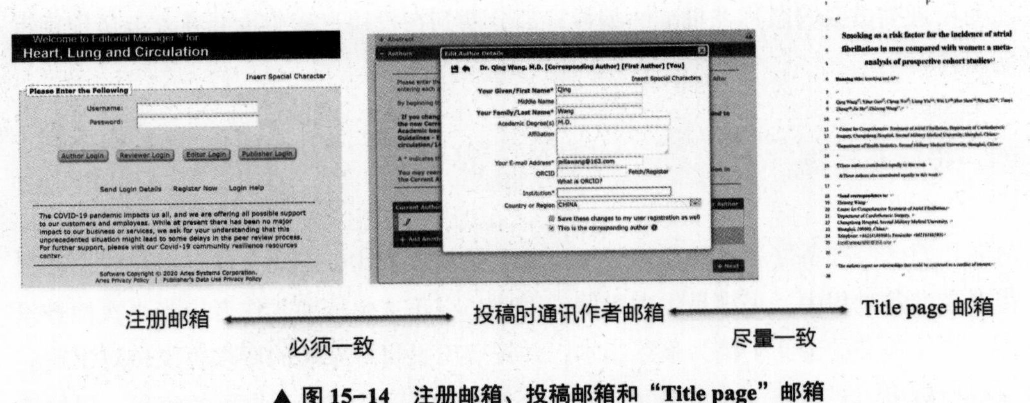

▲ 图 15-14　注册邮箱、投稿邮箱和“Title page”邮箱

Pubmed　NSFC检索　投稿选刊　医学头条　文献翻译　名师荐读　知网查重

GeenMedical　heart lung circulation　检索

研究选刊	内科　外科　内分泌　肿瘤学　泌尿生殖学　心血管　妇产科　胃肠肝病　风湿病　骨科　更多↓
发布国家	中国　美国　英格兰　荷兰　德国　瑞士　日本　法国　意大利　澳大利亚　波兰　巴西　更多↓
期刊分区	中科院一区　中科院二区　中科院三区　中科院四区
影响因子	0-0.5　0.6-1　1.1-1.5　1.6-10　10.1-20　20.1-50　≥50
排序规则	影响因子　国人发稿量　国产占比

我们为您找到相关结果约1个

1 Heart Lung And Circulation

类型及分区：心血管（4区）

缩写名：HEART LUNG CIRC　发布国家：澳大利亚　影响因子：2.078　录用难度：命中率约50%

ISSN：1443-9506　国产占比：0.12　中国发稿：50　一审周期：平均2.5月

影响因子趋势：

中国发稿分析：

官网入口　投稿须知　版面费说明　点击投稿

▲ 图 15-15　GeenMedical 搜索期刊名称 Heart Lung And Circulation，通过点击投稿找到官网主页

入到选择文章类型、上传文件、研究方向、关键词、推荐或排除审稿人等版块，作者可以一步步选择对应选项，或者上传相应的投稿文件，逐步完成投稿（图15–18）。

③ 发表流程：投稿成功后，接下来就是等待稿件一步步的评审。稿件审理的常规流程：在线投稿→“Approval”→编辑部初评，不符合要求退回→按要求修改后重新投稿→符合要求，送外审→修回→按审稿人意见修改→接收→校稿→上线→发表（图15–19）。具体稿件状态见第16章。

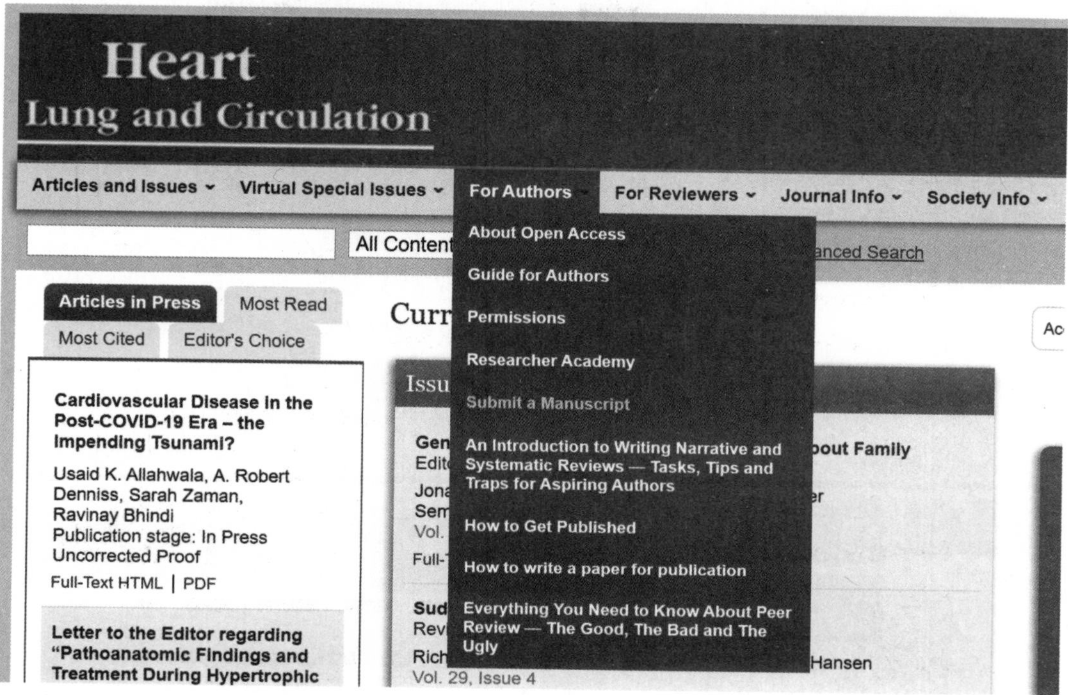

▲ 图 15-16　在 Heart Lung And Circulation 官网主页找到“Submit a Manuscript”

Circulation
Editorial Manager
Not logged in.
Message from Aries Systems: We experienced a significant increase in user traffic over the past several days which caused slowness. We have restored performance on our servers and will be monitoring closely to ensure stability. We apologize fo

Welcome to Editorial Manager® for
Heart, Lung and Circulation

Insert Special Character
Please Enter the Following
Username: pillawang
Password: ••••••••••

Author Login　Reviewer Login　Editor Login　Publisher Login

Send Login Details　Register Now　Login Help

The COVID-19 pandemic impacts us all, and we are offering all possible support to our customers and employees. While at present there has been no major impact to our business or services, we ask for your understanding that this unprecedented situation might lead to some delays in the peer review process. For further support, please visit our Covid-19 community resilience resources center.

Software Copyright © 2020 Aries Systems Corporation.
Aries Privacy Policy | Publisher's Data Use Privacy Policy

Instructions for Authors　Instructions for Reviewers　About the Journal　Contact Editorial Office

▲ 图 15-17　进入 Heart Lung And Circulation 注册账号

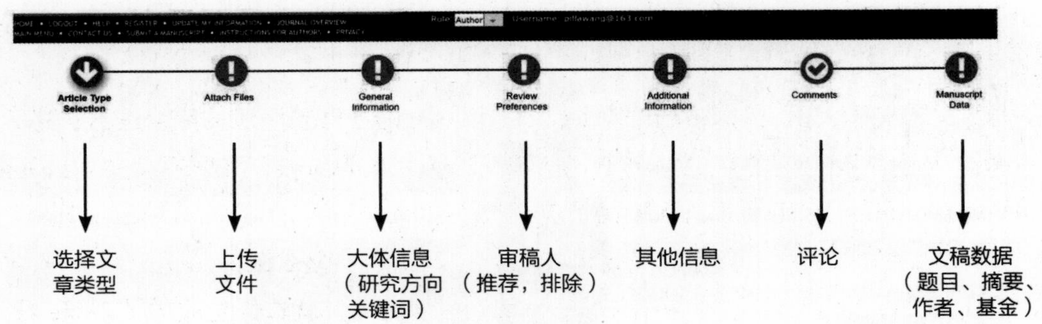

▲ 图 15-18　期刊投稿系统

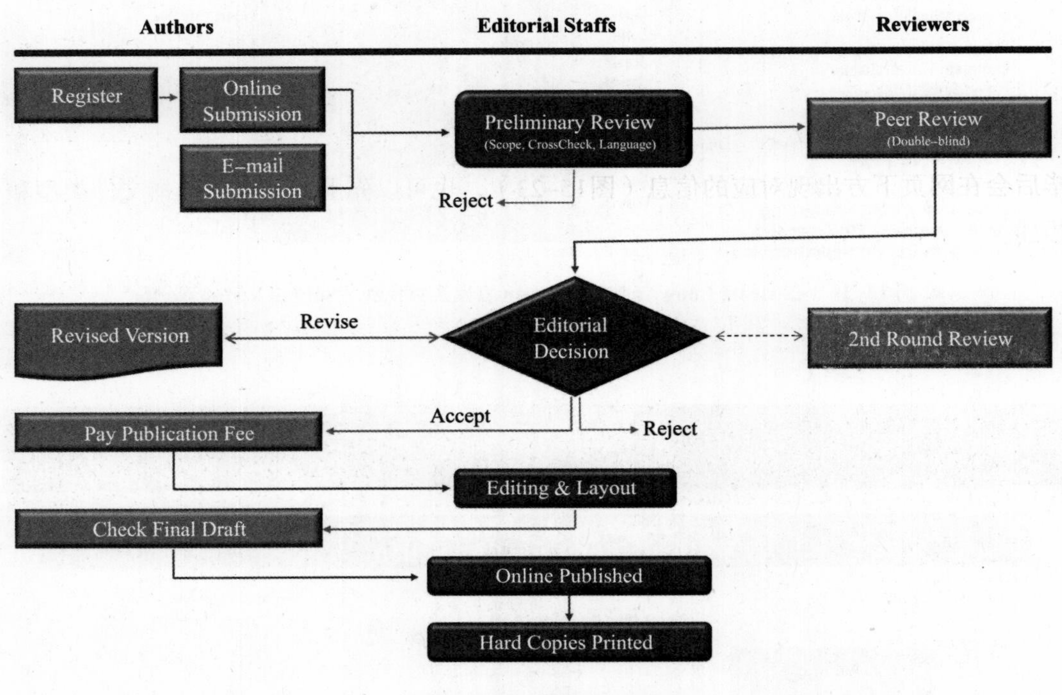

▲ 图 15-19　稿件发表流程

以上为稿件的投稿过程，需要特别注意的是，格式按照杂志要求排版到位，给编辑一个好印象；“Approval”的时候仔细查看内容是否准确；投稿系统信息与文件内信息保持一致；部分杂志要求所有作者都要在邮件里确认才送外审，记得催其他作者确认；关注邮箱信息（有时仅发送给通讯作者），及时回复、修回、校稿。

2. 实操

通过前面的介绍，我们已经知道如何进行在线投稿。接下来我们以在“Heart Lung

And Circulation”期刊上投稿为例，通过一个分步的投稿流程来指导读者完成论文的提交过程。

(1) 搜索“Heart Lung And Circulation”官网，登录已经注册的账号信息，进入“Author Main Menu”界面。第一次投稿时在“New Submissions”标题下点击“Submit New Manuscript”选项就可以进入投稿系统（图15-20）。

(2) 进入投稿系统，首先是选择投稿文章类型（Article Type Selection），一般选择为“Original Article”。如果作者撰写的为其他类型文章，就选择对应的“Review”“Editorial”等选项，确认后点击“Proceed”进入下一流程（图15-21）。

(3) 点击下一步后即进入文件上传界面，即“Attach Files”（图15-22）。在此界面，作者要将前期准备的投稿文件，即“Cover letter”“Title page”“Manuscript、Figures”“Tables”等文件，逐步上传，其中带有*号选项为稿件必需材料。在上传过程中，首先在“Select Item Type”下拉菜单中选择对应的文件类型，并在“Description”中进行对应的描述，点击“Browse”浏览文件夹，确定上传的文件。每一个文件上传完毕后会在网页下方出现对应的信息（图15-23），也可以先上传文件再选择文件类型和描述。

(4) 文件上传完毕后点击“Proceed”就进入了文章大体信息界面（General Information），根据自己的研究内容，选择杂志对应的选项（图15-24）。

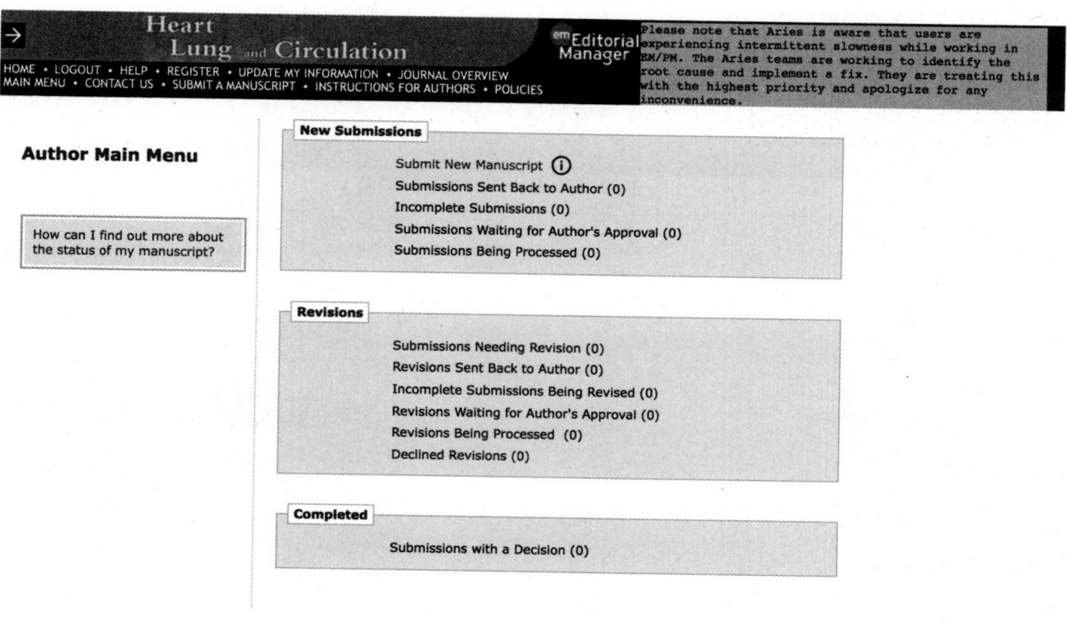

▲ 图 15-20　“Author Main Menu”界面

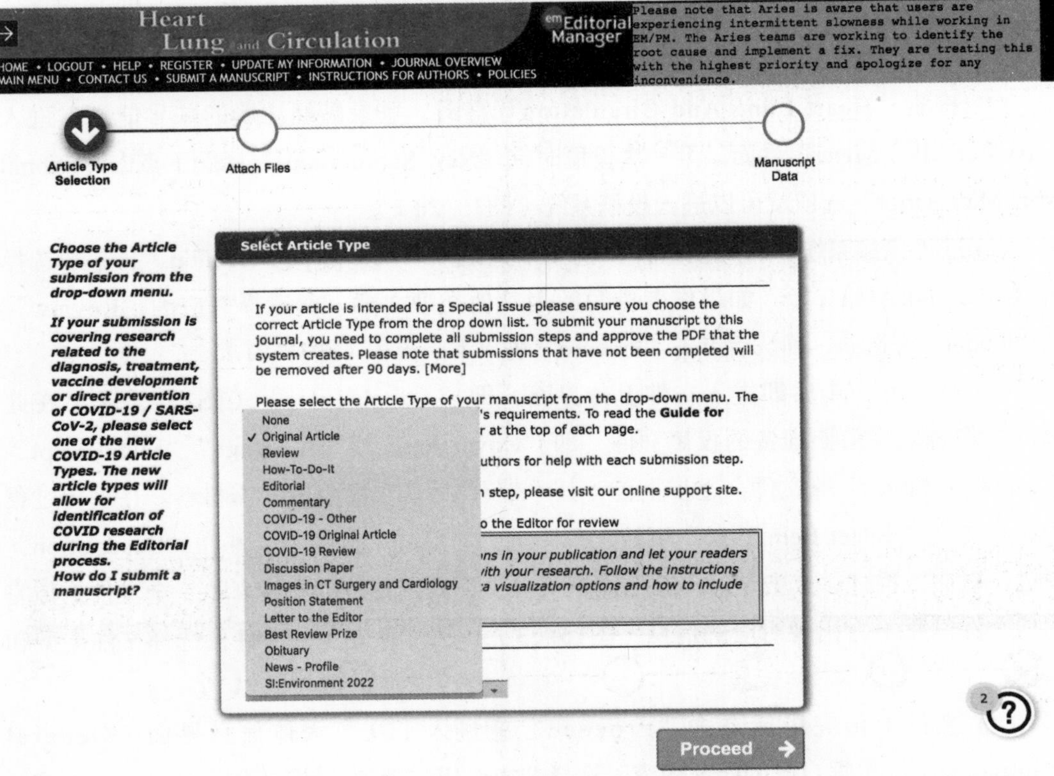

▲ 图 15-21 “Article Type Selection”界面

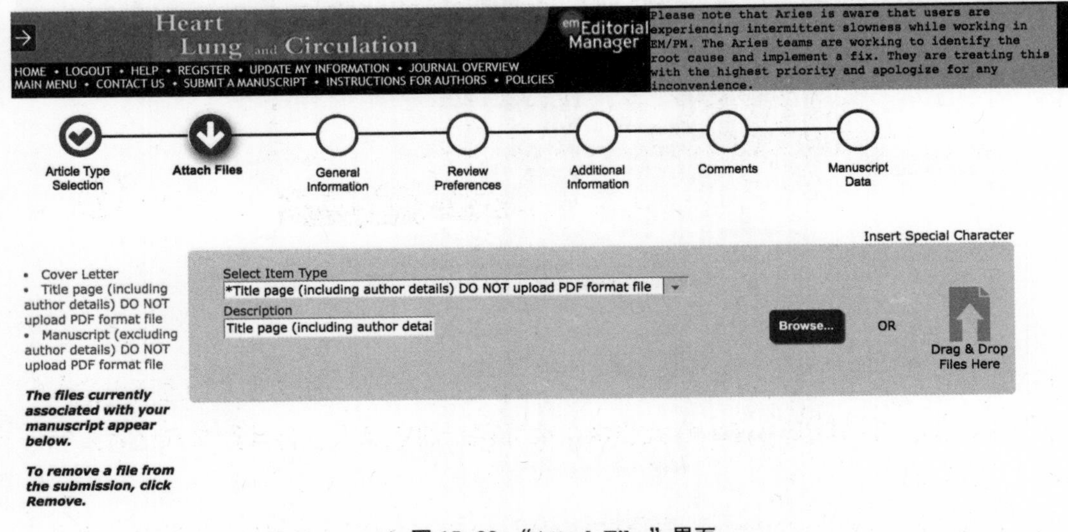

▲ 图 15-22 “Attach Files”界面

The order in which the attached items appear is the order established by this publication. You may re-order any items of the same type manually if necessary.

Change Item Type of all Choose **files to** Choose **Change Now**

Check All　Clear All

Order	Item	Description	File Name	Size	Last Modified	Actions	Select
1	*Cover Letter	Cover Letter	cover letter.docx	10.8 KB	12 Dec 2021	Download	☐
2	*Title page (including author details) DO NOT upload PDF format file	Title page (including author detai	title page.docx	10.9 KB	12 Dec 2021	Download	☐
3	*Manuscript (excluding author details) DO NOT upload PDF format file	Manuscript	Manuscript.docx	13.6 KB	12 Dec 2021	Download	☐
4	Table (DO NOT upload PDF format file)	Table1	table1.docx	10.9 KB	12 Dec 2021	Download	☐
5	Table (DO NOT upload PDF format file)	Table2	table2.docx	11.0 KB	12 Dec 2021	Download	☐
6	Figure	Figure1	figure1.tiff	12.2 MB	12 Dec 2021	Download	☐
7	Figure	Figure2	figure2.tiff	12.2 MB	12 Dec 2021	Download	☐

Update File Order　　Remove

Check All　Clear All

▲ 图 15-23　文件上传完毕界面

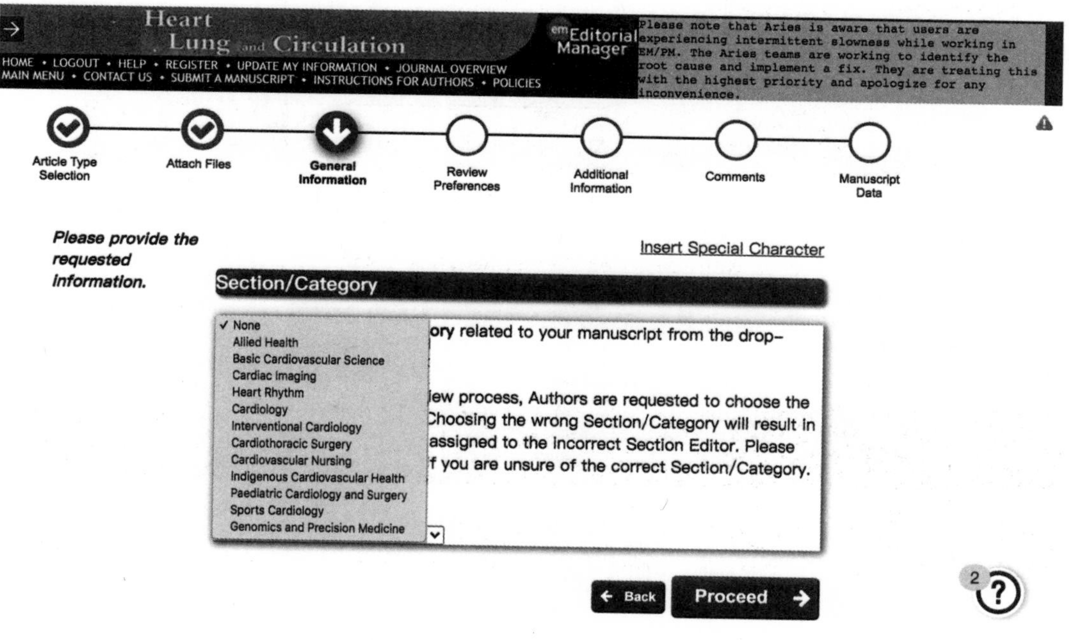

▲ 图 15-24　“General Information”界面

(5) 接下来为推荐或排除审稿人界面（Review Preference），在这里该杂志要求推荐2名审稿人，作者可以根据自己的专业领域，推荐相应的审稿人，将其姓名和联系邮箱添加上（图15-25）。

(6) 完成“Review Preference”后网页跳转到“Additional Information”界面，此页主要是利益冲突、研究资助等信息，根据相应的选项进行填写即可（图15-26）。

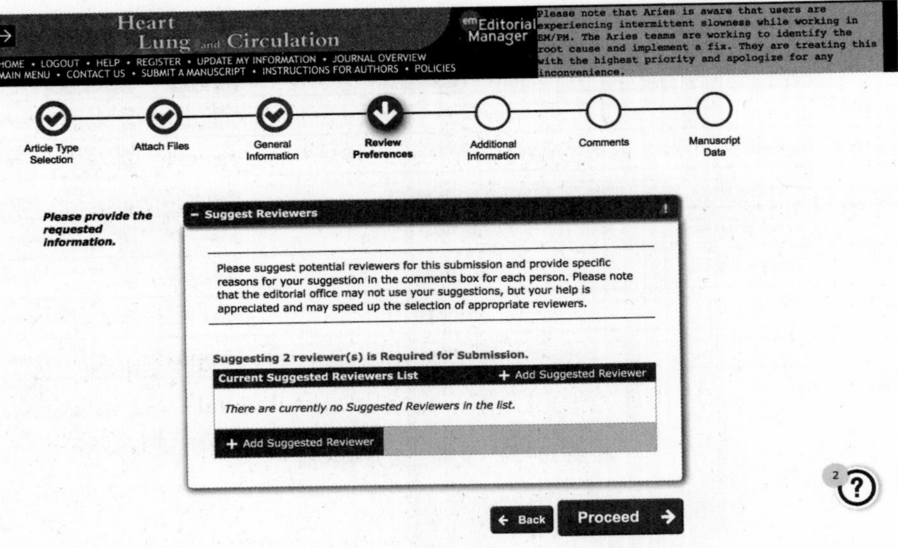

▲ 图 15-25 “Review Preference”界面

Heart
Lung and Circulation
Editorial Manager
HOME • LOGOUT • HELP • REGISTER • UPDATE MY INFORMATION • JOURNAL OVERVIEW
MAIN MENU • CONTACT US • SUBMIT A MANUSCRIPT • INSTRUCTIONS FOR AUTHORS • POLICIES
Please note that Aries is aware that users are experiencing intermittent slowness while working in EM/PM. The Aries teams are working to identify the root cause and implement a fix. They are treating this with the highest priority and apologize for any inconvenience.

Article Type Selection | Attach Files | General Information | Review Preferences | Additional Information | Comments | Manuscript Data

Insert Special Character

Please respond to the presented questions/statements.

Questionnaire

Conflict of interest statement: Please provide conflict of interest statement, if applicable. Else, please copy and paste the following text "The authors declare no competing interests"

Instructions
Answer Required: Character Count: 0
Limit 200 characters

Is this article funded? Please provide funding information, if applicable. Else, please enter the following text "This research did not receive any specific grant from funding."

Instructions
Answer Required: Character Count: 0
Limit 20000 characters

If you are a Society member you may be eligible for a discount for Open Access Publication.

The Open Access publication fee and discounts are listed on the journal homepage.

Please select the correct option if you are a member of ANZSCTS or CSANZ:

Please select a response

Back
Proceed

▲ 图 15-26 “Additional Information”界面

(7) 接下来是“Comments”界面，该项内容可填可不填，由作者根据期刊或文章内容自行决定（图15–27）。

(8) 接下来是“Manuscript Data”界面，在这里需要填写稿件的标题、小标题、摘要、关键字、作者以及资助来源等信息，完成以后点击“Build PDF for Approval”，生成对应投稿PDF核对文件（图15–28）。

(9) 终于来到投稿的最后一步，上面点击“Build PDF for Approval”后即跳转到“Approval”界面。在这里，系统会将前面填写的信息生成一个PDF文件，作者可以下载，仔细核对相关信息，确定无误勾选“I accept”后点击“Approve Submission”完成投稿。提交成功后，稿件显示的状态变成“Submitted to Journal”，则表示投稿成功。而且投稿成功后作者邮箱也会收到该杂志回复的邮件回执和稿号（图15–29）。

以上为在“Heart Lung And Circulation”期刊投稿的全部过程，而其他期刊投稿的过程大同小异。总之，作者在投稿过程中，应根据目标期刊官网的要求，一步步填写对应信息，上传相应文件即可。

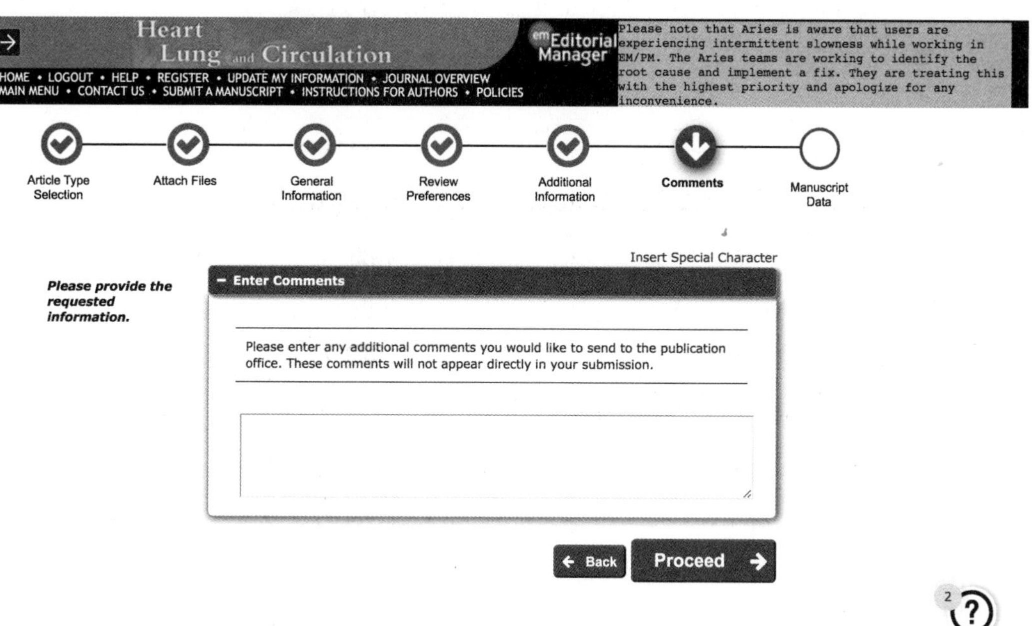

▲ 图 15–27　“Comments”界面

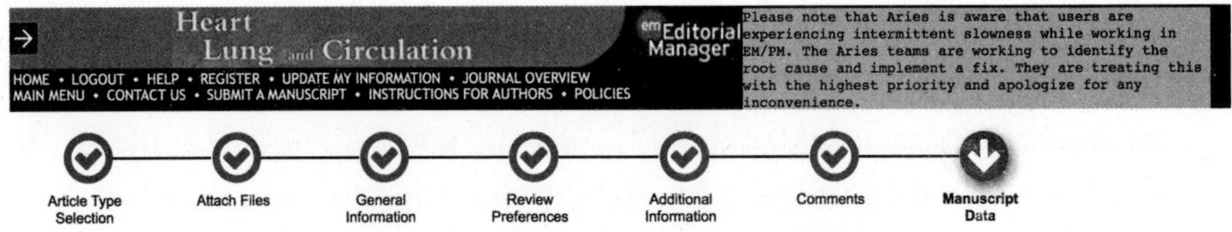

When possible these fields will be populated with information collected from your uploaded submission file. Steps requiring review will be marked with a warning icon. Please review these fields to be sure we found the correct information and fill in any missing details.

Insert Special Character

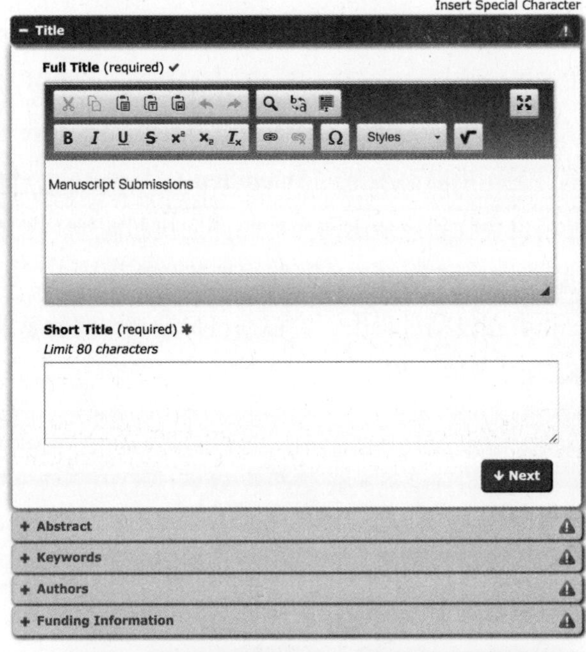

← Back | Save & Submit Later | Build PDF for Approval →

PLEASE NOTE: Your submission has not yet been sent to the editorial office.

Your submission is being created. Editorial Manager is taking the files you submitted and creating a PDF.

Please go to the *Submissions Waiting for Author's Approval* page, where a link to the PDF will appear after it has been built. You must view the PDF and approve your submission. Please read the instructions below.

On the *Submissions Waiting for Author's Approval* page, you can View your PDF, Edit the Submission, Approve the Submission, or Remove the Submission. Once you have Approved the Submission, the PDF will be sent to the editorial office.

If you have designated a different Corresponding Author on the Add/Edit/Remove Author step, then this paper will not be available on your Submissions Waiting for Author's Approval page. The new Corresponding Author will have access to the PDF and must login to the system to approve the PDF before the submission can be sent to the editorial office.

▲ 图 15–28 "Manuscript Data" 界面

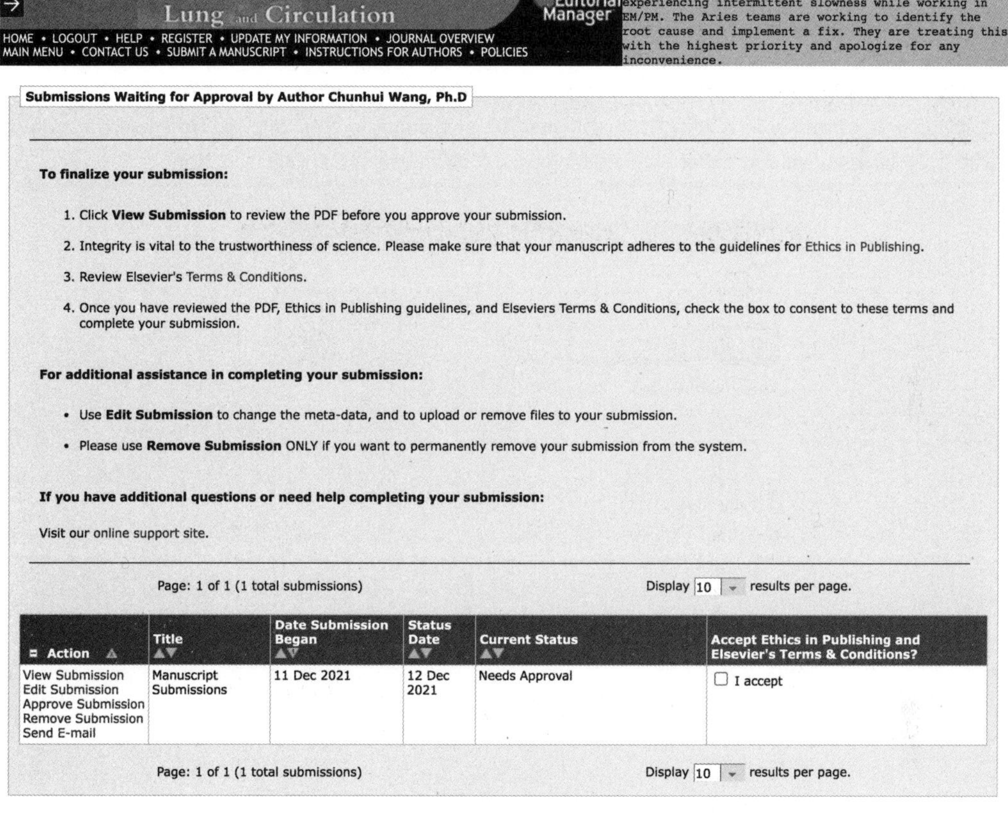

▲ **图 15-29　最终确认界面**

（王春晖　王苏豫）

参考文献

[1] Liumbruno GM, Velati C, Pasqualetti P, et al. How to write a scientific manuscript for publication [J]. Blood Transfusion, 2013, 11(2): 217.

[2] Tompson A. How to write an English medical manuscript that will be published and have impact [J]. Surgery today, 2006, 36(5): 407-409.

[3] Alexandrov A V. How to write a research paper [J]. Cerebrovascular diseases, 2004, 18(2): 135-138.

[4] Wang Q, Guo Y, Wu C, et al. Smoking as a risk factor for the occurrence of atrial fibrillation in men versus women: a meta-analysis of prospective cohort studies [J]. Heart, Lung and Circulation, 2018, 27(1): 58-65.
[5] Nicholas D. How to choose a journal and write a cover letter [J]. Saudi journal of anaesthesia, 2019, 13(Suppl 1): S35.
[6] Bahadoran Z, Mirmiran P, Kashfi K, et al. Scientific publishing in biomedicine: How to write a cover letter? [J]. International Journal of Endocrinology and Metabolism, 2021, 19(3): e115242.

第16章　稿件修回及接收

一、稿件状态解读及催稿

1. 了解不同的稿件状态

当文章撰写完成以后，选取了合适的SCI期刊，并按照该杂志的“Guide for authors/Instruction for authors”准备完成后，就可以进行投稿。投稿成功后就是漫长的等待过程，在这个过程中，需经常登录该杂志网站，了解稿件审理的进程和阶段，而我们在投稿后查询期刊处理进展时，往往会一头雾水，因为处理进展会有多种状态，而每一种状态都代表了不同的意思，本节就对不同的稿件状态进行一一介绍。

(1)“Submitted to Journal”：当稿件及相关材料上传成功后，如果显示的状态是“Incomplete Submission”，说明尚未成功投稿，这个时候可能有两种情况，一种是提交的材料是否有缺项，或提交的材料不符合该杂志要求，例如提交的图片大小、格式不符合该杂志的要求，此时就需要按该杂志的投稿要求修改后重新上传。另一种情况是，文章提交完成后会形成预览的PDF文件（即“view submission”），“view submission”就是要求作者对已经提交的资料如作者信息，以及“Cover letter”“Manuscript”“Figure”等所生成的PDF全文是否满意，这也是作者投稿完成前的最后一次检查，检查无误后，需最后确认提交（即“approve submission”）。而一旦提交成功，显示的状态变成“Submitted to Journal”，则表示投稿成功。而且投稿成功后作者邮箱也会收到该杂志回复的邮件回执和稿号，此时也表明投稿成功。而很多新手往往会忽略“approve submission”，提交材料后就不再关注，以为自己已经投稿成功，却不知自己一直处于“pending approval”状态，邮箱也未收到投稿后的邮件回执和稿号，白白耽误时间。

(2)“Within editor”：一般杂志会在作者投稿过程中，让作者自己选择编辑，但多数情况下作者在投稿的过程中，并没有自行选择编辑，那手稿就会先传至主编处，主编会分派给负责的编辑。这个时候往往就会有以下两个状态。

①“Editor assigned”：这个状态说明论文已经指派给负责的编辑，该编辑将会对该论文进行初步审查。

②“Editor Declined Invitation”：表示该编辑拒绝被邀请，而这时主编就需将论文重新分派给其他编辑。

所有投稿文章均会由编辑进行初步审查，首先是检查投稿文章格式是否符合该杂志要求，如“Figure、Reference”等，如果格式不符合则会退回修改。之后编辑就会审查文章研究内容是否符合期刊定位、是否具备新颖性、英文表达及文章水平等，审查时间一般会在1～2周内，如果文章不符合期刊定位或者英文表达及文章水平达不到期刊要求，编辑则会直接“Rejected”，建议作者另投其他杂志。但某些时候编辑可能也会指出相应问题，建议作者修改后重投，若出现这种情况就按编辑要求进行相应的修改，修改完成后重新投稿。

(3)“Reviewer(s) invited”：编辑对投稿文章进行初步审查后，认为该文章符合杂志要求，则会进行下一步骤，即“Reviewer(s) invited”。该状态表明编辑至少已经找到一位审稿人，审稿即将开始，审稿一般为匿名进行。但是有时“Reviewer(s) invited”维持一段时间后又变回“with editor”，这可能是因为审稿人拒绝审稿，编辑则会寻找其他审稿人。“Reviewer(s) invited”一般需1～2周，但若编辑找不到合适的审稿人，该过程则可能会持续很长时间。若作者在投稿的过程中推荐了审稿人，编辑则会通知该审稿人，但是作者若没有选择审稿人，编辑常常会从期刊的常用审稿人、参考文献的作者、同行的领军者中自行选择合适的人选。

(4)“Under review”：审稿人接受审稿，则会进入下一状态，即“Under review”。“Under review”表示该文章正在审稿中，SCI论文都需进行同行评审（peer review），“peer review”至少需要两名审稿人，而这个过程可能是文章在整个发表过程中最花时间的一步（期刊通常会限定审稿人审稿时间，一般为1～2个月）。在“peer review”过程中，如果被邀请的审稿人不想继续审查文章，就会“decline”，那编辑则会重新邀请新的审稿人。

(5)“Required review completed”：当稿件状态变为“Required review completed”，则表示审稿人已经结束审稿，并将审稿意见返回给编辑，编辑整在收集整理。该过程持续时间往往较短，多为几天时间，但有时也会出现“Required review completed”时间过长的现象，但此种情况较少见。

(6)“Evaluating Recommendation”：“Evaluating Recommendation”即评估审稿意

见，此状态表示审稿过程此时已经结束，责任编辑正在综合整理审稿人的意见，待审稿意见处理完成后，作者将收到编辑给你的“decision”。

(7)“Decision in Process”：当稿件状态变为“Decision in Process”，表示此时编辑经过综合处理审稿专家的意见后，文章是修回还是拒稿，已经得出结论。当然少部分高质量的文章也可能直接录用，但这种可能性很小。

(8)“Minor revision/Major revision”：“Minor revision/Major revision”就是我们平时所说的小修/大修，当审稿意见为“revision”时，表示该文章经过几位审稿专家的审查，有机会发表在该期刊，但是仍存在一些问题需要作者修改，作者此时应按照审稿意见仔细修改。“Minor revision”即小修，小修的问题一般是关于语法、词汇、标注等方面的小错误，“Major revision”即大修，大修的问题一般是关于实验设计、数据、统计学、写作、图表等方面的问题。修改往往有时间限制，期刊给出的时间一般是30～45天，作者需在这段时间按照审稿意见仔细修改并修回。

(9)“Revision submitted to Journal”：“Revision submitted to Journal”代表作者已经把稿件修改完毕，并重新提交，等待编辑审理，此时又将开始了一个新的循环。如果是“Minor revision”，一般不需要审稿专家重新审理，责任编辑检查后发现文章无明显问题，就会“accepted”。但如果是“Major revision”，则需要将修改后的稿件重新提交给审稿专家，稿件再审就会循环之前的“Under review”状态。有些文章经过大修重新提交，并由审稿专家重新审稿之后，可能还会要求“Minor revision”，作者应再次按照审稿意见认真修改。

(10)“Accepted”：当审稿来到这一步时，恭喜作者了，经过了整个实验、写作、投稿、修改等一系列努力，所有的付出在这一刻得到了回报，您的文章被期刊接受录用了！

(11)“Rejected”：“Rejected”顾名思义即为拒稿，经过编辑和审稿专家对稿件的审查，发现稿件的内容达不到期刊录用的标准，则会被期刊拒稿。此时作者应耐心研究审稿专家给出的评审意见，评审专家往往会给出专业的意见，作者应按要求修改后另投他刊。

以上即为作者投稿后的几种不同状态，当然状态不是一定按以上步骤顺序进行的，作者应仔细核查，以免错过投稿过程中的重要信息。

2. 催稿的时机及方法

经过以上的介绍，我们大致了解了投稿过程中可能会出现的各个状态，但因为期刊的不同，整个审稿周期的时间是不确定的，有些期刊审核时间可能只需要一个月，而有些期刊审核时间可能长达半年，甚至更久。其中决定审稿整体周期时长的关键环节就在于“Under review”（同行评审）时间，一般审稿专家会在2个月内结束审稿，给出审稿意见，但某些审稿专家可能会因为个人原因，而出现审稿周期过长（＞2个月），这时作者可适当催稿。但是催稿一定要讲究方式方法，否则可能引起编辑的不满，从而达到事倍功半的效果。催稿信首先态度要谦虚，同时催稿信要注明文章的标题和稿件号，同时也要注明审稿时间，在信件的结尾也要表示作者对编辑的关切和感谢。这里附一例催稿信模板，供大家参考使用（图16–1）。

Dear editor:

I'm not sure if it is the right time to contact you to inquire about the status of my submitted manuscript. My manuscript, ... (......), has been submitted to your journal on MAR. 25 2010. The status of " under review " for my manuscript has been lasting for approximately five monthes. I would be grateful if you could let me know any further information about my manuscript at your earliest convenience.

With best regards!

Yours sincerely

▲ 图 16–1　催稿信模板案例

二、稿件的修回

经过几位审稿专家的审理，专家一般会各自给出对文章的审理意见，责任编辑综合各位审稿专家的意见后，认为该文章经过适度修改后适合发表在期刊上，就会给作者发修改邮件。作者从收到邮件开始，须仔细阅读每条修改意见，确保不能遗漏任何一条修改信息。审稿专家给出的意见一般包括以下几个方面。

(1) 常规审稿意见：一般包括各位审稿专家对文章内容的总体回顾及总体评价。

(2)“Major problems”：即大修，大修提出的意见，一般是关于实验设计、数据、统计学、写作、图表等方面的问题，这些问题往往较大，修改内容较多，时间较长，有些甚至需要进行补救实验来完善。

(3)“Minor problems”：即小修，小修的问题主要是关于语法、词汇、标注等方面的小错误，表示文章总体内容得到了审稿专家的认可，但有些细节方面需要修改。

作者接到修回的邮件并不代表文章发表已经板上钉钉了，万里长征也才刚开始，还需要经历很多的修改，有些甚至可以说是磨难，历经艰难险阻，方能修成正果。以下就总结回答审稿专家提问的注意点。

1. 态度上应重视与认真

(1) 态度须谦虚谨慎：所有修改意见均是审稿专家仔细审查文章后给出的，修改后的稿件一般也会再次发给审稿专家，所以作者在修改稿件时首先态度上必须高度重视和认真，同时保持谦虚谨慎。

(2) 读懂审稿人的提问是首要条件：每一位审稿专家都有非常专业的英语表达能力，他们的审稿意见对于英语为非母语的作者来说，某些英语语法和表达可能会有理解上的偏差，但是大多数情况下都是可以读懂的。所以作者应对审稿人提出的每一个问题须进行精读，确保彻底理解，不能有理解上的疑问。但是如果遇到一些模棱两可的问题，一是可以寻求导师、同门师兄弟，甚至专业论文编辑公司的帮助；二是在修回时可以追问审稿专家，或者针对可能的情况分别依次给予解决方案。最大的忌讳就是没读懂审稿专家的意见，而擅自修改，甚至直接忽视。

2. 修改上满足审稿专家要求

修改稿件除了态度上应重视与认真外，最重要的原则就是“听审稿专家的话”，一切以审稿专家的意见为主。

(1) 对照审稿意见，逐条回复，逐条修改：作者对审稿意见逐条回复、修改，不仅指针对每位审稿专家的提问逐位回答，也指对每一位审稿专家的每一个提问，进行逐条回答。某些审稿专家的意见可能是给出在一段话中，而这段话中包含多个问题，作者应将审稿专家的这段话进行提炼，提炼出要求进行修改或者解释的问题，然后逐条进行答复。回答时语言上应简明扼要，不应太复杂，争取用最简单的语言解释清楚，同时给出充分论点、论据。而且在修改时应适当添加文献，作为理论支持。理论上，我们在写作时所表达的每一个观点都应该有理论的支持，对所撰写的文字尽量添加上参考文献，体现专业性。

(2) 能改的就按审稿意见改，不能改的也尽量按审稿意见改：若审稿意见为小修时，因为主要的问题大多数是关于语法、词汇、标注等方面的小错误，作者按审稿专家的要求逐条修改即可。可是若审稿意见为大修时，就相对麻烦，因为修改的意见往往是关于实验设计、数据、图表等方面的问题，这就意味着作者要重新分析，方法部分要改、图表要改、结果要改、讨论部分可能也要改。修改内容较多，时间较长，这时有些作者就慌了，甚至是抗拒的，想通过跟编辑沟通是否可以不改，或者有些作者直接忽略过去，切记这是绝对不可取的，心中须时刻牢记，可改可不改的地方必须要改。当然有些审稿意见直击文章要害，又难以改进，这时作者应承认文章的缺陷，同时解释清楚困难所在，并详细阐述自己为此所作的努力，另外在正文讨论部分的最后列出文章的不足。

(3) 审稿意见确实不对的，可以进行反驳：审稿专家给出的意见很多，有建议，有质疑，同时也有反对，虽然大多数的意见都是专业和正确的，但是不排除某些时候审稿专家给出的意见确实有不妥的，甚至是错误的。当不认可、不接受这些意见时，作者可以进行适当的反驳。但对数据、分析方法类的反驳一定是要建立在按照审稿专家意见分析后、列出相应结果的基础上，并通过添加相应参考文献作为佐证。同时对观点类的反驳，一定需要足够的、权威的参考文献作为基础，并条理清晰地分点、分类阐述，并按照正文格式列出参考文献，但是需谨记在反驳时作者态度一定要保持谦虚谨慎。

(4) 建议增加的图表、内容、图片也尽量增加：当审稿意见为大修时，因为修改的意见往往是关于实验设计、数据、图表等方面的问题，会让作者添加相应的图表、内容、图片等，这些往往是作者写文章时最欠缺的地方，补救工作量巨大，需时较长，而修回往往是有时间限制，此时作者若不能在限制修回时间内做完，应跟杂志社编辑沟通，商量是否可以延长修回时间。同时作者若由于经费或者毕业时间限制等情况而无法进行补实验时，则应如实解释原因，同时在讨论中正视相应问题，不得抱侥幸心理逃避，以征得审稿专家和编辑的理解。

(5) 编辑提出的问题也要全部回应，全部修改：编辑在综合整理审稿专家的意见后，有时也会提出自己的一些问题，作者也应有条理的全部回应，全部修改，而不能忽略。

最后要提醒作者，修回都是有时间限制的，一般是30～45天。作者从接到修回意见时起，就应开始重视，免得最后在截止日期前匆匆完成，而降低文章质量。有些审稿专家会在修改意见里隐讳地提出要作者参考某些文献，这时作者须注意，可能这些文章中的某篇就是评审专家自己发表的，这时作者最好修改稿中加以引用。

三、稿件修回文件

作者从收到修回状态开始（无论是小修或大修），且经过一系列的修改（包括某些补充实验已经完成），审稿专家的问题都已经回答，这个时候就可以开始回信，并准备修回相关文件。这部分文件按审稿意见修改的，一定要认真对待，修回文件的质量直接影响文章是否会被接受，修回文件一般包括以下内容：①“Cover letter”和“Response letter”：这是必需的，作者的文章都会被编辑和审稿专家审阅，所以我们应分别给编辑和审稿专家回信。给编辑的回信即“Cover letter”，给审稿专家的回信就是“Response

Letter”，即“Response to reviewers”。在这份文件里须逐条回复审稿专家的评论，并表明修改内容。②“Revised manuscript with trackage”：即修改文稿，这也是必需的，在文稿中标出修改痕迹。③“Revised manuscript”：也是修改文稿，但这份文稿是修改过后的，无修改痕迹版本的，也是必须要有的。④“Certificate for editing”：润色证明，这不是每个杂志都必须要求的，但是如果作者投递的杂志要求润色证明的话，作者应提供。⑤“Revised Figure”：若修改意见中有要求作者修改图片的，作者应按要求提供。

1.“Cover letter”

这里的“Cover letter”不同于投稿时期的“Cover letter”，因此只需要列举一些要点，以及与投稿的时候“Cover letter”的差异之处。因为这是第二次的“Cover letter”，若作者知道编辑姓名，可以在开头指名给编辑，不知道姓名的话，同第一次一样用“Dear Editor”即可。下面就附一例模板给大家参考。

Dear Editor ××（若不知编辑姓名可以不写）：

开头应写上“Manuscript ID”，以便于编辑查找。因为这是修改后重投，所以要重新标注上。

具体内容应简短地回复给编辑关于作者对于这次修改的反馈（原则上，每次返修后，都应该有新的“Cover letter”给编辑）。

中间部分应声明该文稿（全文或部分）并没有存在一稿多投现象、所有的作者均同意文稿内容等。

最后要感谢编辑阅读作者的投稿信并考虑你的论文。

落款处提供通讯作者信息，包含邮箱地址及电话号码，某些文章有可能是双通讯作者，所有通讯作者的邮箱地址及电话号码均要并列写上。

2.“Response letter”

“Response letter”才是最主要的部分，因为这是按审稿意见修改后回复给审稿专家的，一定要认真对待。下面就对该如何写好“Response letter”进行展开。

(1) 回复信开头要感谢编辑和审稿人。

(2) 最重要的是要逐条回答相关问题，包括回复和修改，即“Point-to-point response”。

(3) 表示再次感谢，请求接收。

(4) 最后为通讯作者信息，以下附一例模板，供大家参考（图16-2）。

3.“Revised Manuscript”

大部分杂志要求修回两个“Manuscript”：一个“Manuscript”是“Revised manuscript with trackage”，有修改痕迹的（用word的修订功能，或者标红，或者高

Dear Reviewers:

Thank you so much for reviewing our manuscript timely and carefully. You have given us lots of good suggestions. We've revised our paper according to your comments, and the revised part was marked in red. Followed are our replies to your comments.

Reviewer 1:

Material and Methods

Comment 1:
Answer 1:
Changes 1:

We do appreciate your work in reviewing this paper. We hope these careful changes can make this paper more scientific and readable, and we really hope you can reconsider acceptance of this paper, because it really stands for our efforts and do contribute to the research of XXXXX.

Sincerely yours,
XXXXX.
Department of XXXX,
Email:

▲ 图 16–2 Response letter 模板

亮），一个"Manuscript"是无修改痕迹的；但也有少数杂志只要求有修改痕迹的"manuscript"。修回时应仔细阅读邮件，看清修改要求，附一例样稿供大家参考（图16–3）。

4."Certificate for editing"

即润色证明，有些审稿专家会提出文章的语言问题，这时候需要提供润色证明，润色证明的样稿见图16–4。

四、接收后的收尾工作

从开始实验，收集数据，再到撰写论文，这些已经让作者经过了无数的煎熬。文章在经过多次修改后，作者在投稿系统中上传了文件，又要经过一系列的审稿状态，以及漫长的修改、修回，无数的日日夜夜终于等到了杂志的"Accept"，那么恭喜作者了，付出终于得到了回报，作者的文章已经被期刊接受了！但这时作者可千万别被胜利冲昏了头脑，免得乐极生悲，论文接受是一件令人兴奋的事，但是接受并不等于出版，还要几个流程需作者去完成。而这其中的细节处理很大程度上影响到文章见刊的时间，如果处理不当甚至可能会导致被撤稿的悲惨结局，这对于作者来说无疑是致命打击。文章被

Introduction

In 2010, there was about 33.5 million individuals with AF globally, which is considered as the most common arrhythmia, and the incidence of AF has been increasing in past two decades(1). All kinds of complications including stoke, myocardial infarction, heart failure and pulomoanry embolism have mediated AF as a deleterious disease with high morbidity and mortalish ,which has also increased by 2-fold and 1.9-fold in men and women(1). Despite of enormours resourses put into fundamental study of AF, the mechanism is still not fully understood(2). Therefore, numerous epidemiological research have been launched in order to find the potential risk factors for AF.

Risk factors for AF include aging, male sex, hypertension, valve disease, left ventricular dysfunction, obesity, and alcohol consumption have been long established(3). Smoking, affecting billions of individuals, was deemed as a major health hazard, especially for its negative function on cardiovascular diseasese(4). Nevertheless, major cohort studies focusing on relationship between smoking and AF are inconsistent(5, 6). What's more, data about the gender difference of impact of smoking on AF is limited. In this study, we tried to figure out whether smoking is a risk factor for AF or not. We also intended to estimate the relative effect of smoking on AF between the sexes.

Material and Methods

Search strategy and select criteria

Electronic search of published articles was conducted in PubMed, Web of Science and EMbase with a time limit until December 2016. Related studies were confined with the keywords of "smoking", "cigarette", "tobacco", "atrial fibrillation", "AF", "Arrhythmia", "heart atrium fibrillation" and "cohort". No language limit was imposed on this study. Besides those studies searched using the strategy above, potential studies could also be included manually from reference list.

Only studies conforming to the following criteria could be included in this study: 1) it must be a prospective study; 2) it must focus on the risk of atrial fibrillation caused by smoking; 3) it must provide relative risk (RR) or other effect measures that allow for estimation of RR and its 95% confidential interval (CI). At the same time, studies meeting any one of the following situations would be excluded: 1) the study was based on the same cohort with another recent study; 2) the study was updated by another recent study; 3) the study specifically indicated that the population was complicated by cardiovascular disease. If there was a study that was reported in several separated studies, only the recent one was included in this analysis.

Data extraction and quality assessment

Data extraction and quality assessment were independently performed by two reviewers (W.Q. and G.Y.B.), according to the MOOSE (meta-analysis of observation studies in epidemiology) guidelines(7). The following information was extracted from each eligible study: first author's surname, year of publication, study design, sample size, estimated effect size (OR, RR or HR), 95% CI and covariates adjusted in the statistical analysis. In terms of studies that reported several

▲ 图 16-3　"Revised manuscript with trackage"样稿

接受后还需关注作者信息、版权转让协议、"Proof"（校稿）、版面费等。下面就详细介绍文章从被接受到见刊中间还将经历的几个流程。

(1)"Proof"：即校稿，文章被期刊接受后（Accepted），一个非常重要的过程就是编辑和作者联系"Proof"（校稿），这是作者最后一次机会确认文章相关信息及

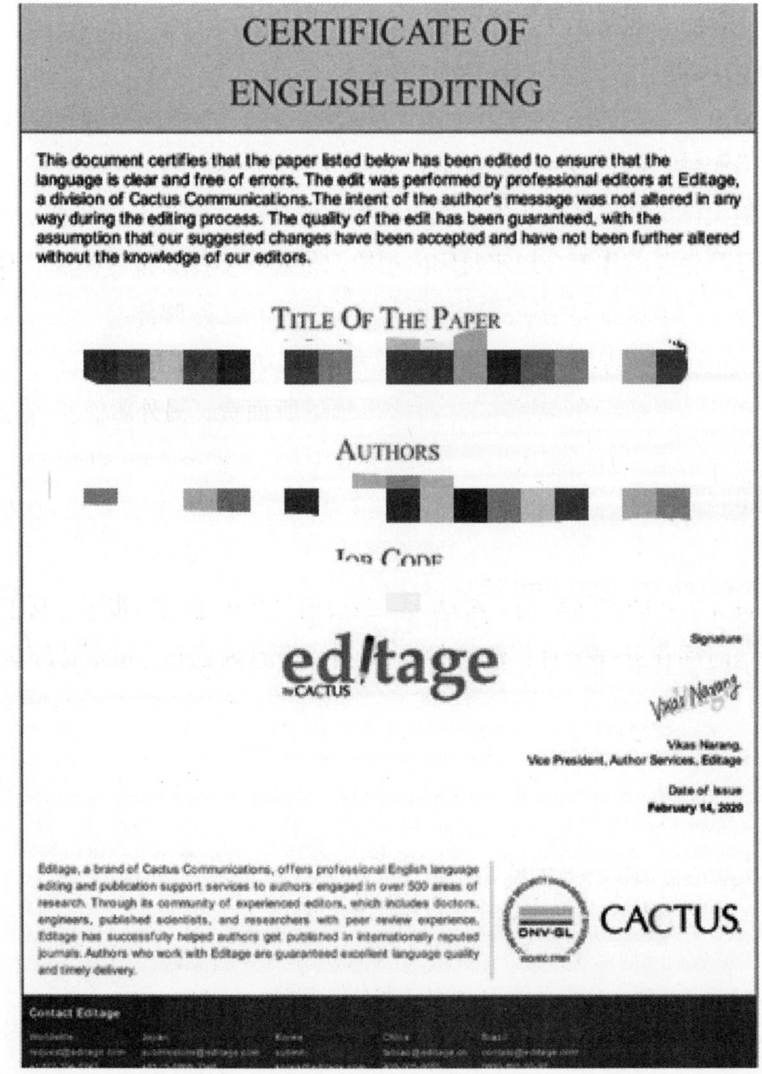

CERTIFICATE OF
ENGLISH EDITING

This document certifies that the paper listed below has been edited to ensure that the language is clear and free of errors. The edit was performed by professional editors at Editage, a division of Cactus Communications.The intent of the author's message was not altered in any way during the editing process. The quality of the edit has been guaranteed, with the assumption that our suggested changes have been accepted and have not been further altered without the knowledge of our editors.

TITLE OF THE PAPER

AUTHORS

JOB CODE

editage by CACTUS

Signature

Vikas Narang,
Vice President, Author Services, Editage

Date of Issue
February 14, 2020

Editage, a brand of Cactus Communications, offers professional English language editing and publication support services to authors engaged in over 500 areas of research. Through its community of experienced editors, which includes doctors, engineers, published scientists, and researchers with peer review experience, Editage has successfully helped authors get published in internationally reputed journals. Authors who work with Editage are guaranteed excellent language quality and timely delivery.

DNV-GL CACTUS.

Contact Editage

▲ 图 16-4 润色证明示例

内容，一定要认真对待。这个校稿主要针对一些单词、短语、句子，以及作者及其单位等信息，一般不需要大篇幅修改。现在大部分出版机构都是在线的，作者只需在线回答相应的问题并做出相应的修改，还有部分杂志是以离线PDF的格式发给作者进行“Proof”，甚至少部分期刊用Word进行“Proof”。作者应仔细阅读文章，确认作者信息无误，但这时已经不能修改作者顺序和增减作者；同时要逐条回答“Editor”提问，并仔细阅读文章，确认文章其他部分信息准确。“Proof”最后的版本就是最终出版的版本（从“Accepted”到“Proof”根据期刊不同，时间往往不同，短则1天，时间长的甚至要半年，但大多数期刊时间都不会太久。同时作者应谨记千万不能随意更改关键数据，若更改了数据，有可能导致文章被杂志社撤稿）。

(2)“Copyright Transfer Agreement”：即版权转让协议，部分期刊会要求作者投稿的时候就签署协议，但是某些杂志是在文章接受后要求作者签署。作者应及时签署协议，并上传给编辑，以免影响文章接受后的处理速度。版权转让协议往往需要所有作者本人签字。期刊在没有收到作者签署版权转让协议之前，往往不会发表文章的。特别提醒：期刊一般都会要求作者在规定时间内把协议发给出版社，接到协议后编辑会将文章转给杂志出版社，出版方后会定期给通讯作者发文章的追踪邮件。

(3)“Payment”：即版面费，一般来说发表在OA期刊上的论文是一定要缴纳版面费的，而发表在非OA期刊上的论文则不需要缴纳版面费，另外版面费的价格也因期刊不同而有所不同。

文章被期刊接受后，作者也会收到版面费的通知，应在截止日期前准时支付版面费。

(4)“Online”：即网络见刊，这是文章从投稿开始的最后一步了，从支付版面费到网络见刊平均时间在3～6个月，但某些期刊可在1个月内见刊，也不排除某些期刊甚者需要1年时间。

（张叶磊　王苏豫）

参考文献

[1] 张科宏 . 说服 SCI 审稿人 [M]. 长沙 : 中南大学出版社 , 2014.
[2] Luft HS, Flood AB. From manuscript submission to accepted article: The process at hsr[J]. Health Services Research, 2003, 38(4): 999.
[3] 金坤林 . 如何撰写和发表 SCI 期刊论文 [M]. 北京 : 科学出版社 , 2016.
[4] Asaad M, Rajesh A, Banuelos J, et al. Time from submission to publication in plastic surgery journals: the story of accepted manuscripts [J]. Journal of Plastic, Reconstructive & Aesthetic Surgery, 2020, 73(2): 383-390.

本书配套课程《零基础发表临床回顾性SCI》已在丁香公开课上线2年，上线以来累计指导超5万名学员，位居丁香公开课课程前列。大量学员听课之后成功发表了自己的第一篇SCI论文。课程内容与本书基本一致，包括临床回顾性研究的入门、临床回顾性研究常用统计方法、临床回顾性研究写作与投稿，但书中所述更为系统、细致、具体，课程内容更加直观且包括软件实操，两者在形式和内容上互为补充，各具优势，可帮助各位学员更好地掌握临床回顾性研究的操作方法。大家根据需要进行学习，祝大家早日发表自己的SCI论文。

课程亮点

- ♦ **内容系统全面**：从研究选题、数据管理、统计方法、论文写作、选刊投稿，为你详细讲解。
- ♦ **实操性强，学完就能上手**：复现原始数据，软件实操讲解，建立统计地图，选对统计方法。
- ♦ **写得好，更得投的准**：写作及投稿书信模板、推荐SCI期刊目录、回复审稿人技巧。
- ♦ **海量学习资源**：SPSS练习数据包、实用网址大全、相关软件资源。

你将收获

- ✓ 四大回顾性研究选题方法
- ✓ 九类常用统计学方法实操
- ✓ 七大结构化写作方法详解
- ✓ 三步指导文章选刊投稿修回